DAS
SUBDURALE HÄMATOM

VON

HANS HANKE
DR. MED. HABIL. · DOZENT FÜR CHIRURGIE
AN DER UNIVERSITÄT FREIBURG I. BR.

MIT EINEM VORWORT VON

PROFESSOR DR. H. OLIVECRONA
STOCKHOLM

MIT 38 ABBILDUNGEN

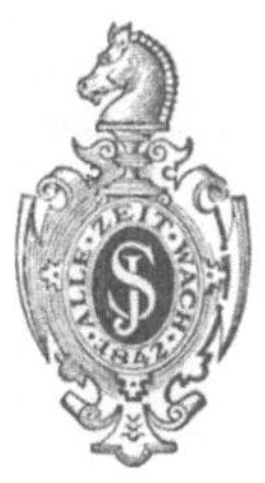

BERLIN
VERLAG VON JULIUS SPRINGER
1939

ISBN-13: 978-3-642-89412-1   e-ISBN-13: 978-3-642-91268-9

DOI: 10.1007/978-3-642-91268-9

SONDERDRUCK

DES GLEICHNAMIGEN BEITRAGES IN „ERGEBNISSE DER CHIRURGIE
UND ORTHOPÄDIE", BAND 32

Vorwort.

Das subdurale Hämatom war bis vor kurzem fast ausschließlich eine Angelegenheit der pathologischen Anatomie. Erst die Arbeit von CUSHING und PUTNAM aus dem Jahre 1926 hat die Aufmerksamkeit der Kliniker wieder auf dieses Krankheitsbild und insbesondere auf die günstigen Aussichten der chirurgischen Behandlung gerichtet. Trotz der zahlreichen Arbeiten, die seit der CUSHING-PUTNAMschen Publikation über dieses Thema erschienen sind, bestehen immer noch erhebliche Lücken in unserem Wissen, insbesondere aber ist das Krankheitsbild des subduralen Hämatoms noch lange nicht dem breiteren ärztlichen Publikum so bekannt wie es verdient. Noch immer werden Kranke mit akuten subduralen Hämatomen sterbend in die Krankenhäuser eingeliefert, nachdem sie tage- oder wochenlang unter allen möglichen falschen Diagnosen wie Gehirnerschütterung usw. behandelt worden sind. Daß die chronischen subduralen Hämatome häufig verkannt werden, ist leichter zu verstehen, und viele Fälle dieser Art werden voraussichtlich immer unter der Diagnose Hirntumor den neurochirurgischen Kliniken zugeführt werden.

Ich glaube, es ist Dr. HANKE gelungen, alles Wissenswerte über das subdurale Hämatom in seine Arbeit hineinzubringen und dank seiner persönlichen Erfahrungen auf diesem Gebiet auch kritisch zu beurteilen. Das Bedürfnis einer gründlichen Bearbeitung dieses Themas und namentlich einer kritischen Durchmusterung der Literatur war groß, und Dr. HANKEs Arbeit wird deshalb eine empfindliche Lücke ausfüllen.

Stockholm, den 20. Juni 1939.

H. OLIVECRONA.

Inhaltsverzeichnis.

I. Einleitung und Begriffsbestimmung.

Das subdurale Hämatom ist eine Krankheitseinheit, die erst in den letzten zwei Jahrzehnten ihre endgültige, klare Prägung erhielt. Bekannt war es schon lange, weniger aber den Klinikern als den pathologischen Anatomen. Durch das ganze letzte Jahrhundert zieht sich bis in unsere Zeit die Auseinandersetzung über das Wesen dieses Krankheitszustandes. Histologische und histogenetische Fragen wurden in immer wieder erneuten Untersuchungen behandelt; kaum einen der bekannten Pathologen gibt es, der nicht zu ihnen Stellung genommen hätte. Das Gebiet, das an sich trocken und unergiebig aussah, lockte durch die Fülle der in ihm versteckten pathogenetischen Probleme. Die „Pachymeningitis hämorrhagica interna" wurde ein Begriff, der dem Kliniker kaum etwas sagte. Lediglich der Neurologe und der Pädiater nahmen sich dieser rätselvollen Krankheitszustände an, aber auch sie mehr in diagnostischer und pathogenetischer als in therapeutischer Hinsicht. Die Chirurgie wußte mit dieser „Pachymeningitis" nichts anzufangen; die Blutung, die durch sie bedingt werde, schien mit und ohne Behandlung eine gleich schlechte Prognose zu haben. Lediglich vereinzelte Chirurgen haben versucht, diesen therapeutischen Verzichtsstandpunkt zu überwinden; sie wurden aber kaum beachtet. Nur so ist es zu erklären, daß vor etwa $1^1/_2$ Jahrzehnten Cushing, der Bahnbrecher der neuzeitlichen Neurochirurgie, das subdurale Hämatom als fast etwas ganz Neues entdecken konnte. Erst die persönliche Beschäftigung mit einem eigenen erlebten Fall ließ in ihm die Erinnerung an frühere Berichte aufkommen. Sein Verdienst und das seiner Schüler, sowie anderer Neurochirurgen ist es, dann in planvollem Weiterarbeiten binnen kurzer Jahre dieses therapeutisch so dankbare Gebiet der Chirurgie erschlossen zu haben. Erst jetzt wurde die große, früher geleistete Forscherarbeit wirklich belohnt, erst jetzt war das subdurale Hämatom, insbesondere seine *traumatisch* bedingte Form, eine *heilbare* Erkrankung geworden.

Den Chirurgen beschäftigt es nicht allein. Der Neurologe und der innere Mediziner sehen es in ihrem neurologischen Krankheitsgut, oft unter anfänglich ganz anderer Diagnose, der Pädiater trifft es besonders bei Säuglingen und Kleinkindern, auch der Otologe und der Ophthalmologe kennen es. Die große Beachtung, die diesen Prozessen von pathologisch-anatomischer Seite entgegengebracht wurde und wird, erwähnten wir. In diesem Beitrag soll versucht werden, einen Überblick über das Gesamtgebiet der subduralen Blutungen von vorwiegend *chirurgischem Standpunkt* aus zu geben. Die Erfahrungen, die chirurgischerseits in den letzten 15 Jahren gesammelt wurden, sind große. Sie haben zur Folge gehabt, daß eine schon weitgehende Klärung in vielen bisher recht verworrenen Fragen erreicht wurde. Dennoch ist eine allgemeine Verständigung noch nicht erzielt. Der Sammelbegriff der „*Pachymeningitis hämorrhagica interna*" beherrscht immer noch das Schrifttum und erschwert eine klare Trennung ätiologisch verschiedenartiger Prozesse.

Noch in vielen Lehrbüchern, ja sogar Handbuchbeiträgen der allerletzten Jahre, findet sich nichts oder so gut wie nichts über das „subdurale Hämatom". In einem Beitrag, der im Rahmen eines sehr bekannten, vielbändigen Handbuches vor 2 Jahren erschien, findet sich ein Abschnitt mit der Überschrift: „Atherosclerosis cerebri, postapoplektische Hirnschädigungen, Pachymeningitis haemorrhagica interna ". Letztere wird dem Wesen nach mit hirnatherosklerotischen Prozessen gleichgestellt!

Dem Kliniker ist die Blutung unter der Durainnenfläche wichtiger als die Entzündung. Diese ist zudem nur selten eine „defensive" im Sinn ASCHOFFS, zumeist eine „reparative", stellt doch die *Blutung* bei der Mehrzahl der Vorgänge das Primäre dar, während die Entzündung etwas Aufgepfropftes, Sekundäres ist. Der Begriff der hämorrhagischen Pachymeningitis ist zweifellos viel zu weit gefaßt worden, er kann nur für *primär* entzündliche Vorgänge an der Dura bzw. ihrer Innenfläche in Betracht kommen. Wir werden hierauf ausführlich eingehen. Durchaus irreführend ist die Bezeichnung einer echten traumatisch entstandenen Blutung mit dem Namen einer „traumatischen Pachymeningitis". Ganz abgesehen davon, daß er etwas Sekundäres in den Vordergrund stellte, eine Entzündung, hat er lähmend auf die Entwicklung operativer Anzeigestellungen eingewirkt. Einen entzündlichen Prozeß der harten Hirnhaut operativ anzugehen, mußte von vornherein als bedenklich und untunlich erscheinen. Subdurale Blutungen jedoch, die konnte man besser angreifen. Wir wissen heute, daß die Operation in vielen Fällen subduraler Blutungen lebensrettend wirkt und daß neben ihr andere Maßnahmen nicht ernsthaft in Frage kommen. Das gilt für die meisten der traumatischen Blutungen, in gewissem Umfang auch für nichttraumatisch bedingte.

Wir verstehen unter subduralem Hämatom Blutansammlungen unter der harten Hirnhaut und trennen sie von solchen anderer Lokalisation, insbesondere von den epiduralen und den subarachnoidalen. Der Sitz der subduralen Hämorrhagien ist der *Raum zwischen Dura und Arachnoidea.* Die Abgrenzung zu rein intraduralen Hämatomen ist nicht so einfach, besonders wenn diese intraduralen Blutungen eine Verbindung zum Subduralraum aufweisen. Auch wird die allgemeine Anschauung von dem „subduralen" Charakter der subduralen Blutungen noch nicht von allen Autoren geteilt. Erst in jüngster Zeit sind wieder Stimmen laut geworden, die Quelle und Sitz dieser Hämorrhagien in der Dura selbst sehen. Nicht immer wird man es mit reinen subduralen Hämatomen zu tun haben. Eine gleichzeitige Verletzung der harten Hirnhaut kann zu der Kombination eines epi- mit einem subduralen Hämatom, dem sog. Zwerchsackhämatom, führen. Ein Riß der Arachnoidea bedingt die Kommunikation mit den subarachnoidalen Liquorräumen und hierdurch wieder andere anatomische und auch klinische Erscheinungen. Grobe Verletzungen des knöchernen Schädels, der Gehirnhäute und des Gehirns selbst führen zu Bildern, die oft nur schwer den Anteil der einzelnen Verletzungen, auch den subduraler Blutansammlungen, an der Schwere des ganzen Krankheitszustandes erkennen lassen. Dennoch ist insbesondere *das chronisch traumatische Subduralhämatom ein fest umrissener klinischer Begriff.* Die räumlich enge Verbindung traumatischer Blutungen mit nicht traumatischen und weiter mit entzündlichen Prozessen, die eine Blutung bedingen, macht es aber notwendig, die ganzen Vorgänge von einem übergeordneten Blickpunkt zu betrachten. Außer dem chirurgischen muß der anatomische, pathologisch-anatomische, klinisch-neurologische, psychiatrische, ophthalmologische, otologische und pädiatrische „Sektor" (HENSCHEN), wir können noch den röntgenologischen hinzufügen, zu einem Ringe mit einheitlicher Darstellung verbunden werden.

Synonyma mit „Subduralhämatom" sind folgende Bezeichnungen: Haematoma durae matris (VIRCHOW), Pachymeningitis haemorrhagica interna (VIRCHOW), Meningealhämorrhagie (BAILLARGER), Arachnoidcysten (QUAIN, WILKS), Meningealapoplexie (PRUS*)*, Blutcyste der Dura mater (BAUCHET), Subduralmembran (G. M. ROBERTSON) und noch andere (s. FORD ROBERTSON). Wohl keine dieser Bezeichnungen ist so treffend und einfach wie die des „subduralen Hämatoms" oder der „subduralen Blutung".

In diesem Überblick werden wir so gut wie ausschließlich die subduralen Blutungen im Schädelinnern behandeln; die des Rückenmarkkanals sind weit seltener, sie treten klinisch als eine besondere Einheit kaum je hervor.

Vielen Überlegungen werden wir Erfahrungen zugrunde legen können, die an 32 Fällen operierter subduraler Hämatome in der Neurochirurgischen Klinik des Serafimer Lasarettet in Stockholm gesammelt wurden. Ich fühle mich meinem neurochirurgischen Lehrer, Herrn Prof. H. OLIVECRONA, für die Möglichkeit der Auswertung dieses Krankenguts seiner Klinik zu großem Dank verpflichtet. Ihm und Dozent Dr. E. LYSHOLM sowie Dozent Dr. O. SJÖQVIST bin ich für manche Anregung und Unterstützung bei Ausführung dieser Arbeit dankbar. Sie wäre nicht möglich gewesen ohne die Förderung von Seiten der Deutschen Forschungsgemeinschaft und der Freiburger Wissenschaftlichen Gesellschaft, für die ich auch hier meinen Dank ausdrücke.

II. Zur normalen Anatomie der Dura mater.

Die harte Hirnhaut oder die *Dura mater*, die äußerste und festeste der drei bindegewebigen Häute des Gehirns und Rückenmarks, haftet der Innenfläche des Schädels ziemlich fest an; sie ist gleichsam das Periost der Innenfläche des Schädels. Anders ist es am Wirbelkanal. Zwischen dessen eigenem Periost und der Dura ist ein von Fettgewebe und sehr reichlichen Venengeflechten eingenommener Raum eingeschaltet, das Spatium epi- oder supradurale. Innerhalb des Schädelraums finden wir zwei von der harten Hirnhaut gebildete derbe Platten, eine sagittale, die Falx cerebri, und eine quer verlaufende, das Tentorium cerebelli.

Die *arterielle Gefäßversorgung der Dura mater* des Schädels geschieht vornehmlich durch die Arteriae meningeae mediae, die aus der Arteria maxillaris interna, also der Carotis *externa*, stammen und die durch die Foramina spinosa in die Schädelhöhle gelangen. Neben dem Hauptast kann gelegentlich auch eine Arteria meningea media accessoria oder parva vorhanden sein, die ebenfalls der Maxillaris interna entstammt. Nach ELZE anastomosiert die A. meningea media regelmäßig durch die Fissura orbitalis superior oder durch ein eigenes Foramen mit der Arteria lacrimalis aus der Arteria ophthalmica. Auch soll manchmal der typische Ursprung aus der Maxillaris interna zu vermissen sein und die Meningea media dann aus der Lacrimalis kommen. — Die Dura der vorderen Schädelgrube und des vorderen Teiles der Falx wird von den Arteriae meningeae anteriores versorgt, Ästen der Arteriae ethmoidales anteriores, die wiederum der Ophthalmica entstammen, letzten Endes also der Arteria carotis *interna*. — Zu den hinteren Duraabschnitten gehen die Arteriae meningeae posteriores, Äste der Arteriae pharyngeae ascend., die durch das große Hinterhauptsloch oder mit dem N. vagus durch das Foramen jugulare in die Schädelhöhle gelangen. Hier handelt es sich also wieder um eine Versorgung aus der

Arteria carotis *externa*. — Doch gibt es keine scharf getrennten Versorgungs-
gebiete. Wir haben mit Zuflüssen auch aus der Arteria cerebri anterior, der
Carotis interna, der Arteria cerebri media und anderen Gefäßen außerhalb des
Schädelraums zu rechnen. Im ganzen handelt es sich um ein recht verzweigtes
arterielles Anastomosennetz, das die harte Hirnhaut versorgt.

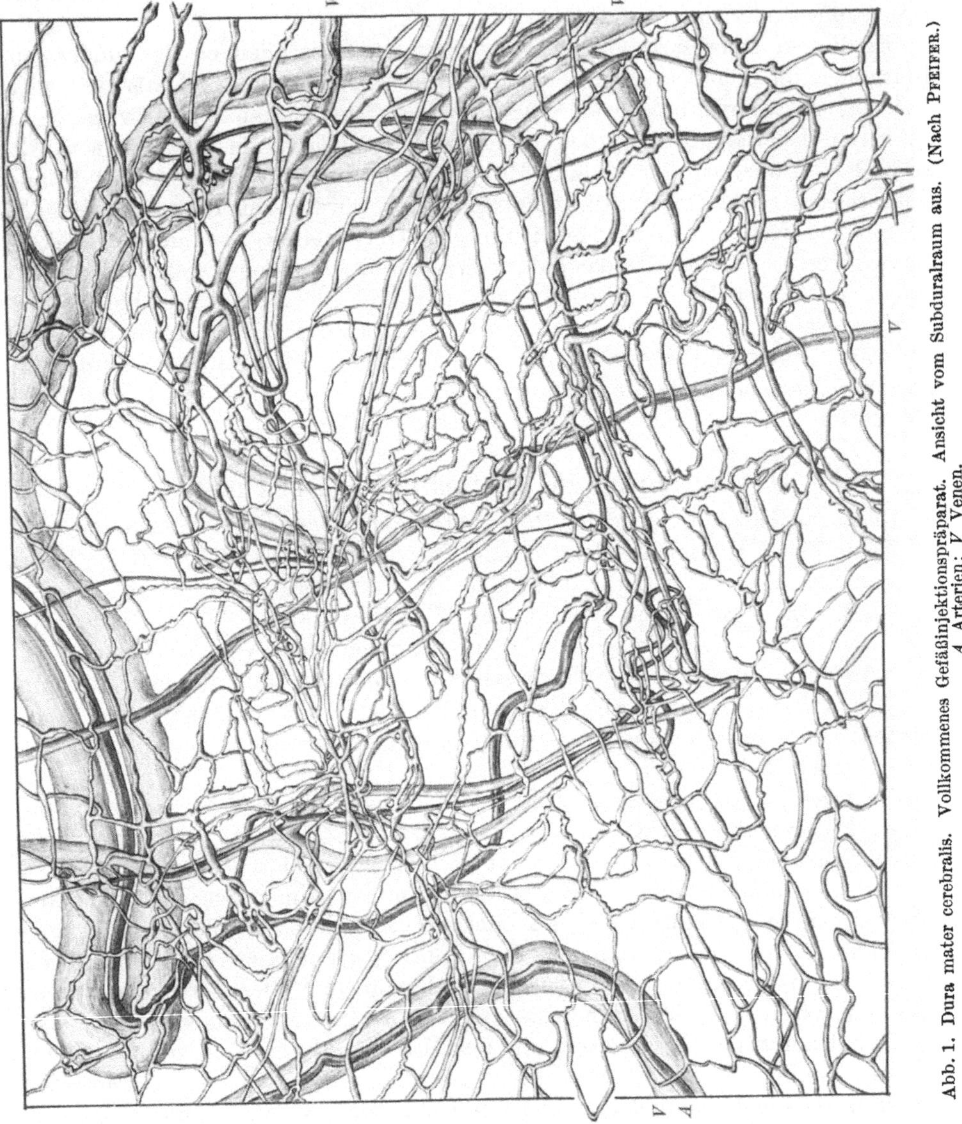

Abb. 1. Dura mater cerebralis. Vollkommenes Gefäßinjektionspräparat. Ansicht vom Subduralraum aus. (Nach PFEIFER.) A Arterien; V Venen.

Noch weit ausgeprägter ist die Anastomosierung bei den *Venen*. Sie begleiten
an sich und meist paarig die Arterien, daneben stehen sie aber untereinander in
Form eines venösen Seensystems in Verbindung, und weite Verbindungskanäle
dieser Seengebiete finden sich zu den Diploevenen und den Venae emissariae.
Die zwei, die Arteria meningea media begleitenden Vv. meningeae mediae

kommunizieren teils mit dem Plexus pterygoideus, teils mit dem Sinus cavernosus.

R. A. Pfeifer hat die *Angioarchitektonik* der harten Hirnhaut besonders untersucht. Nach ihm spricht auch die Gefäßanordnung in der Dura für das Vorhandensein eines *äußeren* periostalen und eines *inneren* serösen *Blattes* derselben.

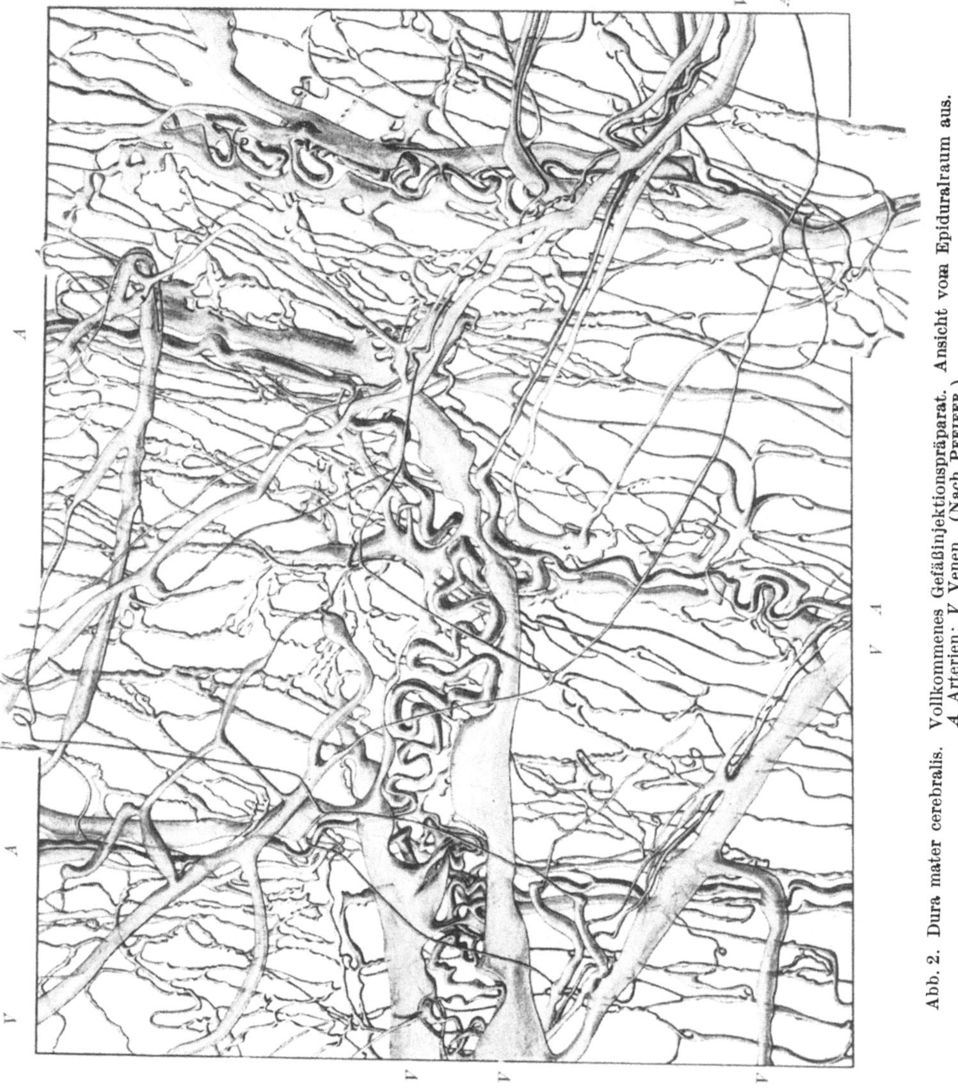

Abb. 2. Dura mater cerebralis. Vollkommenes Gefäßinjektionspräparat. Ansicht vom Epiduralraum aus. A Arterien; V Venen. (Nach Pfeifer.)

In dem äußeren Blatt befinde sich ein arterielles und ein venöses Netz, das mit den Diploegefäßen anastomosiere; das innere Blatt enthalte die Hauptäste der Meningealarterien mit ihren Begleitvenen und ein die Innenseite der Dura mater auskleidendes Capillarsystem. Während an vielen Stellen eine Vierschichtung des an sich einheitlichen Gefäßverbandes der Dura in einem arteriellen und venösen äußeren und einem arteriellen und venösen inneren Geflecht klar zutage liege, sei eine solche Trennung an anderen Stellen nur künstlich möglich. Zwischen den Gefäßen einer jeden Schicht wie auch zwischen denen verschiedener Schichten seien arterielle, venöse und arterio-venöse Anastomosen in großer Zahl vorhanden, so daß der ganze Gefäßgehalt der Dura „*ein einziges Kontinuum*" darstelle (s. hierzu Abb. 1 und 2).

Das *oberflächlichste, arterielle Netz* an der Außenseite der Dura enthalte Gefäße von sehr feinem Kaliber, die in gestrecktem Verlauf weitmaschig anastomosierten. Gespeist werde dieses arterielle Netz direkt aus Meningealgefäßen der Dura und indirekt durch rückläufige arterielle Anastomosen aus den Diploegefäßen. — Die unter diesem oberflächlichsten Netz gelegene 2. Duragefäßschicht stelle ein *venöses Geflecht dar*. Es strecke den Ausläufern des oberflächlichsten Arteriennetzes zapfenförmige Fortsätze der größeren Venen entgegen, in die sie einmündeten. Der Kreislauf zwischen 1. und 2. Schicht sei aber durchaus kein geschlossener, er stehe mit allen übrigen Gefäßschichten der Dura in lebhafter Verbindung. — In der 3. Gefäßschicht der Dura finden sich stark gewundene Meningealarterien, die „*Mäandergefäße*", mit ihren grotesk geformten Begleitvenen. — In der 4. und untersten Schicht liege ziemlich planlos ausgebreitet ein *Netz von Capillaren*, deren Oberfläche gebuckelt erscheine, ähnlich den Lymphcapillaren. PFEIFER hält diese eigenartige Gestalt für eine Zweckarchitektur; er glaubt, daß sie den *Ausdruck einer erhöhten Beanspruchung dieses Geflechtes an der Innenseite der Dura für Transsudation und Resorption* darstelle. — In Bezug auf die *Lymphzirkulation* bestehe die Vorstellung MICHELs zu recht, daß die Dura mater einem Strohdeckelgeflecht gleiche, das in seiner Flächenausdehnung die unter sich zusammenhängenden Gefäßnetze enthalte, während es unabhängig davon Saftlücken und -spalten aufweise, die quer dazu verlaufen und einen Flüssigkeitsaustausch zwischen Epidural- und Subduralraum gestatteten. Eigentliche Lymphgefäße fehlen der Dura mater.

Die *nervöse Versorgung der Dura mater* geschieht durch den N. ophthalmicus vor seinem Eintritt in die Augenhöhle (N. tentorii), sodann durch den N. maxillaris und den N. mandibularis (Nn. meningeus und spinosus). Während der N. tentorii nach hinten verläuft, gesellt sich der N. meningeus dem vorderen Ast der A. meningea media zu, der N. spinosus erreicht mit der A. meningea media die mittlere Schädelgrube. Zu diesem aus dem Trigeminus stammenden Nerven tritt noch aus dem Vagus, und zwar dem Ganglion jugulare vagi, der Ramus meningeus vagi hinzu, der sich an die Wandungen des Sinus transversus und des Sinus occipitalis verzweigt (CORNING). Im einzelnen haben wir in der Dura ein Netz von recht großen Nervengeflechten vor uns.

Über den *mikroskopischen Bau der Dura mater* veröffentlichten 1875 KEY und RETZIUS eine eingehende Abhandlung, die man als klassisch bezeichnen muß. Die nicht sehr zahlreichen Nachuntersucher konnten im wesentlichen die Befunde dieser beiden schwedischen Forscher nur bestätigen. Man kann *zwei Hauptschichten* unterscheiden, eine *äußere*, periostale und eine *innere*, von manchen als seröse bezeichnete. Beide Blätter bestehen aus mehreren Schichten derber, gewellter und parallel verlaufender Bindegewebsfibrillen. Das innere Blatt ist etwas dünner als das äußere, durch seinen Reichtum an elastischen Fasern auch elastischer. Die Fibrillenbündel der beiden Blätter sind in sich und miteinander vielfach verflochten, besonders an der Basis. Die präparative Trennbarkeit der beiden Duraschichten an der Konvexität ist bekannt, sie wird auch therapeutisch ausgenutzt.

Nach den Untersuchungen von MELNIKOW-RASWEDENKOW wächst die *Menge des elastischen Gewebes* in der Dura mit dem Alter an. Im Alter von 20—25 Jahren soll es deutlich hervortreten, mit 40—50 Jahren gut ausgebildet sein, aber erst im Alter von 70 bis 80 Jahren den Höhepunkt seiner Entwicklung erreichen. Bei neugeborenen Kindern und Tieren fanden K. SCHULZE und MELNIKOW-RASWEDENKOW keine elastischen Fasern in der Dura.

Ohne uns hier in histologische Streitfragen verlieren zu wollen, seien die *mikroskopisch unterscheidbaren Schichten der harten Hirnhaut* kurz besprochen. Nach den Untersuchungen von KEY und RETZIUS und MELNIKOW-RASWEDEN-KOW, dem wir folgen, kann man an der äußeren Duraschicht, von außen nach innen gesehen, folgende Schichten erkennen: Ganz außen und dem Knochen anliegend befindet sich eine elastische Membran, die Membrana elastica externa limitans. Ob epithelähnliche Mesothelzellen, wie sie bei einigen Tieren festgestellt sind, auch beim Menschen in einiger Regelmäßigkeit vorkommen, ist wohl nicht erwiesen. Unter dieser elastischen Membran liegt das äußere Capillargefäßnetz, dem weiter nach innen zu eine Schicht fibrillären Bindegewebes folgt, das lockerer gebaut, auch reichlicher elastisches Gewebe enthält, ferner Lymphkanälchen und Lacunen aufweist. Es schließt sich dieser äußeren Duraschicht dann die *innere* an, zuerst eine Lage kollagener Fasern vermischt mit elastischen, hierauf ein inneres Capillargefäßnetz und ihm folgend eine hyaloide, gefensterte elastische Membran, die Membrana elastica interna limitans. Den Abschluß nach innen, zum Subduralraum hin, soll nach MELNIKOW-R. ein einschichtiges und meist einkerniges Epithel bilden. Nach MALLORY wird der Subduralraum aber nicht durch ein Endothel, sondern durch Fibroblasten begrenzt. — Die zwischen den Bindegewebsbündeln der Dura liegenden Zellen sind nach KEY und RETZIUS sehr wechselnd gestaltet und angeordnet.

Nach histologischen und embryologischen Untersuchungen muß man die Dura mater als ein Gebilde bezeichnen, das mit der Serosa der Pleuroperitonealhöhle nichts gemein hat (MELNIKOW-RASWEDENKOW) — eine auch für den Kliniker wichtige Feststellung der Morphologen. HERTWIG brachte die Dura in viel engeren genetischen Zusammenhang mit dem Blutgefäßsystem als wie mit der pleuroperitonealen Serosa, da Dura wie Blutgefäße sich aus dem embryonalen Mesenchymblatt entwickelten, während das Epithel der Pleuroperitonealhöhle aus den Seitenplatten des mittleren Embryonalblattes entstehe.

Auch nach den Untersuchungen von LEARY und EDWARDS, die von einer anderen Seite an diese Frage herangingen, durch Gegenüberstellung der histologischen und entwicklungsgeschichtlichen Verhältnisse von Dura einerseits und Pia-Arachnoidea andererseits, erscheint ein Vergleich der Dura mit der Serosa der Pleuroperitonealhöhle abwegig, *der Subduralraum entspricht nicht einem serösen Raum.* Auch nach diesen Autoren (wie nach MALLORY) wird der Subduralraum von der Duraseite her durch Fibroblasten, also mesenchymale Elemente, begrenzt. Die Abgrenzung von der Arachnoidalseite geschehe durch ein kontinuierliches Lager abgeflachter Zellen mit ovalen vesikulären Kernen; diese Zellen seien wahrscheinlich nicht mesothelialen, sondern ektodermalen Ursprungs, ihnen anscheinend verdanke die Arachnoidea ihre Impermeabilität.

Nach LEARY und EDWARDS entwickelt sich der *Subduralraum des Schädels,* der ja für unser Thema von so großer Bedeutung ist, eben als das Resultat des Aneinandergrenzens zweier Strukturen mit verschiedener Entwicklung: 1. Des Hirns und der Pia-Arachnoidea, mit ihrem Vorwiegen ektodermaler Elemente, 2. des Schädels und seiner mit ihm verschmolzenen Begrenzung, der Dura, mit ihrem Vorwiegen mesodermaler Elemente. Dieser subdurale Raum stellt unter normalen Verhältnissen, wie das schon KEY und RETZIUS in ihrer wertvollen Monographie beschrieben und in neuerer Zeit besonders PENFIELD auf Grund seiner Untersuchungen an normalen Hunden betont hat, *mehr* als eine „potentielle" Höhle dar; er enthält eine wechselnde Menge klarer gelblicher Flüssigkeit. Es ist selbstverständlich und grundlegend, diesen Raum absolut zu trennen von

dem subarachnoidalen, die Liquorflüssigkeit enthaltenden. Schon KEY und
RETZIUS haben die Notwendigkeit der Trennung von Subdural- und Subarachnoidalraum auf Grund von Injektionsversuchen mit Farblösungen nachgewiesen.
Im Subduralraum des gesunden Menschen ist kein Liquor vorhanden. Blut,
das in den Subduralraum ergossen wird, kann bei unverletzter Arachnoidea
nicht in den Subarachnoidalraum, also auch nicht in den Liquor gelangen;
lediglich Makrophagen können Pigment von Blut, das sich im Subduralraum
befindet, in die Arachnoidea befördern.

PENFIELD versuchte, durch verschiedene entzündungserregende und infektiöse Substanzen, die er an der äußeren Oberfläche der Dura angreifen ließ, bei Tieren ein flüssiges
Exsudat unter der Dura zu erzeugen. Es wurde aber nur ein geringes, wenn überhaupt
ein Anwachsen der subduralen Flüssigkeit verursacht.

III. Zur Physiologie der Dura mater.

Die Dura mater des Schädels dient dem Schädelknochen als *ernährendes
Periost*. Daneben aber bildet sie mitsamt der großen und kleinen Hirnsichel
und dem Tentorium ein kunstvolles *Verspannungssystem*, das die Lage der
Großhirnhemisphären und die des Großhirns gegen die Hirnbasis und das
Kleinhirn sichert (HENSCHEN). Die capillare Subduralspalte gestattet dem
in dem liquorgefüllten Arachnoidalsack schwimmenden Gehirn ein reibungs-
loses Gleiten und Verschieben. HENSCHEN ist der Ansicht, daß die „Synovia
des Subduralraums" eine ähnliche molekulare Attraktion ausübt wie die Gelenke
und daß die „Adhäsionssuspension" des Gehirns an der Dura mitsamt der
Schwimmdockeinrichtung der Arachnoidea ein Mittel zum gewichtsarmen Einschluß des Cerebrum darstelle.

Eine weitere Funktion der Dura liegt wahrscheinlich in ihrer eigenartigen
Gefäßarchitektonik begründet. Die parasinuären Blutseen der Dura sollen
nach TILLAUX und LABBÉ „lacs de dérivation" oder „lacs de sûreté" vorstellen.
Die durch die pulsatorischen und respiratorischen Schwankungen des arteriellen
und venösen Blutdrucks, die durch eine wohl phasenmäßig wechselnde Liquor-
absonderung bedingten und die durch eine elastische Eigenrhythmik ausgelösten
Volumenschwankungen des Gehirns erfordern „wohlfunktionierende *Druck-
ventile*" (HENSCHEN). Als derartige Ventile und Ausweichstellen für Überdruck-
zustände in der Blut- und Liquorzirkulation des Schädelinnern sind die eben
erwähnten Blutseen der Dura zu betrachten.

Die Dura kann die Ausbreitung von Infektionen ihrer Gewebe in den Subduralraum nicht verhindern. Sie *organisiert und entfernt Blut aus dem Subduralraum*. Demgegenüber kann die andere Begrenzungsmembran des Subduralraums, die Arachnoidea, die Ausdehnung einer Infektion aus dem Subarachnoidal-
in den Subduralraum begrenzen; sie organisiert und entfernt bei subduralen
Blutungen kein Blut vom Subduralraum. Während die Dura von Meningeomen
durchsetzt wird, kann die Arachnoidea das Eindringen solcher Geschwülste
verhindern. Die Pia-Arachnoidea ist eigentlich nur für Alkohol permeabel,
nicht für andere Stoffe, auch nicht für Toxine und Antitoxine (bei LEARY und
EDWARDS).

Von klinischer Bedeutung ist weiter das beträchtliche *Regenerationsvermögen*
der Dura. Auch bei Entfernung ziemlich großer Stücke aus der harten
Hirnhaut regeneriert sie sich schnell. *Ausgedehnte Schädigungen der Dura*

bedingen keine Verwachsungen, falls nur die Arachnoidea unverletzt geblieben ist
(SAYAD und HARVEY); ist die Arachnoidea geschädigt, so kommt es schnell
zu Adhäsionen zwischen Dura und Arachnoidea auch bei Unversehrtheit der
Dura (LEARY und HARVEY). Nach LEARY und EDWARDS beruht die Tatsache
des In-Schach-gehalten-werdens der Dura vom Eingehen von Verwachsungen mit
der Arachnoidea im normalen Körper lediglich auf der Integrität und der Wider-
standsfähigkeit der die Arachnoidea bedeckenden Zellen. Sind diese geschädigt,
so erfolge prompt die Adhäsion.

IV. Geschichtliche Entwicklung der Lehre vom subduralen Hämatom und der Pachymeningitis haemorrhagica interna.

Es ist kaum möglich, die geschichtliche Entwicklung der Lehre vom subduralen Hämatom von derjenigen der Pachymeningitis haemorrhagica interna
zu trennen — zu eng sind diese Begriffe geschichtlich miteinander verwoben. In
diesem kurzen historischen Überblick sollen auch nur die Etappen der Forschung gezeichnet werden, die Besprechung selbst, besonders auch die des Ver-
hältnisses der Begriffe „Subdurales Hämatom" und „Pachymeningitis haemorrhagica interna" zueinander, möge den späteren Kapiteln vorbehalten bleiben.

Einer der ersten Berichtsfälle von subduraler Blutung in der Geschichte ist der Hein-
richs II. von Frankreich, der 1559 nach einer in einem Tournier erlittenen supraorbitalen
Wunde gestorben ist (PARÉ, bei PUTNAM). Anscheinend hat es sich hier um eine akute
Blutung gehandelt.

Sicherer erscheint ein Bericht WEPFERS aus dem Jahr 1657. WEPFER fand bei einem
70jährigen Mann, der einige Stunden nach einem „apoplektischen" Insult mit Aphasie
und Hemiplegie gestorben war, eine hühnereigroße Blutcyste unter der harten Hirnhaut,
nach seiner Ansicht verursacht durch multiple Rupturen der Meningealarterie. Eine ähnliche Beobachtung liegt von MORGAGNI aus dem Jahr 1747 vor, hier hatten die apoplektischen Symptome schon mehrere Tage bestanden. MORGAGNI hielt die Umhüllung des
Blutgerinnsels für Arachnoidea.

Aber erst im 19. Jahrhundert beginnen die Berichte über Blutansammlungen
unter der Dura zahlreicher zu werden. SERRES (1819) war der erste, der die
„*Meningealapoplexie*" besonders studierte, ihre Symptome beschrieb und sie
als „Apoplexies méningées" von den „Apoplexies cérébrales" unterschied.
Die Mitteilung SERRES regte in Frankreich Kliniker und Pathologen lebhaft an.
Nach PUTNAM ähnelte aber keiner der Fälle SERRES einem subduralen Hämatom
oder einer Pachymeningitis haemorrhagica interna; der Autor habe sich lediglich
mit der Leptomeningitis beschäftigt. — 1822 beobachtete THIBERT (bei SCHU-
BERG) einen Fall von beidseitigem Hämatom der Dura, bei dem 9 Jahre vorher
ein Trauma stattgefunden hatte, das zu langsam bis zum Tode sich steigernden
Symptomen führte. — 1838 lieferte BOUDET eine Zusammenstellung von Blutungen im Schädelinnern. Er berichtet über 23 von 41 Fällen, bei denen ein
Bluterguß in der „Cavitas arachnoidea", zwischen Dura und Arachnoidea,
vorhanden war. — Im deutschen Schrifttum gab SCHUBERG 1859 eine kritische
Übersicht über das „Haematoma durae matris". Er führte 25 Fälle aus der
Literatur und aus eigener Beobachtung an (davon 4 nach einem Trauma) und
versuchte, eine Symptomatologie des Krankheitszustandes aufzustellen. —
1860 erschien eine ähnliche Übersicht der bis dahin vorliegenden Berichte von
CHARCOT und VULPIAN mit dem etwas anders lautenden Titel: „Über die Neomembranen der Dura mater."

Denn inzwischen war schon der Kampf der Meinungen über die Ursache dieser als eindeutig in dem Raum zwischen Dura und Arachnoidea lokalisiert erkannter Prozesse entbrannt. Bereits BAILLARGER (1837) hatte nachgewiesen, daß sich über und unter dem blutigen Erguß ein zartes, durchsichtiges Häutchen bilde und daß sich beide Häute an der Peripherie miteinander vereinigten. *Bluterguß und Membran, ihre ursächliche Verbindung und ihre Entstehung, diese Fragen sollten die Forscher bis in die jetzige Zeit beschäftigen.* Fast alle früheren Autoren waren der Ansicht gewesen, daß *der Bluterguß das Primäre* sei; erst aus seinen peripheren Schichten, also sekundär, durch Organisation des Gerinnsels, bilde sich der pseudomembranöse Sack. Der Erguß des Blutes selbst werde durch ein *Trauma* bedingt oder aber durch eine Gefäß- oder Herzerkrankung (PRESCOTT HEWITT 1845).

Erst HESCHL (1855) und CRUVEILHIER (1856) glaubten, daß eine *entzündliche Membran* der Blutung vorausgehe; diese Membran zeichne sich durch die große Anzahl und die Injektion ihrer Gefäße aus. Ein mächtiger Helfer erwuchs dieser Ansicht von der *primären Rolle der Membran* und der sekundären des Hämatoms 1857 in VIRCHOW. Ganz zweifellos hat seine Mitteilung über das „Haematoma durae matris" auf Jahrzehnte hindurch die Forscher beeinflußt; sie ist in der Geschichte des subduralen Hämatoms und der Pachymeningitis haemorrhagica interna ein weit erkennbarer Meilenstein. VIRCHOW war es auch, der eigentlich zum ersten Male einen genauen und klaren Bericht über die Histologie der Membran gab. Er gab der Erkrankung den Namen „*Pachymeningitis*", nahm also als primär eine chronische Entzündung der harten Hirnhaut an und setzte den Blutsack, den er „*Hämatom der Dura mater*" nannte, in unmittelbare genetische Beziehung zu dieser chronischen Entzündung der harten Haut.

Bestimmt abgelehnt wurde von VIRCHOW die alte Ansicht von der „Apoplexia meningea" als Ursache des Blutsackes. Zwar komme es bei traumatischen Blutungen gelegentlich zu Ekchymosen und Suggilationen zwischen den Lamellen und Faserzügen der Dura, meist gleichzeitig mit einem freien Bluterguß, besonders häufig bei Neugeborenen infolge Pressung des Kopfes in den Geburtswegen („*Apoplexia neonatorum*"), doch seien das meist unerhebliche Infiltrationen ohne bemerkbare Niveauveränderung der inneren Fläche der Dura. Der Sitz des eigentlichen Haematoma durae matris sei die *innere Oberfläche der harten Hirnhaut,* und die chronische Entzündung derselben gehe der Hämatombildung voraus. Die frische Pachymeningitis interna kennzeichne sich durch das Vorhandensein sehr feiner, oft kaum wahrnehmbarer *fibrinöser Lagen,* die in mehr oder weniger großer Ausdehnung die Innenfläche der Dura bedeckten. Doch sei sehr gewöhnlich schon im Anfang die Form der Entzündung eine leicht *hämorrhagische,* die fibrinösen Anflüge seien dann mehr oder weniger von Blutflocken durchsetzt. Aus dem entzündlichen Exsudat der Dura mater bilde sich allmählich eine feine Bindegewebslage, die dann der inneren Durafläche adhäriere und sie verdicke. Infolge der bei der chronischen Entzündung oft sich wiederholenden entzündlichen Exsudation komme es neben der 1. *Pseudomembran* zur Bildung einer zweiten und noch weiterer. Oft könne man 5—6, ja 15—20 derartiger Membranen voneinander ablösen. Aus den vielen neugebildeten weiträumigen und miteinander anastomosierenden Gefäßen der Neubildung erfolgten dann *Blutungen,* deren Sitz zwischen den auseinanderweichenden Schichten der entzündlichen Pseudomembranen sei. Das allmählich entstehende *Hämatom* werde nicht nur nach der freien Fläche hin, sondern auch zur harten Hirnhaut durch eine einfache oder aus mehreren Lamellen bestehende Membran abgegrenzt. In dem Blutsack finde man zum Teil noch flüssiges Blut mit gut erhaltenen Erythrocyten, dann aber auch fast immer verändertes Blut.

VIRCHOW sah das eigentliche Hämatom der Dura mater nur bei Erwachsenen, überwiegend bei Personen über 50 Jahren, großenteils Geisteskranken, insbesondere „Blödsinnigen"; gerade diese Krankheit bringe sehr oft Hämatome hervor.

Wir werden später noch mehrmals auf die VIRCHOWschen Befunde und besonders ihre Deutung zurückzukommen haben. So wichtig und anregend letztere war, hat sie doch vielleicht zu stark als Dogma weitergewirkt, besonders im deutschen und französischen Schrifttum. Ja, noch heute ist man sich vielerorts nicht klar und einig darüber, inwieweit das „subdurale Hämatom" von der „Pachymeningitis haemorrhagica interna" abzugrenzen ist. Weniger hat VIRCHOW auf das angelsächsische Schrifttum eingewirkt; wie PUTNAM mit Recht anführt, haben die meisten britischen Pathologen an der „hämorrhagischen" Theorie festgehalten.

Nachdem nun das Thema „Blutung oder Entzündung primäres Geschehen?" angeschlagen war, wurde es in den folgenden Jahrzehnten in fast kaum mehr übersehbaren Mitteilungen und Berichten variiert und behandelt. Mehr und mehr sprach man von der Pachymeningitis, das Hämatom wurde als klinische Einheit nur von wenigen gewürdigt. Die Diskussion bewegte sich fast ganz auf theoretischem Gebiet. Neben der Behandlung der Fragen der formalen und der kausalen Genese der Pachymeningitis kam das Klinische absolut zu kurz. Das subdurale „Hämatom" entschwand dem Blickfeld des Therapeuten, vor allem des Chirurgen. Trotzdem wurden in vielen der Arbeiten neue Erkenntnisse zusammengetragen und zweifellos Bleibendes gewonnen. Wir müssen uns hier damit begnügen, die wichtigsten der zahlreichen Veröffentlichungen in Kürze anzuführen.

Eine in manchen Punkten durchaus originelle Arbeit erschien 1868 von KREMIANSKY, einem russischen Pathologen. Er unterschied die pathologische Anatomie der Pachymeningitis haemorrhagica interna *acuta* von der einer *chronica*, die allerdings zumeist aus der akuten Form hervorgehe. Benannt wurde die Erkrankung von dem Autor je nach dem Ort der vorgefundenen Membran, also Pachymeningitis bregmatica oder sphenopetrosa usw. Nach KREMIANSKY war bei der Pachymeningitis haemorrhagica interna die Arteria meningea media immer verdickt; diese durch eine Allgemeinerkrankung bedingte Affektion wirke sich weiter auf die Capillaren in der Nähe des Hauptstammes, vor allem in der Parietalregion aus. Bei den der sog. spontanen Pachymeningitis zugrunde liegenden Ursachen (nach KREMIANSKY in erster Linie starkem chronischem Alkoholismus) komme es zu Störungen der Blutzirkulation, besonders des Kopfes, zu starkem Andrang des Blutes, zu venösen Stauungen und dadurch zu Verdickungen der Hirnhäute und Entzündungen. Wesentlich ist, daß KREMIANSKY *außer der sog. spontanen Pachymeningitis auch eine traumatische* anerkannte. Doch führten traumatische Schäden, örtliche Krankheitsursachen nie zu den hohen Entwicklungsgraden der Erkrankung, wie sie bei entfernten Störungen, besonders also beim Alcoholismus chronicus, zu beobachten seien; auch entwickele sich die hämorrhagische Neomembran nach einem Trauma nur in geringer Menge. Immer sei sie als Produkt einer Entzündung, infolge Reizes der Blutkoagula, zu betrachten. — KREMIANSKY berichtete weiter über experimentelle Versuche an Hunden, bei denen er in 3 von 4 Fällen durch Trinkenlassen von Branntwein eine Pachymeningitis erzeugen konnte.

Es sei an dieser Stelle keine Kritik der Befunde und ihrer Auslegung gegeben. Wir werden auf Einzelnes später zurückkommen. Wenn auch von späteren Untersuchern die Verdickung der Meningea in den meisten Fällen von Pachymeningitis nicht bestätigt werden konnte und wohl auch die ursächliche Rolle des Alkohols überbewertet wurde (verständlich infolge des KREMIANSKY zur Verfügung stehenden Sektionsmaterials, das viele trunksüchtige russische Soldaten umfaßte), die Bedeutung des Trauma und einer Hämorrhagie wird doch anerkannt, die *traumatische* Form der Pachymeningitis einer sog. *spontanen* gegenübergestellt. Insoweit ging KREMIANSKY weiter als VIRCHOW.

Einen VIRCHOWs Ansicht ganz entgegengesetzten Standpunkt vertrat jedoch SPERLING 1872. Auf Grund von Versuchen an Kaninchen, denen er frisches, gerinnungsfähiges Blut unter die Dura spritzte und bei denen er Pseudomembranen wie bei der Pachymeningitis erhielt, hielt er den *Bluterguß für das Primäre, erst aus ihm entwickele sich die Pseudomembran.* Auch bei den menschlichen Fällen gebe es Veranlassungen zur Blutung in Form direkter *Traumen*; diese Blutung sei mit größerer Wahrscheinlichkeit auf die Dura zurückzuführen, da sie, mit dem Schädeldach eng verbunden, bei jedem Trauma leicht mitbeeinflußt werde, während die weichen Häute und das Gehirn selbst durch den Liquor mehr geschützt seien. — Die SPERLINGsche Arbeit vertrat also die alte „hämorrhagische" Theorie. Wenn wohl auch nicht genügend basiert, muß sie doch als Ausdruck einer sehr selbständigen Ansicht gewertet werden, die heute, auf Grund von klinisch-operativen Befunden, durchaus anerkannt ist.

HUGUENINs Beitrag in ZIEMSSENs Handbuch 1877 ist ebenfalls ein Zeichen dafür, daß sich doch nicht alle Forscher mit der VIRCHOWschen Hypothese befreunden konnten. Auch HUGUENIN ist ein Anhänger der „hämorrhagischen" Theorie; für ihn waren *Blutungen* aus krankhaft veränderten, brüchigen und abnorm durchlässigen Gefäßen, wie sie sich bei chronischen Herz- und Nierenerkrankungen, ferner bei Geisteskranken, fänden, *das Primäre.* Die Vascularisation des blutigfibrinösen Ergusses unter der Dura bedeute lediglich die Organisation eines Gerinnsels. HUGUENIN fand häufig fettige Degeneration und gelegentlich Thrombose der Hirnvenen in der Pia und bei ihrem Eintritt in den Sinus, einmal eine Ruptur einer Vene in der Pia und einmal nahe dem Sinus. Neben Blutungen bei Allgemeinerkrankungen hielt er auch *traumatisch* bedingte Hämorrhagien für möglich.

Im großen und ganzen hielt man sich aber an die Lehre VIRCHOWs von dem Primat der Entzündung. Die Pachymeningitis war das Wesentliche des Prozesses, das subdurale Hämatom war mehr eine Beigabe. Auch in den Beiträgen, die der Erkrankung in den nächsten Jahrzehnten gewidmet waren, kamen weit mehr pathologisch-anatomische als klinische Fragestellungen zu Wort. Wir übergehen hier die Einzelheiten und weisen unter anderem hin auf die Veröffentlichungen aus dem Bonner Pathologischen Institut, die 1898 und in den folgenden Jahren von JORES und seinen Schülern LAURENT und VAN VLEUTEN erschienen. Nach letzterem wäre die durch die Blutung bedingte „*Pachymeningitis traumatica*" (die also grundsätzlich anerkannt wird) nicht mit der „spontanen" identisch, da es bei der ersteren nur zu einer Bindegewebsumwandlung des Gerinnsels komme, nicht zu neuen Blutungen; der Prozeß sei *nicht progressiv.* Nach LAURENT ist die Dura selbst bei der traumatischen Pachymeningitis fast gar nicht verändert, hingegen sei bei der *idiopathischen Pachymeningitis* eine Auflockerung des Gewebes fast in allen Fällen festzustellen, und, was wichtiger, um die Gefäße herum fänden sich *Entzündungserscheinungen* in Form kleinzelliger Infiltrate, manchmal bis auf die ossale Seite der Dura. JORES faßte diese Untersuchungen zusammen und unterschied für die Vorgänge, die man bisher als identisch unter dem Namen der „Pachymeningitis haemorrhagica interna" zusammengefaßt habe, drei Gruppen: 1. solche, bei denen eine *subdurale Blutung* das Primäre sei. Der Prozeß sei regressiv, das Endresultat eine fibröse Verdickung der Dura. Eine 2. Gruppe bildeten solche Fälle, die vorwiegend *nach Infektionskrankheiten* aufträten. Ihr Beginn sei gekennzeichnet durch eine Auflagerung fibrinös-hämorrhagischen Exsudats auf der Dura, das sich ebenfalls organisiere. Die Folge seien bindegewebige, der Dura innig anliegende Membranen; der exsudative Prozeß könne aber auch noch weiter gehen. Die 3. JORESsche Gruppe umfaßt Fälle, bei denen eine eigentümliche *Wucherung sehr gefäßreicher Membranen* auftrete, deren Ausgangspunkt die Capillarschicht der Dura sei. Gleichzeitig könnten aber auch mehr oder weniger reichlich *durch Organisation* entstandene und fast immer stark mit Blutpigment durchsetzte Membranen vorhanden sein. Jedoch auch die gewucherten Capillaren, die sich nicht zurückbilden, gäben zu reichlichen und großen Blutungen Veranlassung („Haematoma durae matris"). Der Prozeß sei stets ein *progredienter*, wenn auch oft nur langsam fortschreitender. — JORES betonte, daß seine Auffassung nicht im Gegensatz zu der VIRCHOW-HESCHLschen Lehre stehe.

Die Deutungen, die JORES und seine Schüler ihren Befunden gaben, wurden von manchen späteren Bearbeitern nicht ganz anerkannt. Es scheinen auch, wenn man manche Protokolle durchsieht, eine Reihe von Folgerungen nicht gut basiert zu sein. So gründete sich z. B. die VAN VLEUTENsche Untersuchung auf 6 Fälle von „Pachymeningitis haemorrhagica interna traumatica", die kaum oder vielmehr gar nicht dem typischen Bild des „subduralen Hämatoms", wie wir es jetzt kennen, gleichen; es handelte sich zumeist um komplizierte Schädelfrakturen, die zudem schon nach sehr kurzer Zeit ($2^1/_2$—28 Tagen) ad exitum kamen. Besonderer Widerspruch erwuchs den Bonner Untersuchern in einer Arbeit von MELNIKOW-RASWEDENKOW aus dem ZIEGLERschen Institut. MELNIKOW-RASWEDENKOW konnte einen grundsätzlichen Unterschied zwischen traumatisch und „spontan" entstandenen Neomembranen im Sinne JORES und seiner Schüler nicht anerkennen. Aber auch er war der Ansicht, daß der pathologische Prozeß von Anfang an als Entzündung verliefe, zu der dann die Blutungen als Komplikation hinzuträten. Nur in einigen *Ausnahmefällen* könne *primär eine Blutung* an der Duraoberfläche stattfinden, zu der sich dann nachträglich die Entzündung geselle. — Auf die Untersuchungen MELNIKOW-RASWEDENKOWs im einzelnen können wir hier nicht eingehen. Er glaubte, daß eine chronisch-atrophische Dura nebst Entwicklung von elastischem Gewebe in der Membrana elastica interna, andererseits eine Gehirnatrophie günstige *mechanische* Bedingungen für die Entwicklung einer schweren Form der hämorrhagischen Pachymeningitis darstellten, gleichzeitig müsse ein *toxämisches Agens* einwirken. Indessen konnte die besondere Bedeutung des elastischen Gewebes für die Entstehung pachymeningitischer Veränderungen von späteren Nachuntersuchern nicht bestätigt werden (u. a. PUTNAM).

Auch in England war um die Jahrhundertwende die Erörterung der Vorgänge bei der Pachymeningitis wieder aufgelebt (WIGLESWORTH, G. M. ROBERTSON, F. ROBERTSON, BARRATT u. a.). WIGLESWORTH schloß aus der Tatsache, daß sich bei $^1/_6$ der von ihm mitgeteilten Fälle frisches, flüssiges Blut *ohne* eine Membran unter der Dura fand, daß diese nicht die einzige Ursache für die Blutung bilden könne; im Gegenteil seien die an der Innenfläche der Dura gefundenen *Membranen alle das direkte Resultat haemorrhagischer Effusionen in den subduralen Raum*; irgendwelche *entzündliche Veränderungen* in der Dura seien *rein sekundär* und auf die durch das ergossene Blut gesetzte Reizung zu beziehen. Die Blutung erklärte er durch die Ruptur einer Piavene in den subduralen Raum. — G. M. ROBERTSON hielt Unterschiede im allgemeinen Blutdruck und dem des Gehirns für wesentlich. Es werde dadurch ein relativ negativer Druck an der Oberfläche der Dura erzeugt, der wiederum eine Vergrößerung und eine Ruptur der zarten subendothelialen Capillaren zur Folge habe. — F. ROBERTSON gab eine besonders eingehende und treffende Darstellung der histologischen Befunde der subduralen Membranen. Nach ihm war das Entscheidende die Proliferation und Degeneration der endothelialen Begrenzung der perivaskulären Kanäle um die subendothelialen Capillaren, mit Verschluß der Gefäße, Diapedese und Ruptur. Doch könne auch ein *traumatischer* Erguß von Blut infolge einer Ruptur einer Piavene zu einem durchaus ähnlichen Prozeß führen, was er an 3 Fällen nachwies. — BARRATTs Untersuchungen aus dem Jahr 1902 befaßten sich einmal mit der histologischen Struktur der Membranen, zum andern mit ihrem bakteriologischen Verhalten. BARRATT betonte, daß besonders die *Ablagerung von Fibrin* als charakteristisch für die Pachymeningitis zu gelten habe. Das Fibrin werde in- und außerhalb der Blutgefäße der Membran abgelagert; die *intravasculären Fibrinpfröpfe* verursachten eine Erweiterung der Blutgefäße und machten so den Weg für eine Ruptur, eine Blutung, frei. Diese Anschauung ist aber, wie auch PUTNAM bemerkt hat, kaum haltbar; auch unterbundene und mit einem Ligaturpfropf versehene Gefäße rupturieren nicht. Wesentlicher sind die bakteriologischen Befunde BARRATTs. In so gut wie allen untersuchten Fällen war das Resultat der Untersuchung ein negatives, so daß gefolgert wurden konnte, daß *die subduralen Membranen während des Lebens frei von Mikroorganismen seien*. Bakterien, die man auf Teilen von bebrüteten Membranen antreffe, seien auf postmortale Contamination zu beziehen.

Diesen negativen Befunden BARRATTs ist gegenüberzustellen, daß SCHOTTMÜLLER 1910 über einen Fall von akuter fibrinöser Pachymeningitis bei Sepsis infolge Endometritis post partum berichten konnte, bei dem er in den perivasculär angeordneten Zellhaufen der Pseudomembran im gefärbten Schnitt deutliche *Streptokokkenansiedlungen* fand. Dafür, daß es sich um vitale Vorgänge, nicht etwa um eine postmortale Einschwemmung von Bakterien handelte, sprachen die Entzündungserscheinungen in der Umgebung der Kokkenansiedlungen. Wir werden auf die Ursachen dieser unterschiedlichen bakteriologischen Untersuchungen unten noch näher einzugehen haben; BARRATT und SCHOTTMÜLLER untersuchten ätiologisch *verschiedenartige* Prozesse.

Aus den vielen der Pachymeningitis haemorrhagica interna gewidmeten Untersuchungen und Mitteilungen, die in den ersten zwei Jahrzehnten dieses Jahrhunderts veröffentlicht wurden, seien in diesem geschichtlichem Überblick nur noch einige wenige herausgegriffen. Das Interesse an dem Gegenstand wuchs allmählich wieder; unter anderem nahmen jetzt auch mehr Kliniker an der Diskussion Anteil, wenngleich die meisten Arbeiten immer noch von rein pathologisch-anatomischem Standpunkt aus an die Fragen herangingen. Sehr ausführlich berichtete 1911 KASEMEYER über die bisherige Geschichte der Pachymeningitislehre. Nachdrücklich trat er für die *Rolle des Traumas* ein, *die primär erfolgende Blutung führe zur Pachymeningitis.* Diese werde in ihrer Entwicklung begünstigt durch die Stauung in den die Organisation des Gerinnsels besorgenden neugebildeten Gefäßen; bei der späteren Ausdehnung des Prozesses spiele dann wohl auch der entzündungsanregende Reiz des traumatisch ergossenen Blutes eine bedeutende Rolle mit, eine Annahme, die bereits HUGUENIN, WIGLESWORTH u. a. geäußert hatten. KASEMEYER führte etwa 60 Fälle aus dem Schrifttum an, bei denen die Krankheitssymptome einige Zeit nach einem Unfall einsetzten. Er betonte die *gerichtlich-medizinische Bedeutung solcher Beobachtungen, die oft als traumatische Neurosen oder Psychosen verkannt würden.* — Einen KASEMEYERs Deutungen ziemlich ablehnenden Standpunkt nahm BOECKMANN (1913) ein. Auf Grund histologischer Untersuchungen der Duren von Kranken, die nach Gehirnoperationen gestorben und zur Sektion gekommen waren, folgerte er, daß subdurale Blutungen, wie sie sich bei Gehirnoperationen ereignen, niemals zu einer Pachymeningitis haemorrhagica interna führten. *Durch eine Blutung an sich werde eine Pachymeningitis nicht hervorgerufen,* der Wert des Traumas für die Ätiologie der Pachymeningitis sei ohne Zweifel bisher überschätzt worden. — Nur wenige Jahre später, 1918, erschien die Arbeit des Züricher Pathologen BUSSE mit dem kennzeichnenden Titel: „Über Haematoma durae matris und Schädeltrauma". BUSSE wandte sich mit Nachdruck gegen die Folgerungen BOECKMANNs, die nicht genügend durch Untersuchungen basiert seien. Die spontane Entstehung der Pachymeningitis sei durchaus anzuerkennen, doch gebe es *keine absolut deutlichen anatomischen Unterschiede zwischen der traumatischen und der spontanen Pachymeningitis,* zumindest nicht für die stärkeren Grade. Umschriebene Blutungen drängten geradezu dahin, auch nach lokal wirksamen Ursachen zu suchen, und diese bildeten *Schädeltraumen.*

Bevor wir nun einen Blick auf die geschichtliche Entwicklung der Therapie solcher Blutungen werfen, sei noch eine Sonderform der „*Pachymeningitis*" erwähnt, diejenige *bei Kindern,* insbesondere Neugeborenen und Kleinkindern. Wir führten bereits die VIRCHOWsche Ansicht von der „Apoplexia neonatorum" an, die auf Geburtsschäden, mechanisch bedingte Blutungen der Dura, bezogen wurde. Eine ausführliche Besprechung erfuhr diese kindliche Pachymeningitis durch HARTMANN, WEYHE und vor allem DOEHLE aus dem Kieler Pathologischen Institut (1889 und 1890). Schon vorher hatte HEUBNER Entzündungen der harten Hirnhaut bei Kindern mit hereditärer Syphilis beschrieben. Die Untersuchungen der Kieler Pathologen wiesen aber einmal auf die überraschende Häufigkeit der chronischen Pachymeningitis bei Kindern hin (nach DOEHLE waren bei 17,8% aller im Alter bis zu 10 Jahren und bei 27,2% im Alter bis zu 1 Jahr sezierter Kinder pachymeningitische Veränderungen festzustellen), zum anderen suchten sie den Nachweis zu erbringen, daß diese Veränderungen zum größten Teil auf *bei der Geburt erfolgte Blutungen* zu beziehen seien. Die Kinder stürben nicht an dieser Pachymeningitis, wahrscheinlich aber an ebenfalls bei der Geburt erlittenen Verletzungen des Gehirns. Jedoch sei das Kind ebenso wie der Erwachsene der Gefahr einer tödlichen Blutung aus den pachymeningitischen Membranen ausgesetzt. — Gegen die DOEHLEsche Ansicht von der Bedeutung des Geburtstraumas für die Entwicklung einer Pachymeningitis wandte sich 1898 HERTER, später auch ROSENBERG, auf dessen ausführliche Bearbeitung der „Pachymeningitis haemorrhagica interna im Kindesalter"

(1921) wir noch unten, bei näherer Besprechung des kindlichen subduralen Hämatoms, zurückkommen werden.

Überblickt man die reiche Literatur, die sich allmählich zur Frage der Pachymeningitis haemorrhagica interna angesammelt hatte, so ist man erstaunt, wie wenig oder gar nicht, besonders auch von klinischer Seite, das uns jetzt so geläufige Bild des *umschriebenen traumatischen subduralen Hämatoms* als Einheit für sich erkannt wurde. Hinter dem Begriff der Pachymeningitis war es vollständig zurückgetreten. Führende Chirurgen der damaligen Zeit, wie E. v. BERGMANN, rieten von einer Trepanation des Schädels bei der Pachymeningitis wegen der schlechten Prognose des der Blutung zugrundeliegenden krankhaften Prozesses ab! Aber es gab auch gegensätzliche Stimmen. 1896 führte BRION in seiner Straßburger Dissertation *50 Fälle von intraduralen traumatischen Blutergüssen an, die operativ angegangen waren;* es handelte sich um Beobachtungen aus der Literatur und solche seines Lehrers LEDDERHOSE. Wenn auch manche dieser Fälle nicht als echte subdurale Hämatome gewertet werden können, z. B. bei einer ganzen Reihe gleichzeitige schwere Verletzungen des Gehirns vorhanden waren, so steht doch fest, daß bereits im vorigen Jahrhundert nicht ganz wenige Kranke mit echter traumatischer akuter und chronischer subduraler Blutung trepaniert wurden und nach der Entleerung des Hämatoms genasen. — 1902 stellte der Amerikaner MONROE (bei HENSCHEN) auf Grund fremder und 11 eigener Beobachtungen die *Forderung* auf, daß *alle Kranke mit der Wahrscheinlichkeitsdiagnose einer Pachymeningitis zu operieren* seien, gleichgültig, ob eine „einfache Form" oder eine durch Delirium tremens, Nephritis, Urämie oder Schädelfraktur komplizierte vorliege. Wenn die einseitig ausgeführte Trepanation das Bewußtsein nicht zurückbringe oder aber die anderen klinischen Symptome weiter beständen, so müsse auch bei Nichtvorhandensein von Herderscheinungen die Gegenseite angegangen werden. — 1905 erschien ein Überblick BOWENs über 20 Obduktions- und 52 Operationsfälle von „traumatischer subduraler Blutung".

Doch die Zeit war noch nicht reif für die Erfüllung derartiger operativer Indikationen. Zwar war das Dogma von der primären Rolle der Entzündung bei den unter dem Sammelbegriff „Pachymeningitis" laufenden Vorgängen im Schwinden begriffen, es mehrten sich überall die Stimmen, die von primär traumatischer „Pachymeningitis" oder gar nur von „Hämatom der Dura mater" oder „subduraler Blutung" sprachen. Die klinischen und therapeutischen Folgerungen wurden aber nur zaghaft und von wenigen gezogen. Selbst bei einem solch typischen Fall von traumatischem chronischem subduralen Hämatom, wie ihn z. B. HOMBURGER 1905 mitteilte, vermißt man jeglichen Hinweis auf die *Möglichkeit* einer chirurgischen Therapie, trotz doch inzwischen schon vorliegender chirurgischer Heilungsberichte.

1912 beschrieb HENSCHEN aus der Züricher Klinik 3 Fälle allerdings mehr akuter traumatischer Subduralblutungen, bei denen die Entleerung des Hämatoms zur Heilung führte (bei zweien der Fälle handelte es sich um Kinder). Nach einer ausführlichen Besprechung der traumatischen Subduralblutungen der Neugeborenen und einer klaren Übersicht über die Genese der traumatischen Blutungen bei Erwachsenen konnte HENSCHEN über 246, darunter 166 operierte Fälle von traumatischen Subduralblutungen des späteren Kindes- und des Erwachsenenalters aus dem Schrifttum (einschließlich der 3 angeführten eigenen

Fälle) berichten. Er betonte die Wichtigkeit der *Ausräumung* des umschriebenen und das Gehirn drückenden *Hämatoms,* dessen Hauptsitz die Frontoparietalgegend sei.

HENSCHENs Arbeit hat damals leider nicht die Aufmerksamkeit gefunden, die ihr an sich gebührt hätte. Auch die 1918 erschienene Mitteilung v. SAARs und HERSCHMANNs über 3 operierte Fälle von „Pachymeningitis haemorrhagica interna" (davon einer mit gutem Ausgang) versank in dem Strudel der weltpolitischen Ereignisse.

Nicht viel besser erging es der 1914 veröffentlichten Arbeit des Engländers TROTTER, die erst 10 Jahre später in ihrem vollen Umfang gewürdigt wurde. TROTTER konnte über 4 operierte Fälle von chronischer subduraler Blutung traumatischen Ursprungs berichten, von denen bei zweien die Blutung einseitig, bei den anderen beidseitig vorhanden war; die beiden ersteren kamen bald nach dem Eingriff zur Heilung, die letzteren starben. *Die Arbeit* TROTTERs *muß für die Geschichte des subduralen Hämatoms* als *klassisch* angesprochen werden. In absolut klarer Weise wird die Symptomatologie der Erkrankung, ihre Ätiologie und Pathogenese besprochen, *ihre chirurgische Behandlung als die einzig mögliche gefordert.* Hinsichtlich der Beziehung der subduralen traumatischen Blutung zu der sog. Pachymeningitis haemorrhagica interna wird auf die klinische Eigenart des subduralen Hämatoms hingewiesen und diesem die Hauptbedeutung zugeschrieben, *ja sogar die Bezeichnung Pachymeningitis überhaupt als irreführend abgelehnt.* Als *Quelle der traumatischen Blutung* wird die Ruptur einer der Venen, die vom Hirn zu den Zuflüssen des Sinus longitudinalis superior ziehen, bezeichnet.

Erst etwa 10 Jahre später, 1923, konnten die reifen Früchte einer jahrzehntelangen Forscherarbeit gepflückt werden: *das chronische traumatische subdurale Hämatom war jetzt endgültig in seinem Wesen erkannt, vor allem aber auch klinisch diagnostizierbar und chirurgisch sicher angreifbar geworden.* Von der Entwicklung der modernen *Neurochirurgie* wurde auch dieses so lange umstrittene Problem ergriffen und in das rechte Licht gestellt. Es ist zweifellos das Verdienst HARVEY CUSHINGs und seiner Schüler, durch die Verbreitung der Kenntnis des subduralen Hämatoms als einer klinischen Einheit den Weg für die vielen in der Folgezeit ausgeführten Eingriffe und Heilungen bei Kranken mit subduraler Blutung gebahnt zu haben. CUSHINGs und PUTNAMs Bericht über 5 von ihnen im Peter-Bent-Brigham-Hospital und über 6 weitere, von anderen amerikanischen Neurochirurgen operierte Fälle von chronischem subduralen Hämatom und ihre umfassende Übersicht über die Geschichte und Pathologie dieser Erkrankung bedeuten gleichzeitig einen Abschluß wie einen Anfang, Abschluß einer alten und oft recht verworrenen Forschungsperiode, Beginn einer neuen, klar begründeten Arbeit.

Wir brauchen an dieser Stelle den Hauptinhalt der PUTNAM-CUSHINGschen Arbeit nicht wiedergeben, werden wir doch noch an vielen Stellen auf sie einzugehen haben. Auch die vielen weiteren Beiträge, die sich bis heute mit dem subduralen Hämatom beschäftigten, gehören nicht mehr in diesen Überblick. Es ist verständlich, daß seit 1925, dem Jahr des Erscheinens des PUTNAMschen Berichtes, die meisten Mitteilungen in Nordamerika veröffentlicht wurden. Aber auch in den europäischen Kliniken stieg die Zahl der operierten Fälle von Jahr zu Jahr. Heute ist in den neurochirurgischen Kliniken aller Weltteile das subdurale Hämatom eine bekannte Erkrankung, die Gesamtzahl der Operierten nicht mehr im einzelnen zu überblicken. Daß dennoch manche Fragen noch nicht endgültig geklärt sind, möge die weitere Darstellung zeigen.

V. Bericht über 32 operierte Fälle von subduralem Hämatom aus der Neurochirurgischen Klinik des Serafimerlasarettet in Stockholm und 2 weitere Beobachtungen.

Um der Besprechung des „subduralen Hämatoms" eigene Beobachtungen zugrunde legen zu können, sei im folgenden zuerst das Krankengut an subduralen Blutungen betrachtet, das in der Neurochirurgischen Klinik des Serafimerlasarettet in Stockholm (Prof. OLIVECRONA) in der Zeit von 1925 bis 1. 4. 1938 zur Behandlung gelangte. Wir geben nur das Wichtigste von Vorgeschichte und Befund wieder; auf die einzelnen Punkte werden wir bei der späteren Besprechung und in Zusammenhang mit den Beobachtungen anderer Autoren eingehen.

1. H. P., w., 56 J., 886/25. *Vorgeschichte:* April 1925 erkrankt an Influenza, mit Schmerzen in beiden Ohren und Taubheit. Bald immer stärkere Kopfschmerzen, besonders linksseitig vorn. In Zusammenhang damit auch zwischendurch Erbrechen. Am 7. 6. 25 in das Lasarett Norrköping wegen akuter Mastoiditis und Verdacht auf Hirntumor eingewiesen. Immer stärkere Kopfschmerzen; Mund zog sich nach rechts hinüber; schlechtes Gehvermögen. Verschlechterung im Sprechen, Schwierigkeiten beim Kauen, Unsicherheit in den Händen. Zwischendurch Zuckungen in Armen und Beinen, auch im Gesicht. Sehr unruhig, kennt nicht richtig sich selbst, immer bei vollem Bewußtsein, schläft viel. Am 19. 8. Einlieferung in das Serafimer Lasarett. Deutlich somnolent, aber nicht komatös. Gibt Antwort, wenn auch langsam und zögernd. Etwas Rigidität in beiden Armen, Tremor in der rechten Hand. Leichte Facialisparese rechts. Keine Stauungspapillen. Aphasische Störungen mäßigen Grades von BROCAschem Typ. Wegen der immer noch bestehenden Eiterung am linken Mastoid und Ödem dort wurde die klinische Wahrscheinlichkeitsdiagnose auf Absceß im linken Schläfenlappen gestellt. Bei der *Operation* fand sich nach Öffnung der Dura von einem Punkt 3 cm oberhalb und hinter dem äußeren Gehörgang die Innenseite der harten Hirnhaut mit einem 1—2 mm dicken Blutkoagel bedeckt, das sich, soweit man sehen konnte, nach allen Richtungen hin erstreckte. Schwach hämorrhagische Flüssigkeit im Subarachnoidalraum. Keine Steigerung des Hirndrucks. Punktion des Schläfenlappens o. B. Makroskopische und mikroskopische *Diagnose:* „*Pachymeningitis h. i.*". Ausgang: *Tod* am 31. 8. *Sektion:* Brochopneumonie. Hirn: Beidseitige, bis zu 2 mm dicke, bräunliche Bindegewebslamellen mit hie und da Blutungen auf der Innenfläche der Dura über der ganzen Konvexität. (Ventrikel nicht vergrößert, sämtliche Sinus frei.)

Bei diesem 1. Fall von subduralem Hämatom aus dem Jahr 1925 war der wichtigen Frage eines Traumas in der Vorgeschichte nicht näher nachgegangen worden. Wir müssen daher offen lassen, ob es sich hier um ein traumatisches Hämatom oder ein solches anderer Genese handelt. Der operative und Sektionsbefund spricht *mehr* für letzteres.

2. C. O. P., m., 29 J., S. H. *Vorgeschichte:* Vater an Hirntumor +. Die jetzige Erkrankung begann im Winter 1926/27 mit Kopfschmerzen, in Zusammenhang mit einer Zahneiterung? Am 17. 7. 27 nach einem Sonnenbad starke Stirnkopfschmerzen, bald Erbrechen und Benommenheit. Babinski bds. +. Schwäche im linken unteren Facialis, geringe beidseitige Papillitis. Anfang August vermehrte Kopfschmerzen und Benommenheit, soporös, fast reaktionslos. Strabismus, Pupillen reagieren nicht. Deutliche Parese des linken Armes, weniger im linken Bein. Linksseitige Hemianopsie. Wird zeitlich desorientiert. Am 11. 8. Zuckungen im linken Arm und linken Mundwinkel, danach im ganzen Körper, Koma, Urinabgang. Ausgeprägte beidseitige Stauungspapillen. 13. 8. *Ventrikulographie:* Starke Verschiebung des Ventrikelsystems nach rechts, linker Seitenventrikel stark deformiert, Pars centralis in cranio-caudaler Richtung stark zusammengedrückt

sowie stark konvex nach oben gebogen. *Befund* am 18. 8.: Ziemlich klar und geordnet, keine Kopfschmerzen, kein Erbrechen, ausgesprochene Euphorie. Deutliche Schwäche im linken Abducens, rechtsseitige zentrale Facialisparese, Zunge weicht nach links ab. Keine sicheren aphasischen Störungen, stößt bei schweren Worten an. Babinski rechts + ? Sensibilität: Subjektives Taubheitsgefühl im rechten Arm. — *Operation* am 22. 8. Punktion des re. Seitenventrikels: klare Flüssigkeit unter starkem Druck. Danach linksseitige subtemporale Dekompression. Nach Öffnung der Dura war die ganze Trepanationsöffnung gefüllt von einer fast schwarzroten Masse, die locker an der Dura adhärent war, jedoch ohne größere Schwierigkeiten von ihr getrennt werden konnte. Nach Incision der Masse gelangt man in $^1/_2$ cm Tiefe in einen Hohlraum, gefüllt von einer schwarzbraunen, dünnen, nicht koagulierenden Flüssigkeit. Die Grenzen des Hämatoms konnten nicht wahrgenommen werden. 1 Zigarettendrain. — *Histologischer Befund:* Die Cystenwand besteht zu äußerst aus einem lockeren, gefäßreichen Bindegewebe, darauf folgt ein Lager von Blut, durchsetzt von neugebildeten dünnwandigen, weiten Gefäßen. Am innersten gegen das Lumen der Cyste ein Lager von Fibrin, durchsetzt von einzelnen Leukocyten. In der Cystenwandung intra- und extracellulär Pigment mit Eisenreaktion. — Vollständige *Heilung*, nachuntersucht nach 10 Jahren.

Auch bei diesem Falle aus dem Jahr 1927 ist der Zusammenhang mit einem etwaigen Trauma nicht geklärt worden. Der operative Befund spricht jedoch sehr für einen *traumatischen* Ursprung der Blutung, viel stärker als bei Fall 1. Die Seitendiagnose war neurologisch zu stellen, die nähere Lokalisationsbestimmung erfolgte durch die Ventrikulographie.

3. I. L., m., 53 J., N.L./30. *Vorgeschichte:* Seit 4 Jahren Diabetes mellitus, trinkt als Hotelier täglich viel konzentrierten Alkohol. Am 15. 9. 30 plötzlich Erbrechen, Blutdruck 275. Am Tage darauf erneut Erbrechen, dazu Bewußtlosigkeit. Später abends und am folgenden Tag epileptiforme Krämpfe mit Bewußtlosigkeit, Zungenbiß und Urininkontinenz. Auch weiter epileptiforme Anfälle mit zwischendurch Unklarheit. Babinski während der Anfälle bds. +, ungefähr 10 Min. nach Aufhören des Anfalls negativ (universelle Krämpfe, Augen dabei nach oben gerichtet). Am 3. 10. Babinski links +, spricht mit Schwierigkeit. Am 4. 10. Parese des linken Armes, Somnolenz, CHEYNE-STOKESsches Atmen, nachmittags vollständig bewußtlos. Rechts deutlich beginnende Stauungspapille, links negativ. Klinische Diagnose: Subdurales Hämatom. — 4. 10. *Operation:* Bohrloch über der rechten motorischen Region ziemlich nahe der Mittellinie. Die Dura sah blauverfärbt, mißfarben aus. Deswegen Erweiterung des Loches und Incision der Dura: typisches subdurales Hämatom, begrenzt von einer ziemlich festen und zähen Membran. Inhalt: dunkelgrünes, fast gallenfarbiges Blut. — Explorative Punktion über der li. Hemisphäre: kein Hämatom. — Weiter osteoplastischer Lappen re., der den hinteren Teil des Frontallappens, die Zentralregion und den Parietallappen frei legte. Das Hämatom erstreckte sich bis zur Schädelbasis herab. Die Membran saß locker adhärent an der Dura und konnte von ihr leicht gelöst werden. Nach Entfernung eines Teils der Membran war die Hirnoberfläche zu sehen, die atrophisch und braungelb-mißfarben aussah. Weitere Lösung und Entfernung der Membran, nur nicht am Tentorium. Irgendeine Blutungsquelle konnte nicht entdeckt werden, die Dura zeigte eine so gut wie ganz glatte und feine Oberfläche. 2 Zigarettendrains. Füllung des subduralen Raums mit Kochsalzlösung. Am Schluß der Operation Bluttransfusion, da wieder CHEYNE-STOKES' Atmen. — Schon am Tag nach der Operation Verschwinden der Parese. Zustand ausgezeichnet. — *Histologischer Befund:* Membran besteht aus mehr oder weniger lockerem Bindegewebe, durchzogen von zahlreichen Gefäßen. Hier und da hämosiderinhaltige Makrophagen. Im ganzen das Bild der Organisation einer Blutung. — Volle *Heilung*, Nachuntersuchung nach 3 Jahren.

Ebenso wie in den beiden vorhergehenden Fällen ist auch hier kein Trauma in der Vorgeschichte erhoben. Der Operationsbefund ergab ein typisches subdurales Hämatom. Auf den hier interessierenden Zusammenhang *Alkohol und Blutung*, sowie Hypertonie, werden wir unten eingehen. Die Diagnose war in diesem Fall neurologisch zu stellen.

4. E. A. T., m., 37 J., 59/31. *Vorgeschichte:* Seit 8 Jahren Kopfschmerzen mit freien Intervallen, lokalisiert an beiden Stirnen, besonders über den Augen. Am 21. 12. 30 aus

voller Gesundheit heraus Anfall von Bewußtlosigkeit, keine Krämpfe noch Zungenbiß. Am nächsten Tag rechtsseitige Facialisparese mit hochgradiger Aphasie. *Befund:* Beiderseits verwaschene Papillengrenzen, besonders links. Cornealreflex re. herabgesetzt, Sensibilität im Trigeminusumkreis re. ebenfalls herabgesetzt. Leichte Facialisparese re. Leicht behindertes Sprechen (Mischung von sensorischer und motorischer Aphasie). Klinische Diagnose: Gliom mit Blutungen im oberen Teil des linken Schläfenlappens? *Ventrikulographie:* keine Drucksteigerung. Ventrikel symmetrisch belegen, anscheinend etwas erweitert. — *Operation* am 19. 1. 31: Osteoplastische Freilegung des linken Temporallappens. Dura nicht vermehrt gespannt. Nach Incision der Dura erschien ein spinngewebsdünnes, schwach gelbgefärbtes Blutkoagel. Nach Wegnahme blutete es von einigen kleinen Gefäßen der Dura: subdurale Blutung von minimalen Ausmaßen. Man konnte feststellen, daß die Dura an der Spitze des Schläfenlappens, an der Fiss. Sylvii, und entsprechend dem Verlauf der A. meningea media in einem kleinen Umkreis an der Hirnoberfläche festsaß. An dieser Stelle fanden sich mehrere große Gefäße, die aussahen, als ob sie von der Dura zu einer Bildung von Erbsgröße hinübergingen, die möglicherweise ein kleiner Tumor war (also *abnorme Gefäßverbindungen zwischen A. meningea media und Hirnrinde*). Die ganze Bildung wurde exstirpiert. Histologischer Befund: Fibröse Verdickung der Dura; auf der einen Seite sieht man weite Gefäße in dem oberflächlichen Gewebe. — Weiterer *Verlauf:* In der nächsten Zeit noch gewisse Beschwerden, unter anderem Schwierigkeit in der Auffassung von Wörtern. Nachuntersuchung nach fast 3 Jahren: *geheilt;* ganz frisch, arbeitet, keine Beschwerden. — Starb im Januar 1936 an einem Lungentumor. *Hirnsektion:* Über dem mittlersten Teil der linken Hemisphäre eine Menge gelbgefärbter Fragmente, deutlich herrührend von alter Blutung. Frontalschnitt zeigt im Zentrum der Hirnwindungen malacische Höhlen.

Auf den ursächlichen Zusammenhang in diesem Fall (ohne Trauma in der Vorgeschichte) werden wir noch besonders zu sprechen kommen. Die Seitendiagnose wurde hier rein neurologisch gestellt; die Ventrikulographie ergab hierfür und betreffs der näheren Lokalisation keinen Anhalt.

5. T. H., m., 43 J. M. S./32. *Vorgeschichte:* Im April 1932 hatte er den Kopf heftig gegen eine Rohrleitung gestoßen, war aber nicht bewußtlos gewesen. Hatte in der ersten Zeit danach kein größeres Unbehagen als Schmerzen in der Scheitelgegend. Um Mittsommer klagte er, schwer Worte finden zu können; fühlte sich immer sehr müde und etwas benommen. Ende Oktober 1932 sehr heftige linksseitige Kopfschmerzen, wurde benommen, konnte seine Geschäfte nicht mehr besorgen. Der Zustand wurde schnell schlechter; immer mehr benommen. In einem Sanatorium Lumbalpunktion: kein vermehrter Druck, Pandy Spur, Wa.R. in Blut und Liquor +. Zuletzt soporös, linksseitige Hemiparese und linksseitige Facialisparese; zwischendurch wieder wach. Am 12. 11. vollkommen komatös und reaktionslos. Atmung oberflächlich und frequent. Spontaner Urinabgang. Klinische Diagnose: Hirnabsceß oder subdurales Hämatom? — *Operation* am 13. 11.: Bohrloch über beiden Frontallappen, zuerst rechts. Nach Incision der Dura zeigte sich, daß der Abstand zwischen ihr und der Hirnoberfläche auffallend groß war, ungefähr 2—3 mm. Subarachnoidalraum vollständig frei von Flüssigkeit! Bohrung links: Dura links auffallend verdickt, unter ihr, über der Hemisphäre sich ausbreitend, ein typisches subdurales Hämatom mit einer großen Menge grüngefärbter Flüssigkeit. Auf der Innenseite der Dura sehr dünne, grüngelbe Membran. Starke Kompression des Gehirns. Nach Anlage eines weiteren Bohrloches bei der Eminentia parietalis fand man in dieser Gegend absolut gleiches Verhalten. Zigarettendrains. *Postoperativ:* Temperatur 39,9. Atmung 38—40, Puls 140. Erhält 400 ccm 0,45% ige Kochsalzlösung intravenös, um die Liquorproduktion zu vermehren, außerdem Aqua dest. als Einlauf. Aber weiter vollkommen bewußtlos, Pupillen reagierten nicht. *Tod* in Hyperthermie am 15. 11.

Bei diesem Fall lag ein eindeutiges *Trauma* in der Anamnese vor, leichte Brückensymptome waren ebenfalls vorhanden. Die Operation kam hier zu spät, es war schon ein beginnendes Lähmungsstadium mit steigendem Puls, Temperatur und Atmung vorhanden. Trotz der Ausräumung des Hämatoms ging die Lähmung weiter, der *Tod* erfolgte *in Hyperthermie.* Bemerkenswert war die starke Schrumpfung und *Austrocknung des Hirns,* die bei der Operation festzustellen war.

6. G. G. J., m., 17 J., 2538/32. *Vorgeschichte:* Im Juli 1932 bekam er ein schweres Eisenstück an den Kopf; wahrscheinlich damals leichte Commotio, war aber schon am folgenden Tag wiederhergestellt. Einige Tage später, im August, bekam er Kopfschmerzen und blieb im Bett, weil er bei dem Versuch aufzustehen das Gleichgewicht verlor. Seitdem Kopfschmerzen, die zeitweise stark zunahmen und abwechselnd an Scheitel und Stirn lokalisiert waren. Mit den Kopfschmerzen auch Ohrensausen und Flimmern vor den Augen. Bald fast täglich Erbrechen. Mitte September Anfall von leichten Zuckungen im rechten Arm und Bein mit Starregefühl, aber ohne Bewußtlosigkeit und ohne Zungenbiß. Die Anfälle traten weiter täglich auf, gelegentlich 4mal am Tag. Seit Ende September ab und zu Doppeltsehen und schlechteres Sehvermögen. *Befund:* Deutliche Nackenstarre. Augen: Intensive Stauungspapille links mit Blutungen; re. Augenhintergrund wegen des Zustandes nicht geprüft. Pupillen o. B. Druckpuls von 60/min. Angedeutete Adiadochokinese links. Kann nicht gehen noch stehen. Keine Reflexveränderungen. Klinische Diagnose: Medulloblastom, Tumor im Hirnstamm? Bohrung zur Ventrikelpunktion rechts: Ventrikel sehr klein, unbedeutende Menge von Liquor. *Bohrung links:* Nach Eröffnung der Dura rinnen kolossale Massen klarer Flüssigkeit heraus, es entsteht ein Zwischenraum von mindestens 1 cm zwischen Dura und Hirnoberfläche. Es war deutlich, daß ein *Hydrocephalus externus* vorlag, der einen großen Teil der *linken* Hemisphäre umfaßte. Da man den Hydrocephalus durch die Punktion hinreichend entleert glaubte, wurde keine weitere Operation als indiziert angesehen. Röntgenbild: Die linke Hemisphäre von einer etwa 2 Querfinger breiten Luftkappe bedeckt, mit deutlicher Verschiebung des Ventrikelsystems nach rechts. — Nach der Punktion keine Kopfschmerzen mehr. Rechter Augenhintergrund: 3dptr Protrusion, linker: 1^1/$_2$—2. — Seit Anfang November aber von neuem gewisser Druck über dem Scheitel, der eintrat, wenn er sich nach vorn beugte. Stauungspapillen jetzt bds. 4 dptr mit Blutungen. Am 18. 11. Übelsein, Kopfschmerzen, Gefühl von Krämpfen im re. Arm und Bein, Erbrechen. Am 25. 11. Ventrikulographie, die ergab, daß fortdauernd ein raumeinschränkender Prozeß über der linken Hemisphäre lag. Am selben Tage *Operation:* Osteoplastischer Lappen über dem linken Temporallappen. Dura auffallend gefäßreich, die A. meningea media aber von normalem Kaliber. Dura verdickt und gespannt. Unter der Dura, ihr adhärent, blaugrüne Membran. Punktion dieser: braungelbe Flüssigkeit, deutlich unter starkem Druck. Die Membran war etwa 2—3 mm dick, fest und zäh, man konnte sie gut von der Dura ablösen. Gegen den Subarachnoidalraum gleiche, aber dünnere Membran, die von der Arachnoidea gut gelöst werden konnte. Im Anfang betrug der Zwischenraum zwischen äußerer und innerer Membran wenigstens 1^1/$_2$ cm, das Hirn war deutlich abgeplattet; während der Operation minderte sich der Abstand mehr und mehr. Die Membran war auf der Innenseite vollständig glatt, sie erstreckte sich über die ganze konvexe Oberfläche der Hemisphäre, überall von ungefähr derselben Dicke. Sie wurde soweit wie möglich entfernt. Zigarettendrain. — *Postoperativ:* Am 28. 11. Punktion unter der hinteren Kante des Lappens; es stürzt eine rotbraune Flüssigkeit heraus, zusammen 205 ccm. Auch die klinischen Symptome deuteten auf Nachblutung hin. Revision: *extradurales Hämatom* zwischen Knochenlappen und Dura von mindestens 3 cm Dicke, Quelle wohl sicher im hinteren oberen Teil des Knochenlappens, wo es blutete, trotzdem bei der 1. Operation der Knochenlappen fast vollständig von seiner Befestigung mit den Weichteilen abgelöst worden war. — Nach Ausräumung dieses Hämatoms Erholung und vollständige *Heilung;* nach 3 Jahren „außerordentlich gesund".

Der Zusammenhang dieses Hämatoms mit dem Trauma ist eindeutig, die Symptome begannen im Anschluß an die Verletzung. Die Seitendiagnose war neurologisch zu stellen. Wichtig ist, daß die einfache Drainage durch ein Bohrloch *nicht* ausreichte, es mußte später noch einmal osteoplastisch operiert werden. Weitere Komplikation durch ein postoperatives, extradurales Hämatom.

7. B. E. E., w., 8 J. 304/34. *Vorgeschichte:* Hereditär o. B. Früher immer gesund gewesen. Erkrankte Ende September 1933 mit Kopfschmerzen, die sich steigerten, wenn sie auf war; die Schmerzen saßen in der Stirngegend. Zugleich mit den Kopfschmerzen periodenweise Erbrechen. Weiter Sinnesänderung; das früher fröhliche Kind begann stumpf und unlustig zu werden, schlief mehr als sonst, antwortete einsilbig auf Fragen. Jedoch kein Gedächtnisverlust. Lag im Oktober 1933 im Lasarett Östersund wegen Verdachts auf Hirntumor. Damals Stauungspapillen festgestellt, weiter unter anderem beiderseitig

positiver Oppenheim und Babinski. Lumbalpunktion: klare Flüssigkeit, etwas vermehrter Druck. *Befund* bei der Aufnahme in das Serafimer Lasarett Ende Januar 1934: Beidseitige Stauungspapillen mit Protrusion von 2—3 dptr., Blutung unter der linken Papille. Gang etwas spastisch und unsicher, besonders mit dem linken Fuß. Diadochokinese bds. schlecht. Die Schädelröntgenaufnahme zeigte eine mäßige Suturdiastase. Die *Ventrikulographie* ergab eine rechtsseitige Verschiebung des Ventrikelsystems, die auf expansiven Prozeß im linken Schläfenlappen hindeutete. Klinische Diagnose: Gliomatöse Cyste im linken Schläfenlappen. Am 8. 2. *Operation:* Osteoplastischer Lappen über dem linken Schläfen- und Parietallappen. Durch die Dura schimmerte eine blauweiße, cystische Bildung durch, die sich über den ganzen freigelegten Umkreis erstreckte: subdurales *Hygrom?* Nach Öffnung der Dura war eine etwa millimeterdicke Membran zu sehen, die sich deutlich in einem Zustand beginnender Vascularisierung von der Dura befand: eine ganze Anzahl kleiner Gefäße bluteten bei der Ablösung der Membran. Diese erstreckte sich über die ganze Hemisphäre. Nach ihrer Punktion entleerte sich eine Masse bernsteingelber Flüssigkeit, wahrscheinlich 100 bis 200 ccm. In der Nähe des Pterion wurde die Membran von einer Vene perforiert, die sich in ein Gefäß in der Dura entleerte. Es bestand also eine *abnorme Verbindung zwischen einer Piavene und einer Vene der Dura*, anscheinend hatte das Hämatom hiervon seinen Ursprung. Das Hämatom setzte sich in Form einer Tasche in die Fissura Sylvii fort, die stark auseinandergesprengt war, so daß man die großen Gefäße in der Insel sehen konnte. Diese Tasche war von der Hauptmasse des Hämatoms durch eine *sekundäre Membran* getrennt. Exstirpation beider Membranen, nur Reste blieben zurück; die abnorme Verbindung zwischen Pia- und Duravenen wurde mit Silberklammern ligiert. Keine Drainage. — Vollständige *Heilung*, nachuntersucht nach über 3 Jahren.

Auf den ätiologischen Zusammenhang dieses Falles werden wir unten gesondert und in Verbindung mit Fall 4 eingehen. Die Lokalisationsdiagnose war nur ventrikulographisch möglich.

8. K. E. V. J., m., 19 J. 1679/34. *Vorgeschichte:* Erkrankte Ende April 1934 mit Schnupfen und Fieber, 38°. Gleichzeitig Kopfschmerzen in der Stirn, besonders morgens nach dem Erwachen. Nach einigen Tagen verschwanden Fieber und Kopfschmerzen, er arbeitete wieder. Bald aber Wiederkehr der Kopfschmerzen mit Erbrechen. Um den 10. Mai wurde er mehr und mehr benommen und schläfrig, mußte zum Essen geweckt werden. Um den 20. Mai Doppelsehen, besonders beim Blick nach links. Es entwickelte sich weiter ein Papillödem auf beiden Augen, eine leichte rechtsseitige Hypästhesie und eine sehr geringe linksseitige Abducensparese. *Befund* am 18. 6., nach Aufnahme in das Serafimer Lasarett: Beginnende Stauungspapillen bds. Deutliche linksseitige Abducensparese, leichte mimische Facialisparese rechts. Linker Gaumenbogen steht etwas tiefer als der rechte. Babinski rechts +. Am 25. 6. *Ventrikulographie:* In den Bohrlöchern wurde kein Hämatom wahrgenommen. Das Ventrikulogramm sprach für einen linksseitigen expansiven Prozeß in der Parietalgegend. Klinische Diagnose: Gliom? — 3. 7. *Operation:* Lappen über dem linken Parietallappen. Die Dura sah ein wenig grüngelb verfärbt aus. Man traf auf ein typisches, ziemlich dünnes, $1^1/_2$—2 cm dickes subdurales Hämatom, das wie eine Kappe über dem größeren Teil der Hemisphäre lag und der Dura adhärent war. Die Membran hatte deutlich begonnen, sich von der Dura her zu vascularisieren. Im Innern des Hämatoms dickflüssiger, mit Fibrin vermischter grünverfärbter Inhalt. Das Hämatom hatte seine stärkste Dicke in der *Fissura Sylvii* und war vermutlich von hier ausgegangen. Es erstreckte sich nach hinten bis zum Bohrloch. Hämatom, äußere und innere Membran wurden fast vollständig entfernt; ein Zigarettendrain. — Vollständige *Heilung*, nachuntersucht Januar 1935. Erst jetzt teilte der Kranke mit, daß er 4 Monate vor der Erkrankung gestürzt und den Kopf hart auf Eis angeschlagen habe. Der Schlag habe die linke Wangengegend und die Stirn getroffen. Verlor damals nicht das Bewußtsein, aber nachher deutliche Schwellung. Januar 1936: ganz gesund.

Der Fall ist dadurch bemerkenswert, daß über das ursächliche Trauma *erst Monate nach der Operation* berichtet wurde. Neurologisch war vielleicht die Seitendiagnose möglich, die nähere Lokalisation des Hämatoms erfolgte durch die Ventrikulographie.

9. G. K. S. S., w., 21 J., 2467/34. *Vorgeschichte:* Wurde am 9. 9. 34 auf dem Rad von einem Auto angefahren und stürzte, schlug den Kopf an das Straßenpflaster. Unmittelbar

bewußtlos, cyanotisch, allgemeine Krämpfe. Während des Transportes zum Krankenhaus wiederholtes Erbrechen. Bei der Einlieferung tief bewußtlos, schnarchende Atmung. *Befund* 1½ Stunden nach dem Unglücksfall: Zustand sehr schlecht, blutet stark aus dem rechten Ohr und der Nase. In der rechten Parietalgegend eine Auftreibung von der Größe einer halben Mandarine, bedingt durch eine Blutung in der Galea. Schädelröntgenbild: 2 feine Frakturlinien verlaufen von der Parietalgegend herab zum Petrosum auf der rechten Seite. Augenhintergrund: o. B.: Beide Pupillen lichtstarr, die linke weiter als die rechte. Starke Bradykardie, ausgesprochener Druckpuls zwischen 40—50; Babinski bds. +, am stärksten rechts. — *Operation* 3 Stunden nach dem Unfall: Subtemporale Dekompression links und Probebohrung rechts (hier o. B.). Die Dura zeigte *links* eine stark vermehrte Spannung, durch sie schimmerte ein Hämatom durch. Sternförmige Öffnung der Dura: es rann dunkelflüssiges Blut und ein wenig Gerinnsel heraus. Es fand sich ein frisches 4—5 mm dickes Mantelhämatom über der ganzen linken Hemisphäre. Der sichtbare Teil des Schläfenlappens hatte eine cyanotische Farbe, wahrscheinlich Kontusionsherde in ihm. Keine Drainage. Nach Anlage der Dekompression ging der Puls auf 70 herauf, der Blutdruck sank etwas. Postoperativer Verlauf: In den ersten 2 Tagen sehr unruhig, dazu hochgradige Aphasie. Weiter Ptose des linken Auges und sichere Stauungspapillen. Weiter desorientiert, auch euphorisch. Nach 1 Monat bedeutend aufgeklärt, aber von neuem Kopfschmerzen. Eine am 7. 10. vorgenommene Ventrikulographie ergab normales Verhalten; nach Öffnung der Dura auf der linken Seite rann jedoch dunkles Blut unter mäßigem Druck heraus. Dieses Hämatom hatte aber nur eine Dicke von einigen Millimetern. Rechts o. B. — *Heilung*, am 1. 2. 35 ganz gesund.

Hier handelte es sich um ein *ganz akutes subdurales Hämatom*, dessen weiterer Verlauf ebenfalls von Interesse ist. Die Erweiterung der linken Pupille wies auf die Seite des Druckes hin, trotzdem die im Röntgenbild sichtbare Fraktur im hinteren Teil des *rechten* Parietale verlief.

10. P. W. L., m., 21 J., 2690/34. *Vorgeschichte:* Am 12. 9. 34 war er von einem Auto angefahren und tief bewußtlos in das Krankenhaus Sabbatsberg eingeliefert worden. Damals lichtstarre Pupillen, Druckpuls von 60, im Röntgenbild eine Fraktur des Occiput auf der linken Seite, bis ins Foramen magnum reichend. Nach 2 Tagen klarer, aber starke Kopfschmerzen, die allmählich zunahmen und im rechten Teil des Hinterkopfes saßen. Die Lumbalpunktion ergab stark blutig gefärbten Liquor. Ende September einziger positiver neurologischer Befund: Babinski links +. War allmählich stumpfer geworden. *Befund* bei der Einlieferung in das Serafimer Lasarett am 4. 10.: Schmerz bei Perkussion des Schädels auf der rechten Seite. Stauungspapillen beiderseits, leichte Protrusion der Papillen, besonders rechts. Leichte rechtsseitige Facialisparese. Linker Gaumenbogen steht tiefer als der rechte. Ist nicht vollständig orientiert. Gang unsicher, fällt mehr nach rechts als nach links. Romberg +, Falltendenz nach links. Fingernasenversuch links unsicher. Am 2. 10. Bohrung beiderseits zur Ventrikulographie, dabei kein Hämatom entdeckt. Rechter Seitenventrikel kollabiert, linker getroffen, Druck hier mäßig erhöht. Die *Ventrikulographie* sprach für einen rechtsseitigen expansiven Prozeß mit größter Tiefe im vorderen Temporaloder unteren Parietalbezirk. — Am 4. 10. *Operation:* Großer osteoplastischer Lappen über dem hinteren Teil des rechten Frontal- und Parietallappens. Dura überall grün durchschimmernd. Nach Eröffnung derselben: großes subdurales Hämatom, das fast die ganze Hemisphäre bedeckte und seine größte Tiefe über der Fissura Sylvii hatte, wo es mindestens 2 cm maß. Es erstreckte sich nach unten bis zur Schädelbasis und nach vorn bis zum Frontalpol. Es war teilweise organisiert, braungrün verfärbt und von schwammiger Konsistenz; im Zentrum braungrünliche Flüssigkeit. Die Hämatomkapsel wurde praktisch genommen fast ganz entfernt. 1 Zigarettendrain, Dura wurde unten wie bei subtemporaler Dekompression offen gelassen. *Histologischer Befund:* Die Wand des Hämatoms wird von einem gefäßführenden, lockeren, ziemlich zellreichen Granulationsgewebe ausgemacht, das auch zahlreiche kleine, Eisenpigment führende Elemente enthält. Zwischen den Gefäßen bedeutende Leukocyteninfiltration. — Schnelle und vollständige *Heilung*, nachuntersucht nach 2 Jahren.

Hier lag ein *mehr frischeres subdurales Hämatom* nach einer *Schädelfraktur* vor (Fraktur linksseitig, Hämatom rechts). Die Lokalisationsdiagnose wurde durch das *Ventrikulogramm* gestellt, neurologisch war sie kaum möglich. Auch die Bohrung hatte für die Diagnose versagt.

11. L. W., m., 37 J., 3191/34. *Vorgeschichte:* Am 14. 6. 34 beim Radfahren gestürzt, schlug den Kopf gegen einen Stein. Kein Bewußtseinsverlust, hatte volles Gedächtnis für den Unfall. Erst Ende September 1934 begannen Kopfschmerzen, die sehr stark waren und in der Stirngegend saßen, sie verschlimmerten sich beim Pressen. Der Schmerz dauerte 6—7 Tage und verschwand dann sukzessiv. Seit derselben Zeit psychische Störungen. Das Denkvermögen verschlechterte sich; er hatte es schwer, sich zurecht zu finden; das Gedächtnis nahm ab. Auch Wortfindungsschwierigkeiten. Seit vielleicht Ende Oktober Ungeschicklichkeit im linken Arm und Bein. Der linke Arm wird schwach und kraftlos gespürt, das linke Bein schleppt beim Gehen, so daß der Gang unsicher wurde. *Befund* bei der Aufnahme in das Serafimer Lasarett am 12. 11. 34: Ist Linkshänder. Perkussionston ist deutlich ungleich über der linken und rechten Stirnseite. Im Augenhintergrund lediglich myopische Veränderungen. Psychisch: deutlich gehemmt, jedoch gut orientiert. Linke Hand deutlich ungeschickt, Tremor. Im linken Bein geringere Kraft, spontaner Patellarklonus. Spricht spontan langsam und zögernd, stolpert bei schwierigen Wörtern, benennt aber Gegenstände gut. Gesichtsfeld ist deutlich ziemlich konzentrisch eingeengt. Leichte Dysmetrie in der linken Hand. Deutliche Spastizität des linken Beins mit Patellar- und Fußklonus. Babinski rechts negativ, links unsicher. Klinische Diagnose: Subdurales Hämatom, Frontallappentumor rechts? Occipitalliquor: klar, o. B. *Encephalographie:* Bedeutende Verschiebung des Ventrikelsystems nach links. Ventralverschiebung und Kompression von hinten des rechten Hinterhorns. Das rechte Temporalhorn ist in seinem hinteren Teil nach vorn und medial disloziert: Expansiver Prozeß im hinteren Teil der rechten Hemisphäre. — Am 19. 11. *Operation:* Großer Lappen über dem rechten Occipitallappen. Dura grünlich durchschimmernd, typisch für subdurales Hämatom. Keine Drucksteigerung. Nach Öffnung der Dura traf man auf das Hämatom, das der Dura adhärent war; diese auf der Innenseite ganz glatt und ohne Zeichen vermehrter Vaskularisation. In dem Blutsack schwarzgrünlicher, teilweise dünnflüssiger, teilweise dickerer Inhalt. Das Hämatom saß wie eine 2—3 cm dicke Kappe über der ganzen Hemisphäre mit Maximum über der Fiss. sylvii. Die Membran auf der Innenseite war mit amorphen gelbgrünen Massen belegt. Exstirpation des Sacks mit Ausnahme einiger Teile an der Fiss. Sylvii, die hier sehr fest saßen. Hirnwindungen platt und anämisch, sonst o. B. 1 Zigarettendrain. — Baldige vollständige *Heilung*, nachuntersucht nach über 2 Jahren.

Typisches traumatisches subdurales Hämatom, dessen Diagnose neurologisch und encephalographisch gestellt wurde.

12. H. G. P., m., 27 J., 1501/35. *Vorgeschichte:* Erkrankte ziemlich akut am 12. 5. 35, wo er sich ungewöhnlich benommen und müde fühlte und bemerkte, daß das rechte Augenlid herabhang. Ungefähr gleichzeitig begannen Kopfschmerzen, die in der rechten Schläfen- und Scheitelgegend lokalisiert waren. Er bekam Schwindel und merkte, daß er doppelt sah. Die Kopfschmerzen nahmen seitdem sukzessive zu, in gleicher Weise das Doppelsehen; das rechte Augenlid wurde jeden Tag schwerer gefühlt. Am 20. 5. während einiger Tage Erbrechen. In der Augenklinik in Lund wurde eine hochgradige Parese des rechten Oculomotorius mit Ptose samt vollständiger Parese des Rectus internus und Schwäche des Rectus sup. und inf. festgestellt, des weiteren eine äußerst leichte beginnende beidseitige Stauungspapille, etwas mehr rechts ausgesprochen als links. Am 22. 5. in die Medizinische Klinik in Lund eingewiesen. Starke Kopfschmerzen und Bradykardie, Puls 52 pro Minute. Die rechte Pupille war etwas kleiner als die linke, beide reagierten auf Licht. Babinski rechts unsicher. *Encephalographie:* Bedeutende Verschiebung des Ventrikelsystems nach links. Er wurde immer stumpfer, benommener. Wegen Verdachts auf Gliom oder Abszeß Einweisung in das Serafimer Lasarett. Schädelröntgenbild: Dislokation des Corpus pineale nach links, im übrigen negativ. Der Kranke, der zuerst hochgradig benommen war, wurde etwas klarer. Klinische Diagnose: Subdurales Hämatom. Probebohrung über beiden Vorderhörnern; hier jedoch nichts Pathologisches. — Am 11. 6. *Operation:* Lappen über dem rechten Parietallappen, sich weit nach hinten erstreckend. Man traf auf ein typisches subdurales Hämatom, das jedoch ganz begrenzt war, etwa dem Knochenlappen entsprach. Tiefe Impression des Gehirns in der Gegend der Fiss. Sylvii und gerade hinter ihr. Ausräumung des ganzen Hämatoms. Keine Drainage. Histologischer Befund: Auf der Innen-

seite der Dura Blutmassen in Organisation. Das innere Lager der Dura zellreich (Rundzellen und junge Fibroblasten), Hämosiderose der Dura. — Vollständige *Heilung:* Nachricht nach über 2 Jahren.

In dem vorliegenden Fall war in der Vorgeschichte kein Trauma nachweisbar. Von Interesse ist der Beginn mit der rechtsseitigen Ophthalmoplegia externa. Das Hämatom war begrenzt und konnte deswegen bei der Probebohrung über den Vorderhörnern nicht festgestellt werden.

13. K. V. L., m., 57 J., 2857/35. *Vorgeschichte:* Wurde am 17. 10. 35 von einem Auto angefahren und schlug den Hinterkopf hart an die Straße an. Nicht bewußtlos gewesen, ging selbst nach Hause. Am Abend desselben Tages etwas Kopfschmerzen, die an der Stirn und hinter den Augen lokalisiert waren. Die Kopfschmerzen waren intermittierend und schon nach 2 Tagen verschwunden. Am Abend des Unfalltages auch Erbrechen. Ungefähr gleichzeitig bemerkte er eine Ungeschicklichkeit der linken Hand und eine Schwäche im linken Bein; positiver Babinski links. Bei der Aufnahme in das Serafimer Lasarett am 18. 10. wurde außerdem festgestellt, daß die rechte Pupille etwas größer als die linke war, beide reagierten. Fingernasenversuch links ungeschickt. Röntgenbefund des Schädels: Fraktur des rechten Parietale. Klinische Diagnose: Subdurales Hämatom. Bei der Bohrung zur Ventrikulographie über beiden Hinterhörnern wurde ein dünnes Lager dunklen Blutes zwischen Rinde und Dura auf der rechten Seite wahrgenommen, der Druck war nicht erhöht. Das *Ventrikulogramm* zeigte eine Verschiebung des Ventrikelsystems um etwa $1/2$ cm nach links, die obere Kontur des hinteren Teils der Cella media und des Trigonums war rechtsseitig deutlich herabgedrückt, das Temporalhorn konnte nicht luftgefüllt erhalten werden. Anschließend *Operation* (21. 10): Osteoplastischer Lappen über dem rechten Schläfenlappen. Keine vermehrte Spannung der Dura. Es fand sich ein subdurales Hämatom mit typischer Ausbreitung, am tiefsten war es über der Fissura Sylvii und unten an der Schädelbasis, wo es eine Dicke von 2 cm erreichte. Im übrigen erstreckte es sich wie ein ziemlich dünnes Lager über die ganze Hemisphäre. Es bestand zum größten Teil aus schwarzen Gerinnseln mit flüssigem Blut, aber an der Schädelbasis begann es schon eine typische braungrüne Schattierung anzunehmen. Die Koagel waren an der Dura adhärent, aber nicht an der Arachnoidea, sie konnten leicht mit dem Sauger entfernt werden. Nach Ausräumung des Hämatoms konnte man einen kleinen Kontusionsherd in der Rinde mitten in der motorischen Region erkennen; hier war das Hämatom in einem kleinen Umkreis an der Rinde adhärent. Die auf dem Röntgenbild sichtbare Fraktur ging mitten durch den Knochenlappen. 1 Zigarettendrain. *Heilung;* in der ersten Zeit jedoch noch angedeutete Spastizität in der linken Hand und etwas Nachschleppen des linken Beins.

Es liegt hier wieder ein noch *akutes subdurales Hämatom* vor. Die Operation wurde 4 Tage nach dem Trauma ausgeführt. Schon nach dieser kurzen Zeit begann der Hämatominhalt sich in Gallenfarbstoff umzuwandeln. Bemerkenswert ist die Komplikation mit einer Fraktur und einem Kontusionsherd in der motorischen Region, die zweifellos an der etwas verzögerten Heilung (Spastizität links) Schuld hatte. Die Diagnose war schon auf Grund des neurologischen Befundes zu stellen; in diesem Fall wies wohl auch die erweiterte rechte Pupille auf die Seite des Druckes hin.

14. V. B. E. Å., m., 2 J., 2962/35. *Vorgeschichte:* Normal entwickeltes Kind. Schwerer Keuchhusten Sommer 1934. Fiel am 2. 8. 35 eine Treppe herunter und schlug den Rücken an. Seitdem besteht der jetzige Krankheitszustand. Es konnte nicht mehr gehen, sondern fiel um, war eine Stunde bewußtlos. Am 13. 8. erschien es abgestumpft und schielte auch. Es war darauf in einem Epidemiekrankenhaus mit der Diagnose Meningitis, lag dort dösig, vollkommen nackenstarr, erbrach. War am 26. 8. klar und geordnet. Lumbalpunktion: Liquor klar, o. B. Darauf wieder Verschlimmerung: Nackensteifigkeit, nicht reagierende Pupillen. Dann wieder Besserung. Seit dem 6. 10. außer Bett, geht gut, ist klar. Strabismus gemindert, Pupillenreflexe herabgesetzt. Wurde am 29. 10. in das Serafimer Lasarett aufgenommen, hatte leichte Kopfschmerzen über dem Scheitel. Es bestand ein hydrocephalischer Schädel, Perkussionston tympanitisch. Schielte mit dem rechten Auge nach innen. Ausgesprochene Stauungspapillen beiderseits. Das Kind wirkte stiller als die Kinder in diesem

Alter, war aber orientiert und verstand alles. Gang ängstlich, breitbeinig. Schädelröntgenbild: Suturdiastase. Klinische Diagnose: Kleinhirntumor? Bei der Bohrung zur Ventrikulographie stieß man rechts auf eine cystische Membran. Als man diese öffnete, rannen große Mengen einer schwachbraungelben Flüssigkeit heraus. Erst danach kam die Hirnrinde zum Vorschein. Dasselbe Verhalten links. Die Bohrlöcher wurden mit der Knochenzange etwas erweitert, Zigarettendrain beiderseits. *Heilung*; im Februar 1937 war das Kind ganz gesund und munter.

Bei diesem kindlichen subduralen Hämatom ist vor allem der absolut klare Zusammenhang mit dem Trauma bemerkenswert, es bestanden deutliche Brückensymptome. Typisch auch für dieses subdurale Hämatom ist das Auf und Ab der klinischen Symptome. Die Drainage durch die Bohrlöcher genügte, um die Heilung herbeizuführen.

15. K. G. F., m., 61 J., 22/36. *Vorgeschichte:* War am 2. 1. 36 von einem Radfahrer angefahren worden und hatte sich den Kopf an der Straße angeschlagen. Bewußtlos und mit einer Wunde am Hinterkopf aufgenommen. War später verworren, klagte über starke Kopfschmerzen, erbrach. Am 5. 1. war er wieder vollkommen orientiert, klagte aber ständig über Kopfschmerzen. Die Symptome waren intermittierend, am Morgen konnte er relativ klar und am Abend vollkommen desorientiert sein. Bei der Aufnahme am 9. 1. stellte man fest, daß die rechte Pupille unbedeutend weiter war als die linke. Links bestand eine deutliche mimische Facialisparese. Fingernasenversuch links deutlich ungeschickt. Bauchreflexe deutlich schwächer links. Schädelröntgenbild: Frakturlinien im Occiput beiderseits. Klinische Diagnose: Subdurales Hämatom? Bohrloch über beiden Hinterhörnern. Nach Incision der Dura rechts rannen reichliche Mengen dunklen, Teer gleichenden Blutes heraus. Links o. B. *Operation* anschließend (9. 1.): Mittelgroßer Lappen über dem rechten Schläfenlappen. Dura nicht vermehrt gespannt. Nach ihrer Incision fand man ein äußerst dünnes Mantelhämatom über der ganzen rechten Hemisphäre. Es war wahrscheinlich, daß sich sein größerer Teil bereits durch das Bohrloch entleert hatte. Einige kleine Gerinnsel und eine kleinere Menge flüssigen Blutes wurden mit dem Sauger ausgeräumt. Keine Drainage. — Am nächsten Tag entwickelten sich die Symptome eines postoperativen Hämatoms, linksseitige schlaffe Hemiplegie. Operation: extradurales Hämatom unter dem Knochenlappen, Ausräumung. Bei der Entlassung am 25. 1. bestand das Bild einer senilen Demenz. Am 20. 4. war er aber viel besser und klarer. Am 18. 6. war er frisch, arbeitete, war aber etwas senil. Etwa derselbe Zustand im Januar 1938; Blutdruck 200/120.

Dieses *akute subdurale Hämatom* wurde 1 Woche nach dem Trauma (Occipitalfraktur mit Bewußtseinsverlust) operiert. Neurologisch war die Seitendiagnose möglich (Facialisparese, Pupillendifferenz). Das Hämatom hatte noch keine makroskopisch sichtbare Membran gebildet. Der postoperative Verlauf war durch ein extradurales Hämatom kompliziert. Die Heilung war nicht eine vollständige, was aber mit größter Wahrscheinlichkeit auf eine gleichzeitig bestehende Arteriosklerose des Gehirns zu beziehen ist.

16. P. A. P., m., 50 J., 196/36. *Vorgeschichte:* Hatte schon in dem der Aufnahme in die Klinik vorangehenden Jahr gelegentliche Beschwerden von Schwindel, Klingeln und Sausen in den Ohren gehabt; Blutdruck um 200. Anfang März 1936 glitt er auf einer Steintreppe aus und fiel um, schlug den Rücken an, weiß aber nicht, ob auch den Kopf. Verlor nicht das Bewußtsein, stand auf und fühlte sich wirr im Kopf. Machte in der Nacht noch eine Autofahrt, war aber einige Male desorientiert wegen des Weges. In den folgenden Tagen ziemlich starke Kopfschmerzen im Hinterkopf. Ende März begann er psychisch unklar zu werden, redete wirr und unzusammenhängend, klagte über Kopfschmerzen rechts über der Stirn; Urin ging ins Bett. Babinski und Oppenheim beiderseits +. Lumbalpunktion: Liquor klar, o. B. Bei der Aufnahme in das Serafimer Lasarett am 2. 4. hatte er keine Erinnerung an das Trauma mehr! War somnolent, antwortete kaum auf Anruf. Starre Mimik. Pupillen gleich groß. Tonus im linken Arm schlaffer als im rechten. Babinski jetzt rechts sicher +, links unsicher. Klinische Diagnose: Subdurales Hämatom. Am 2. 4. *Operation:* Bohrloch über der linken Schläfengegend, das zu Zweikronenstückgröße erweitert wurde. Man fand hier unter der Dura eine 1 mm dicke Membran, die sich abwärts bis zur

Schädelbasis erstreckte, aber kein wirkliches Hämatom. Ein ebensolcher Knochendefekt wurde rechts angelegt. Hier ein typisches subdurales Hämatom. Nach Incision der äußeren Kapsel entleerten sich große Mengen braungelber Flüssigkeit. Das Hämatom schien sich über die ganze Hemisphäre zu erstrecken. Seine größte Tiefe hatte es in der Gegend der Fissura Sylvii, es maß gut 2 cm. Die ganze Hemisphäre war deutlich abgeplattet. Möglichste Entfernung der Membranen, Ausspülung der ziemlich großen Höhle mit Kochsalz. Drain. Röntgenbild 1 Tag nach der Operation: Eine geringe Menge Luft über der Konvexität an der Stelle des früheren Hämatoms. Volle Heilung, arbeitete wieder seit dem 1. 6.

Bemerkenswert ist in diesem Fall, daß sich auf der einen Seite ein typisches subdurales Hämatom, auf der anderen nur eine dünne Membran fand. Es kann nicht gesagt werden, ob die letztere ebenfalls mit dem Trauma zusammenhing; in diesem Fall könnte nur eine geringe subdurale Blutung auf der Seite der dünnen Membran erfolgt sein. Die Diagnose war ohne die Probebohrung nicht möglich.

17. E. O. A., m., 52 J., 269/36. *Vorgeschichte:* Im Februar 1936 stürzte er vom Rad und schlug das linke Auge und den linken Teil der Stirn an; war nicht bewußtlos. Nach dem Unfall konnte er seine gewöhnliche Arbeit für 2 Wochen fortsetzen, bis Ende Februar so allmählich Kopfschmerzen auftraten, die anfallsweise kamen und einige Minuten andauerten. Außerdem Schwindelgefühl und Erbrechen, zwischendurch auch Doppelsehen. Seit dieser Zeit merkte er, daß das Gedächtnis sich verschlechterte; auch wurde er müde und abgestumpft. Im April Stauungspapillen festgestellt. Befund bei der Aufnahme in das Serafimer Lasarett am 12. 5.: Beidseitige Stauungspapillen von 2 dptr. Leichte rechtsseitige Facialisparese. Frontal deutlich gestört. Sprache dysarthrisch. Klinische Diagnose: Subdurales Hämatom, möglicherweise beidseitig, aber in jedem Fall linksseitig. 18. 5. *Operation:* Bei der Bohrung über den Hinterhörnern rechts normaler Befund, links traf man auf die Außenmembran eines typischen subduralen Hämatoms, in dessen Innern sich reichliche Mengen einer dickflüssigen schokoladebraunen, leicht grün gefärbten Flüssigkeit befanden. Erweiterung des Bohrloches. Entfernung der äußeren Membran, Aussaugen des Hämatoms. Starke Schrumpfung der linken Hemisphäre, so daß man gut mit dem Sauger hereinkommen konnte. 1 Zigarettendrain. Röntgenaufnahme nach der Operation: Die Hämatomhöhle war jetzt mit Luft gefüllt. — Volle *Heilung,* im September 1936 arbeitete er wieder.

Die Diagnose konnte hier auf Grund des neurologischen Befundes gestellt werden. Die einfache Drainage genügte für die Ausräumung des Hämatoms.

18. B. D. J., m., 47 J., 297/36. *Vorgeschichte:* Betr. Trauma s. unten. Seit Februar 1936 krank, hatte während zweier Monate Kopfschmerzen, anfangs mit kürzeren Perioden, später mehr und mehr. Ab und zu Übelsein, zwischendurch in Zusammenhang mit den Kopfschmerzen Doppelsehen. Wurde am 6. 5. in das Stockholmer St. Erikskrankenhaus eingeliefert, war benommen, sprach langsam, klagte über Schmerzen in der rechten Kopfseite. Babinski links +. Wurde am 27. 5. in das Serafimer Lasarett überführt. *Befund:* Tief soporös, kann keine Auskunft über sich selbst geben, liegt ganz still im Bett. Atmung sehr ungleich, fast Cheyne-Stokes ähnlich. Bei Perkussion des Schädels auf beiden Seiten Schmerzen. Pupillen gleich groß, lichtstarr. Augenbewegungen oft unkoordiniert. Wahrscheinlich zentrale Facialisparese links. Anscheinend schlaffe Parese im linken Arm und Bein. Babinski links deutlicher + als rechts. Schädelröntgenbild: o. B. Klinische Diagnose: Subdurales Hämatom, Gliom? *Operation* am 27. 5.: Bohrloch über beiden Hinterhörnern. Auf beiden Seiten unter der Dura eine Membran. Erweiterung der Bohrlöcher. Rechts entleert sich nach Incision der Membran eine geringere Menge schwach braungelber Flüssigkeit. Links fand sich ein besonders großes subdurales Hämatom, es entleerten sich reichliche Mengen einer schmutzig braunen Flüssigkeit mit alten Koageln. 1 Zigarettendrain beiderseits. — Röntgenbild postoperativ: Reichlich Luft in einer großen unregelmäßigen Höhle, die sich vom Frontal- bis zum Occipitallappen erstreckt. Luft in der Fissura sagittalis cerebri, die 4—5 mm nach rechts von der Mittellinie liegt. — Volle *Heilung.* Gab erst am 6. 6. an, daß er 3 Unglücksfälle durchgemacht habe, das letzte Mal vor 1 Jahr. Er fiel damals vom Kutscherbock, war aber nicht bewußtlos gewesen.

Die eigentliche Ursache, das Trauma, konnte erst nach der Operation eruiert werden. Die Unkoordiniertheit des Befundes sprach sehr für subdurales Hämatom; die Diagnose, vor allem der Beidseitigkeit, vermochte aber erst durch die Bohrung gestellt werden. Die einfache Drainage durch erweiterte Bohrlöcher genügte hier.

19. E. A. O., m., 47 J., 305/36. *Vorgeschichte:* Am 27. 4. Arbeitsunfall: Ein Brett traf ihn mit ziemlicher Wucht hinten am Schädel. Unmittelbarer Bewußtseinsverlust. Beim Erwachen keine Kopfschmerzen noch Erbrechen (nur Schmerzen in der rechten Seite: Schlüsselbeinbruch, Rippenbruch). Nach der Entlassung aus dem Krankenhaus, in dem er wegen der Commotio gelegen hatte, war er frisch bis zum 27. 5. 36, als Kopfschmerzen begannen. Seit dem 29. 5. schwere Kopfschmerzen und zunehmende Benommenheit; am 1. 6. vollständig desorientiert, Einweisung in das Serafimer Lasarett. Befund: halbkomatös. Beide Pupillen klein, die rechte ein wenig größer als die linke. Linker Arm gegenüber dem rechten schlaff. Babinski links stark +, rechts unsicher. Puls um 50. Klinische Diagnose: Subdurales Hämatom, wahrscheinlich rechts. *Operation* am 1. 6.: Zuerst Bohrloch in der rechten Schläfengegend, hier aber kein Hämatom weder epi-, noch subdural, Druck etwas erhöht. Bohrloch *links:* Durch die Dura konnte man einen dunkelblauen Farbton durchschimmern sehen. Ausweitung des Loches zu Zweikronenstückgröße. Nach Incision der Dura rann eine große Quantität dunklen, venösen, nicht koagulierten Blutes heraus. Die Blutung sah ganz frisch aus, sie konnte kaum 4 Wochen alt sein. Keinerlei Mißfärbung des Hämatoms, auch keine Kapsel. Das Gehirn war deutlich plattgedrückt, Rinde sah normal aus. 1 Zigarettendrain. Volle *Heilung*, begann am 20. 7. mit der Arbeit, war im November 1936 ganz gesund.

Der Fall ist einmal diagnostisch wichtig. Von dem neurologischen Befund aus hätte man die Diagnose einer rechtsseitigen Affektion stellen müssen, und dies geschah ja auch. Zudem war die rechte Pupille etwas weiter gewesen als die linke. Der Operationsbefund deckte jedoch ein *links*seitiges Hämatom auf! Sodann ist das frische Aussehen der Blutung bemerkenswert. Trotzdem doch seit dem Unfall über 4 Wochen vergangen waren, hatte das Hämatom keine Membran gebildet.

20. K. A. P., m., 59 J., 404/36. *Vorgeschichte:* Seit 13 Jahren herabgesetzte Libido und Impotenz, Adipositas und Müdigkeitsgefühl, zuweilen Kopfschmerzen. Die Symptome sprachen alle für ein chromophobes *Hypophysenadenom* oder zumindest eine hypophysäre Insuffizienz. — Am 6. 7. 36 kräftiges Schädeltrauma, schlug den Kopf in einem Motorwagen der Eisenbahn gegen den Schutzschirm. Verlor nicht das Bewußtsein, konnte selbst nach Hause fahren. Einige Stunden später plötzlich sehr starke Kopfschmerzen. Lag eine Woche mit diesen Schmerzen zu Bett, sie besserten sich erst allmählich. Nach ungefähr einer Woche wieder Verschlimmerung, zunehmende Benommenheit, wollte nicht essen; klagte über Doppelsehen. Am 16. 7. in der Klinik in Uppsala, hier rechtsseitige periphere Oculomotoriusparese festgestellt. *Befund* bei der Aufnahme in das Serafimer Lasarett am 18. 7.: Hypophysäre Symptome (s. oben) und Befunde (Haut, Adiposität, Genitale). Ist ziemlich benommen, fast vollständige rechtsseitige Ophthalmoplegia externa, kann nicht konvergieren. Rechte Pupille etwas weiter als die linke. Das Gesichtsfeld war wegen des Zustandes des Kranken nicht zu prüfen; das Schädelröntgenbild wies aber eine bedeutende Vergrößerung der Sella turcica und eine starke Entkalkung des Dorsum auf. Man dachte an ein chromophobes Hypophysenadenom, möglicherweise ein intraselläres Carotisaneurysma mit Subarachnoidalblutung, weswegen eine Arteriographie ausgeführt wurde; ein Aneurysma war aber nicht nachweisbar. *Operation* am 21. 7. 36: Rechtsseitiger frontaler Lappen nach DANDY. Man traf auf ein großes subdurales Hämatom, das sich fast über die ganze rechte Hemisphäre erstreckte. Die Farbe war teilweise grünbraun, teilweise dunkelrot. Die Dura war zum Hämatom locker adhärent, an einigen Stellen beginnende Organisation des Hämatoms. Es hatte seine größte Tiefe über dem Stirnlappen gerade dorsal von der Fissura Sylvii, wo es mindestens 2 cm dick war, aber es erstreckte sich auch nach hinten. Das Hirn war plattgedrückt und hatte eine festere Konsistenz als normal; es sah dehydriert aus. Nach Ausräumung des Hämatoms sah man den rechten Opticus nach, der indessen normal

aussah, nicht platt gedrückt: der Hypophysentumor lag sicher intrasellär. 1 Zigarettendrain. Die Rekonvaleszenz erfolgte zögernd. 3 Tage nach der Operation war der Kranke bewußtlos, Temperatur 39°. Man vermutete zuerst ein Hämatom auf der anderen Seite, doch fand sich bei der Probebohrung keines. Es bestand auch kein Hämatomrezidiv auf der operierten Seite, nur Gerinnsel von ungefähr 1 cm Dicke zwischen Dura und Knochen. Das Gehirn war fortdauernd stark geschrumpft. Über eine Woche nach der 2. Operation lag der Kranke halbkomatös, hatte jedoch mitunter hellere Intervalle. Erst nach 2 Wochen begann er klarer zu werden, worauf die Besserung rasch fortschritt. Doch auch noch 1 Jahr später hatte er nicht mit der Arbeit begonnen, fühlte sich müde; hypophysäre Symptome.

Der Fall ist kompliziert durch das gleichzeitige Vorhandensein eines allerdings nur intrasellären Hypophysenadenoms. Das rechtsseitige subdurale Hämatom muß jedoch ohne Zweifel auf das Trauma bezogen werden; die Symptome gehen ohne Unterbrechung auf diesen Unfall zurück. Die recht langsame Rekonvaleszenz ist sicherlich Folge des Hypophysentumors. Von Bedeutung ist, daß bei der 3 Tage nach der Operation vorgenommenen Reoperation das Hirn immer noch stark geschrumpft erschien.

21. M. S., m., 11 J., 75/37. *Vorgeschichte:* Im November 1936 stürzte er und schlug den Hinterkopf gegen den Boden; verlor dabei nicht das Bewußtsein, kein Erbrechen noch Kopfschmerzen. Letztere erst seit Anfang Dezember 1936, 1 Woche nach dem Unfall. Die Schmerzen saßen im Nacken, dieser fühlte sich steif an. Nach einiger Zeit schwanden sie, um erst im Januar für eine Woche wieder aufzutreten. Erbrechen und Übelsein in Zusammenhang mit den Kopfschmerzen. Im Januar wurden Stauungspapillen festgestellt, im übrigen fühlte er sich aber beschwerdefrei. Suboccipitalpunktion: Liquor klar, o. B. *Befund* bei der Aufnahme in das Serafimer Lasarett am 2. 2.: Stauungspapillen, rechts 3, links weniger als 2 dptr Protrusion. Die rechte Pupille ist etwas weiter als die linke und reagiert auf Licht schlechter als die linke. Angedeutete Blickparese nach oben mit sehr langsamem paralytischem Nystagmus beim Versuch nach oben zu sehen. Beim Blick nach rechts sehr grobschlägiger rotatorischer Nystagmus, beim Blick nach links mehr feinschlägiger. Schädelröntgenbild: Diastase der Sutura coronaria und sagittalis. Klinische Diagnose: Pinealom, Medulloblastom ? Wurde in der Nacht zum 14. 2. plötzlich schlimmer, benommener, das linke Bein und der linke Arm waren schlaffer als rechts, deutliche linksseitige Facialisparese, niedriger Puls mit Kopfschmerzen. Bohrung über den Hinterhörnern zur Ventrikulographie, hierbei fand sich rechts eine dünne Membran unter der Dura. Nach Incision dieser rann schmutzig braune Flüssigkeit heraus: subdurales Hämatom rechts. Links kein Befund. *Operation* anschließend (14. 2.): Bohrloch über der rechten Parietalregion, das zu Zweikronenstückgröße erweitert wurde. Die Dura schimmerte blau durch und war auffallend reichlich vaskularisiert. Entleerung des Hämatoms, das ungewöhnlich weit nach hinten gelegen war. Seine größte Tiefe hatte es in der Gegend des Tuber parietale. 1 Zigarettendrain. Postoperatives Schädelröntgenbild: Luftansammlung über der Konvexität rechts. *Histologischer Befund:* Zellreiches Granulationsgewebe, das im Zentrum ausgebildetes kollagenes Bindegewebe enthält und auf der einen Seite ein Lager von polymorphkernigen Leukocyten aufweist. Unter den Zellen im übrigen Plasmazellen und Eosinophile in reichlicher Menge. Hämosiderin in geringer Menge. — Volle *Heilung*, Nachricht nach 3 Monaten.

Die Diagnose dieses zweifellos traumatischen subduralen Hämatoms war erschwert durch die Blickparese nach oben, die mehr an ein Pinealom denken ließ. Durch die Bohrung wurde das Hämatom entdeckt, das sich auf der Seite der erweiterten Pupille befand.

22. P. L., m., 60 J., 186/37. *Vorgeschichte:* Weiß nichts Sicheres von einem Trauma. Symptome seit September 1936. Damals begannen Kopfschmerzen, die anfangs weniger auftraten, allmählich aber stärker und häufiger wurden. Die Schmerzen saßen besonders in der Stirn, über dem linken Auge. Seit dem letzten halben Jahr Gedächtnisverschlechterung, weiter Schwäche, besonders Ungeschicklichkeit der Hände. Gelegentlich Ohrensausen, seit Ende März Doppelsehen, weiter Schwierigkeit beim Lesen. *Befund* bei der Aufnahme in das Serafimer Lasarett am 1. 4.: Abducensparese links. Cornealreflexe links etwas träger als rechts. Ist orientiert, rechnet recht schlecht. Grobe Kraft im ganzen herabgesetzt,

besonders im rechten Arm und der rechten Hand. Kann nicht ohne Stütze stehen und gehen. Feinwogiger Nystagmus beim Blick nach den Seiten. Romberg stark wackelnd. Encephalographie: linksseitiger expansiver Prozeß, keine Deformierung der Ventrikel. *Operation* am 3. 4. Bohrloch in der linken Schläfengegend ungefähr mitten über der Fissura Sylvii, 3—4 cm hinter deren vorderem Endpunkt. Das Loch wurde etwas erweitert. Die Dura schimmerte grünfarbig hindurch, nach ihrer Incision traf man auf eine membranähnliche Bildung. Da es nicht ausgeschlossen war, daß man sich am Rand eines Meningeoms befand, Anlage eines kleinen Knochenlappens: Freilegen des Temporallappens. Man kam jetzt in ein typisches subdurales Hämatom hinein. Inhalt schwarzbraun, dünnflüssig; das Hämatom war durch Scheidewände in 2—3 große Räume aufgeteilt. Der Teil der Membran, der dem Duralappen entsprach, wurde entfernt, der Inhalt wurde ausgesogen. 1 Zigarettendrain. — In der darauffolgenden Nacht wurde der Kranke unklar, bald bewußtlos, Erweiterung der linken Pupille: deutlich ein *extradurales Hämatom*. Dieses wurde am 4. 4. ausgeräumt, aber erneutes Auftreten und erneute Operation am 5. 4. Danach weiter bewußtlos, Tod am 6. 4. in Hyperthermie. Die *Sektion* zeigte, daß kein extradurales Hämatom mehr vorhanden war. Es fand sich auch rechts ein kleines subdurales Hämatom, das jedoch nicht mehr als 1 cm dick war. *Histologischer Befund* der Membran: Sie besteht aus feinen parallel verlaufenden kollagenen Fasern und schließt zahlreiche sehr weite Hohlräume ein, die mit einem einfachen Endothellager bedeckt sind. Die meisten dieser Hohlräume sind leer, aber ein Teil enthält rote Blutkörperchen. Zahlreiche Leukocyten, Plasmazellen und andere Rundzellen infiltrieren die Membran.

Hier konnte durch die besondere Blutungsneigung der Dura kein gutes Resultat erzielt werden. Trotz aller Maßnahmen kam es zur Bildung des sich wiederholenden extraduralen Hämatoms und zum Exitus. Die Sektion zeigte, daß auch auf der anderen Seite ein allerdings kleines subdurales Hämatom vorhanden war. Die Anamnese enthielt keinen Bericht über ein Trauma.

23. E. B. H. T., m., 53 J., 202/37. *Vorgeschichte:* Früher Alkoholabusus. Wurde am 13. 12. 36 von einem Auto angefahren und umgeschlagen. Lag wegen Commotio und Hämatothorax bis Ende Januar 1937 im Mariakrankenhaus in Stockholm. Als er dort aufstand, am 20. 1., bekam er Kopfschmerzen und fühlte sich schwer im Kopf. Später psychische Abstumpfung und allgemeine Benommenheit, schwätzte und lachte. Seit Anfang Februar Balanzstörungen, fühlte sich schwach in den Beinen. *Befund* am 1. 4. 37: Mäßige Hypertonie (Blutdruck 175/95). Stauungspapillen von etwa 1 dptr beiderseits. Im übrigen orientiert, das Auftreten geordnet. Cysternenpunktion: Liquor klar, o. B. Encephalographie: Linksseitiger expansiver Prozeß ziemlich hoch oben an der Konvexität in der Parietalgegend mit Zentrum etwa 2 Querfinger dorsal von der Ohrenlinie. *Operation* am 19. 4.: Bohrloch in der Gegend des linken Tuber parietale. Das Loch wurde etwas ausgeweitet. Dura grünfarbig durchschimmernd, deutlich vermehrt vaskularisiert. Nach der Incision stieß man auf die äußere Membran eines typischen subduralen Hämatoms. Mit dem Sauger wurde das ziemlich kleine Hämatom ausgesogen, seine größte Dicke betrug 1 cm, nach unten zur Fissura Sylvii hin bestand es nur aus einer dünnen Membran, am dicksten war es in der Gegend des Tuber parietale. 1 Zigarettendrain. Heilung (mit Einschränkung, s. letztes Kapitel).

In diesem Fall waren Vorgeschichte und klinischer Befund recht typisch für ein subdurales Hämatom. Die Seitendiagnose wurde durch die Encephalographie gestellt.

24. M. L. S., w., 2 J., 227/37. *Vorgeschichte:* Ist das 1. Kind eines Zwillingspaares. Die Zwillingsschwester entwickelt sich ganz normal. Sie selbst sei etwas spät in der Entwicklung gewesen. Jetzige Erkrankung seit Oktober 1936, damals *Trauma* mit 5—10 Minuten dauernder Bewußtlosigkeit. Später Benommenheit; sodann sei der Kopf schneller gewachsen, sie konnte ihn nicht recht aufrecht halten. Am 10. 4. 37 Anfall mit Krämpfen: wurde starr am Körper und faltete die Hände; der Anfall sei nach einigen Minuten vorübergegangen. Am 10. 4. wurde bei der Aufnahme in das Kinderkrankenhaus eine auffallend große Fontanelle festgestellt. Bei dem Versuch, den Sinus zu punktieren, wurde dunkelbraunes, fast öliges Blut erhalten, das nicht koagulierte, bloß sedimentierte. Es bestanden Stauungspapillen, der Visus war erhalten. Röntgenbild des Schädels: Leichter Hydrocephalus und

starke Suturdiastase. *Befund* bei der Aufnahme in das Serafimer Lasarett am 19. 4.: Umfang des Schädels 49 cm, die große Fontanelle maß 2 × 3 cm; es bestand Nackenstarre. Leicht geschwollene Papillen. War jetzt nicht auffallend benommen, spielte wie Kinder desselben Alters. *Operation* am 26. 4.: Bohrloch über beiden Parietallappen etwa in der Gegend der Hinterhörner. Nach Öffnung der Dura schien beiderseits eine bläuliche Membran durch, nach deren Incision Massen eines porterfarbigen, ziemlich dünnflüssigen Inhalts herausflossen: Subdurales *beidseitiges* Hämatom, über beiden Hemisphären ausgebreitet, mit einer Dicke von ungefähr 3 cm auf beiden Seiten. Beiderseits Drain. Von der Membran wurde nichts entfernt. — Postoperativ zuerst guter Zustand, dann aber, nach 3 Tagen, Verschlechterung: Kollaps, Cyanose, langsame tiefe Atmung. Exitus am 3. 5. Die Sektion ergab eine akute Bronchitis. Von dem subduralen Hämatom fand sich nur noch die Membran.

Bei diesem fast 2 Jahre alten Kinde bestand ein *beidseitiges* ausgedehntes subdurales Hämatom, das mit Sicherheit auf den früheren Unfall (mit Bewußtseinsverlust) bezogen werden muß. Die Diagnose, besonders der Beidseitigkeit, wurde mittels der Bohrung gestellt. Das Hämatom wurde durch einfache Drainage entleert, die Membranen wurden nicht entfernt. Tod infolge akuter Bronchitis.

25. *J. O. G. N.*, m., 55 J., 322/37. *Vorgeschichte:* Trauma am 26. 3. 37, hatte im Auto einen Zusammenstoß, wurde nach vorn und mit dem Kopf durch die Scheibe geworfen, verlor einige Minuten das Bewußtsein, Schnittwunden am Kopf. 3 Wochen nach der Entlassung aus dem Krankenhaus hat er die Arbeit wieder aufgenommen. Bald darauf, im April, Müdigkeitsgefühl, führte seine Arbeit jeden Tag schlechter aus, wurde ganz benommen. Seit derselben Zeit Polydipsie (trank täglich mehrere Liter Wasser) und Polyurie. Weiter Kopfschmerzen, die sich jedoch wieder besserten, und Schwindel. Seit Anfang Juni Schwierigkeiten beim Gehen, fiel um, doch ohne besondere Fallrichtung. In der letzten Zeit Sprachstörungen; hatte es schwer, Worte zu finden. Weiter Zuckungen in den Armen, besonders rechts. *Befund* bei der Aufnahme in das Serafimer Lasarett am 4. 6.: Kann die Augen nicht konvergieren. Stauungspapillen von 4 dptr. Psychische Abstumpfung („Bradyphrenie"). Spontansprechen zögernd, zwischendurch Schwierigkeiten der Wortfindung. Fingernasenversuch rechts langsam, mit leichter Fehlweisung; Gang breitspurig, wackelnd. Romberg +. Im ganzen bestand das Bild einer rechtsseitigen Hemibradykinesie. Klinische Diagnose: Linksseitiger Frontallappentumor, Konvexitäts- oder parasagittales Meningeom? Am 9. 6. *Operation:* Bohrloch über beiden Hinterhörnern zur Ventrikulographie. Unter der Dura in beiden Löchern Membranen. Auf der rechten Seite nach Spaltung der Membran keine Flüssigkeit; auf der linken rannen große Mengen eines rotbräunlichen, dünnflüssigen Inhalts heraus. Man sog große Teile des Hämatoms aus; keine Drainage. — Postoperatives *Röntgenbild:* Sowohl im Hämatom wie unter der inneren Membran fand sich Luft, die sich über den größeren Teil der linken Hemisphäre erstreckte. Ein größeres tieferes Loch lag frontal und parietal, dann kam eine dünnere Luftschicht, die sich über dem Parietallappen bis zu einer über dem Occipitallappen gelegenen etwas tieferen Höhle erstreckte. In der vorderen größeren Höhle im vorderen Teil eine mehrere Millimeter dicke Membran. — Am 10. 6. wurde ein weiteres Bohrloch links gerade oberhalb der Mitte der Fissura Sylvii angelegt und dieses zu 2 Kronenstückgröße erweitert. Wegnahme der äußeren Membran, auch von Teilen der Dura. Das Hämatom war am tiefsten über dem Frontallappen und überall dünnflüssig. Es wurde vollständig ausgesogen, die Höhle mit Kochsalz gefüllt. 1 Zigarettendrain. Entsprechendes Bohrloch rechts; nur eine dünne Membran unter der Dura, das Gehirn aber auch hier auffallend atrophisch und geschrumpft. — *Histologischer Befund:* Die innere, der Arachnoidea anliegende Membran besteht aus feinen, zur Dura parallel verlaufenden kollagenen Fasern, sehr wenige Gefäße in dieser Membran, reichliche Mengen Hämosiderins und Hämatoidins. Das Durastück ist auf seiner Innenseite mit einer Membran bekleidet, die ungefähr gleich dick wie die Dura ist. Sie besteht aus einem lockeren Bindegewebe mit zur Dura parallel verlaufenden Fibrillen. In dieser Membran sehr zahlreiche weite Lumina, ausgekleidet von nur einem Lager von Endothel; in einem Teil dieser Lumina rote Blutkörperchen. Das Gewebe ist stark infiltriert von Plasmazellen, Leukocyten und anderen Rundzellen. — Volle *Heilung*; Nachricht nach $^1/_2$ Jahr.

In diesem Falle war ein recht reiches Symptomenbild vorhanden, das trotz des Traumas anfangs mehr an ein frontal gelegenes Konvexitäts- oder parasagittales Meningeom denken ließ. Die Diagnose wurde durch die Bohrung gestellt. Das Hämatom war am stärksten über dem Frontallappen entwickelt, weswegen zusätzlich auch temporal trepaniert wurde. Auf der anderen Seite fand sich nur eine subdurale Membran.

26. A. J. H., m., 17 J., 400/37. *Vorgeschichte*: Im Januar 1937 Unfall mit dem Fuhrwerk, stürzte und schlug den Kopf an, war nicht bewußtlos. Seit Juni 1937 Kopfschmerzen, besonders in der rechten Scheitelgegend. Die Schmerzen waren die ganzen Tage hindurch konstant, waren zwischendurch besser, später mehr lokalisiert zum Hinterkopf. Eine Woche später herabgesetztes Sehvermögen rechts und Doppelsehen; er merkte, daß das rechte Auge schief stand. *Befund* bei der Aufnahme in das Serafimer Lasarett am 9. 7. 37: Ausgesprochene Parese des rechten Rectus lateralis. Hochgradige Stauungspapillen von 3—4 dptr. mit kleinen Blutungen und Exsudat. Wirkt etwas imbecill. Klinische Diagnose: Cystisches Gliom des Frontallappens? Bei der Bohrung über beiden Hinterhörnern fand sich rechts unter der Dura eine Membran, nach deren Spaltung reichliche Mengen rotbräunlicher Flüssigkeit unter sehr starkem Druck herausrannen. Da die Diagnose „Subdurales Hämatom" gesichert war, anschließend *Operation* (20. 7.): Bohrloch über der Fissura Sylvii, zuerst links, hier kein Hämatom; dann rechts, das Loch wurde hier etwas ausgeweitet. Ausräumung des Hämatoms (reichliche Mengen Flüssigkeit) und Entfernung des größeren Teils der Membranen mitsamt eines Durastückes. Das Hämatom erstreckte sich über fast die ganze Hemisphäre und hatte seine größte Tiefe ungefähr an der Stelle des Bohrloches. 1 Zigarettendrain. — Volle *Heilung*, Nachricht nach mehreren Monaten.

Vorgeschichte und Befund sind in diesem Fall recht typisch für subdurales Hämatom. Die Diagnose wurde durch die Bohrung gestellt, der Unfall wurde erst danach mitgeteilt.

27. J. A. H., m., 61 J., 458/37. *Vorgeschichte*: Im April 1937 Sturz mit dem Motorrad, schlug die rechte Schläfengegend gegen einen Wagen, war danach ein wenig wirr im Kopf, verlor aber nicht das Bewußtsein. Seit Mitte Juli (im Juni Gesichtsrose und Erysipel in der linken Ellenbogengegend, hohes Fieber) bohrende Kopfschmerzen in der rechten Stirn und im Nacken. Ferner hatte er es schwierig, beim Lesen Worte wiederzufinden. Sodann sah er beim Sehen in die Ferne doppelt, bekam Schwindel und hatte ein schlechteres Gedächtnis. *Befund* bei der Aufnahme in das Serafimer Lasarett am 10. 8. 37: Schmerzen bei Perkussion der rechten Schläfengegend. Stauungspapillen von 2—3 dptr., etwas mehr links. Frontal: Desorientiert nach Zeit und Raum, konfabuliert. Leichte motorische Aphasie. Bei extremer Blickrichtung nach rechts leichter horizontaler rotatorischer Nystagmus. Romberg +, Falltendenz nach hinten. Kann nicht ohne Stütze gehen. Klinische Diagnose: Subdurales Hämatom, Frontallappentumor? Bohrloch über beiden Hinterhörnern; im rechten fand sich die Membran eines subduralen Hämatoms, nach deren Spaltung reichliche Mengen einer schmutzigbraunen Flüssigkeit herausrannen. Anschließende *Operation* (17. 8.): In der linken Parietalgegend kein Hämatom. — Anlage eines Zweikronenstück großen Knochendefekts in der rechten Parietalgegend. Entfernung der äußeren Membran und eines Stückes der Dura, Aussaugung des Hämatoms. 1 Zigarettendrain. — *Heilung*; Nachricht nach 3 Monaten.

Für subdurales Hämatom typische Vorgeschichte und Befund. Die Seitendiagnose war neurologisch nicht möglich, sie wurde durch die Bohrung gestellt.

28. K. G. D., m., 26 J., 619/37. *Vorgeschichte*: War mit 19 J. wegen Gelenkrheumatismus 3 Monate krank. Erst nach der Operation (s. u.) gibt er an, vor etwa 7 J. von einem starken Baumast einen Schlag an den Kopf bekommen zu haben, verlor dabei nicht das Bewußtsein, wurde aber wirr im Kopf und bekam hinterher Kopfschmerzen. Ende Mai 1937 schlug er den Kopf gegen eine Türpfoste; war nicht bewußtlos, hinterher leichter Kopfschmerz und Schwindel. Seit dieser Zeit merkte er so allmählich, daß das Gedächtnis schlechter wurde. Seit Mitte Juni Kopfschmerzen, lokalisiert an Stirn und Scheitel, auch im Nacken. Die Schmerzen waren morgens und vormittags am schlimmsten, traten fast täglich und anfallsweise auf. Seit Ende Juli Erbrechen und Übelsein, morgens und in Zusammenhang mit den Kopfschmerzen, ferner Schwindel. Mitte August trat während zweier Tage ein Umnachtungszustand auf, verbunden mit schweren Kopfschmerzen, Erbrechen und Schwindel. Vollständige Amnesie für diese zwei Tage. Ende September sah er während

dreier Wochen die Umgebung gleichsam in einem Nebel, ferner Doppelsehen, besonders beim Blick nach links und Sehverschlechterung, besonders rechts. Am 7. 10. plötzlich ein Anfall von Starregefühl im Gesicht und linken Arm, der sich einige Male wiederholte und 10 Minuten dauerte; jedoch keine eigentlichen Krämpfe. Mitte Oktober Ohrensausen rechts. *Befund* bei der Aufnahme in das Serafimer Lasarett am 27. 10.: Ungekreuzte Doppelbilder beim Blick nach oben in allen Richtungen. Stauungspapillen von 2 dptr., etwas weniger links. Leichte linksseitige zentrale Facialisparese. Nystagmus beim Blick nach den Seiten. Romberg wackelnd. Gang deutlich unsicher und wackelnd. Leichte Zwangshaltung des Kopfes, der etwas gebeugt nach rechts und leicht gedreht nach links gehalten wird. Klinische Diagnose: Kleinhirnangiom oder Tumor des 3. Ventrikels? Bohrloch über beiden Hinterhörnern zur Ventrikulographie: Auf beiden Seiten eine Membran unter der Dura, nach deren Spaltung schmutzigbraune Flüssigkeit herausrann, besonders viel links. Anschließend *Operation* (1. 11.): Bohrloch gerade unterhalb des rechten Tuber parietale; Erweiterung des Loches. Excision der Dura mit anhaftender äußerer Membran. Hämatom ziemlich groß, hauptsächlich auf der Konvexität gelegen. Aussaugung desselben und Wegnahme eines Teiles der inneren Membran. Ausspülung der Höhle, 1 Zigarettendrain. Daselbe Vorgehen links. Das Hämatom war hier besonders groß und erstreckte sich über die ganze Hemisphäre bis zur Basis und bis zum Frontalpol. Es besaß eine Tiefe von sicher 3 cm. Die Fissura Sylvii war breit auseinandergesprengt. 1 Zigarettendrain. — Postoperatives Röntgenbild (1. 11.): Die Höhle erstreckte sich auf der linken Seite rund um die ganze Hemisphäre. Rechterseits nur geringe Ausbreitung der Höhle, die über dem oberen Teil der Konvexität lag. Noch am 9. 11. waren links wie rechts die beiden Höhlen, wenn auch in der Größe vermindert, zu sehen. — *Heilung.*

Das beidseitige subdurale Hämatom, das in diesem Falle vorlag, muß mit größter Wahrscheinlichkeit auf den Unfall im Mai bezogen werden, da ja seitdem die Krankheitssymptome bestanden. Die Diagnose war rein klinisch kaum zu stellen, besonders da das Trauma erst postoperativ angegeben wurde; die Bohrung deckte die beiden Hämatome auf. Von Wichtigkeit sind unter anderem die postoperativen Röntgenbefunde, die zeigten, wie langsam das komprimierte Hirn sich wieder ausbreitete.

29. G. F. G., m., 28 J., 658/37. *Vorgeschichte:* Oktober 1936 bekam er einen Schlag mit einer Eisenstange über das rechte Auge, verlor nicht das Bewußtsein, kein Kopfschmerz noch Schwindel. Anfang Oktober 1937 Kopfschmerzen, die an Stirn und Scheitel saßen und die sich während 5 Tagen sehr stark verschlimmerten, um danach wieder auszusetzen. Gleichzeitig mit den Kopfschmerzen Übelsein, später Erbrechen, besonders morgens, nüchtern; es setzte sich nach Aufhören der Kopfschmerzen für 1 Woche fort. Ende Oktober Schwierigkeiten beim Gehen, Falltendenz nach links. *Befund* bei der Aufnahme in das Serafimer Lasarett am 16. 11.: Stauungspapillen mit Blutungen, rechts etwa 3, links etwa 2 dptr. Das Schädelröntgenbild zeigte die Nähte auffallend weit, das Dorsum sellae war dünn: Vermehrter intrakranieller Druck. Klinische Diagnose: 4. Ventrikeltumor, möglicherweise Kleinhirnangiom? Am 7. 12. *Ventrikulographie*: Ventrikelsystem etwa um 1 cm nach rechts verschoben. Cella media und Trigonum des linken Seitenventrikels nach basal verschoben und etwas unregelmäßig deformiert; linkes Temporalhorn liegt auf normalem Platz. Es handelte sich also um einen linksseitigen parietal liegenden expansiven Prozeß. — *Operation* am 7. 12.: Lappen über dem linken Parietallappen und vordersten Teil des Occipitallappens. Dura sehr reichlich vascularisiert und grünlich durchschimmernd: Subdurales Hämatom. Incision der Dura und Excision eines fast handflächengroßen Stückes der äußeren Membran. Danach Ausräumung alter schwammiger Koagel und Aussaugen mäßiger Mengen bernsteingelber Flüssigkeit. Das Hämatom erstreckte sich über den ganzen hinteren Teil der Hemisphäre. 1 Zigarettendrain. — *Heilung.*

Die klinischen Symptome ließen an einen Tumor des 4. Ventrikels denken, die Ventrikulographie ergab jedoch einen supratentoriellen, raumverdrängenden Prozeß, der sich bei der Operation als subdurales Hämatom erwies. Im ganzen etwas späte und spärliche Symptome nach dem 1 Jahr vorher erlittenen Unfall.

30. K. T. A., m., 40 J., 740/37. *Vorgeschichte:* War 1933 11 Monate und wieder ab 23. 10. 37 in einer Anstalt für *Alkoholiker.* Die jetzige Krankheit begann vor 3 Jahren

mit Schmerzen in der rechten Parietalgegend, sie traten periodenweise, mit Zwischenräumen von 2—3 Monaten, auf und pflegten 1 Woche zu dauern. Zuletzt solche Kopfschmerzen vor 3 Monaten. Seit Ende September fast täglich anfallsweise Schwindel, aber nur wenn er ging. In den letzten 2 Monaten unsicherer Gang. Seit Ende November Herabsetzung des Sehvermögens. Etwas später traten Übelsein und Erbrechen auf, ferner noch ein stechendes Gefühl in den Fingern der rechten Hand. *Befund* bei der Aufnahme in das Serafimer Lasarett am 27. 12. 37: Stauungspapillen von 4 dptr. beiderseits, auch Blutungen. Frontal: Deutliche querulatorische Tendenzen. Leichter rotatorischer Nystagmus beim Blick zur Seite. Gang etwas wackelnd. Puls um 56. *Ventrikulographie*: Ausgebreiteter, hauptsächlich lateral liegender expansiver Prozeß rechts. Klinische Diagnose: Parasagittales Meningeom ? — *Operation* am 11. 1. 38: Lappen über dem rechten Occipital- und Parietallappen. Dura typisch grün verfärbt wie beim subduralen Hämatom; nach ihrer Incision traf man auf das Hämatom, das begrenzt war und eine tiefe und begrenzte Impression auf der Hirnoberfläche hervorgerufen hatte. Es war mindestens 5 cm dick und erstreckte sich nach vorn bis zur Spitze des Schläfenlappens, nach hinten 7—8 cm vor die hintere Kante des Knochendefekts. Die äußere Membran saß ziemlich fest an der Dura. Exstirpation des Teiles des Sackes, der zugänglich war. Inhalt des Hämatoms: Grünbraune und schwarzbräunlich verfärbte flüssige Massen. Das Hämatom mußte wohl von einer Vene von dem vorderen Endpunkt der Fissura Sylvii gekommen sein. Der ganze Duralappen wurde entfernt. Der äußere Sack des Hämatoms wurde mit fortlaufender Naht fest an die Dura genäht. Keine Drainage. Bei der Entlassung am 27. 1. weitgehend *gebessert*.

In diesem Fall war kein sicheres Trauma zu erheben. Es handelte sich um einen chronischen Alkoholiker, dem möglicherweise ein nicht mehr erinnerliches Trauma widerfahren war. Die Symptome waren recht vielgestaltig. Die Diagnose wurde erst durch die Operation, nach ventrikulographischer Lokalisation des Prozesses, gestellt.

31. A. P. G. S., m., 39 J., 96/38. *Vorgeschichte:* Am 15. 10. 37 stürzte er und schlug den Kopf gegen den Boden; soll für einige Sekunden das Bewußtsein verloren haben. Krank seit Mitte November 1937. Zuerst setzten Kopfschmerzen ein, die am Scheitel saßen und die fast täglich auftraten; die sehr starken, besonders morgendlichen Schmerzen ließen später nach. Anfangs zusammen mit den Kopfschmerzen Erbrechen, später bloß Übelbefinden. Anfang Januar 1938 Doppelsehen und Schielen, sodann trübes Sehen mit dem rechten Auge. *Befund* bei der Aufnahme in das Serafimer Lasarett am 5. 2. 38: Mäßige Ptose des rechten Auges, das nach außen schielt. Rechte Pupille weiter als die linke, reagiert etwas träge auf Licht. Stauungspapillen rechts 3 dptr. mit Blutungen, links 1 dptr. ohne Blutungen. Frontal: Orientiert, möglicherweise etwas abgestumpft. Gang etwas unsicher und breitbeinig. Schädelröntgenbild: Corpus pineale Verkalkung liegt auffallend weit nach hinten. Im übrigen Zeichen für intrakranielle Drucksteigerung (Dorsum sellae dünn). Klinische Diagnose: Subdurales Hämatom rechts, weniger wahrscheinlich rechtsseitiger Schläfenlappentumor. — *Operation* am 14. 2. 38: Bei der Bohrung über den Hinterhörnern fand sich in beiden Bohrlöchern unter der Dura eine dicke Membran von graubleicher Farbe. Da die Membran heller und bleicher aussah als es sonst bei subduralem Hämatom der Fall ist, wurde auch parietal gebohrt, zuerst links. Hier traf man ebenfalls auf die Membran, die auf die Hirnrinde überzugreifen schien. Sodann Bohrloch *rechts*. Auch hier eine dicke Membran. Nach ihrer Spaltung rannen reichliche Mengen typischer subduraler Hämatomflüssigkeit heraus. Die Flüssigkeit war gelbgefärbt und stand unter bedeutendem Druck. Das Hämatom lag etwas abnorm, über der Parietal- und vorderen Occipitalregion. Im übrigen war die ganze Hemisphäre bedeckt von einer dünnen Membran. Ausräumung des Hämatoms mit dem Sauger. 1 Zigarettendrain. — *Heilung*.

Die Diagnose konnte in diesem Falle auf Grund der Vorgeschichte und des neurologischen Befundes (rechtsseitige Oculomotoriusparese, auch Erweiterung der rechten Pupille) gestellt werden; tatsächlich fand sich rechts das Hämatom. Jedoch war auch links eine Membran vorhanden. Sie ist mit großer Wahrscheinlichkeit als die Folge einer nur geringen Blutung auf dieser Seite anzusehen.

32. A. B. N., m., 55 J. *Vorgeschichte:* Seit etwa 3 Monaten Verschlechterung des Sehens. Vor 14 Tagen plötzlich Schmerzen und Schwächegefühl im rechten Fuß. Als er nach 1 Tag Bettruhe aufstehen wollte, verlor er die Balance und fiel hin. Unmittelbar darauf starke Kopfschmerzen mit Erbrechen, die Schmerzen saßen über der rechten Stirn. Inzwischen wurde das rechte Bein immer schwächer. Am 29. 3. 38 wurde er wirr und antwortete nicht auf Zuruf, konnte nur einige Worte sagen und klagte, daß er nicht gehen könne. *Befund* bei der Aufnahme in das Serafimer Lasarett am 31. 3.: Liegt stuporös im Bett. Leichte, aber deutliche Ptose des rechten Auges, Strabismus, Adduktionsparese rechts; Pupillen klein, reagieren kaum auf Licht. Deutliche Hypertonie im linken Arm und Bein. Babinski beiderseits +. Am Nachmittag des 31. 3. trat CHEYNE-STOKESsches Atmen auf, Puls langsam. Allmählich vollständig bewußtlos. Klinische Diagnose: Subdurales Hämatom. *Operation* am 31. 3.: Bohrung über beiden Parietallappen; links kein Hämatom, jedoch starke Spannung. Rechts sah die Dura etwa gründurchschimmernd aus, weswegen das Bohrloch zu Zweikronenstückgröße erweitert wurde. Nach Incision der Dura spritzte unter starkem Druck Hämatomflüssigkeit heraus. Das Hämatom war fast 2 cm dick. Excision der Membran und Resektion der Dura im Bereich des Defektes, Aussaugen des Hämatoms. 1 Zigarettendrain. Schon nach Beendigung der Operation konnte man mit dem Kranken sprechen; weitere schnelle *Heilung.*

Die Vorgeschichte in diesem Fall ist etwas unklar, der Kranke war bei der Einlieferung in recht schlechtem Zustand. Der ganze Befund sprach aber sehr für subdurales Hämatom, die Seitendiagnose war neurologisch zu stellen.

Nach Niederschrift bzw. während der Drucklegung dieser Abhandlung konnten 2 weitere, eigene Beobachtungen von subduralem Hämatom erhoben werden, die anhangsweise wiedergegeben werden mögen.

33. G. M., m., 56 J. *Vorgeschichte:* Am 31. 8. 38 aus voller Gesundheit heraus Kopftrauma. Er saß auf einem Maschinenwagen, an den ein Anhänger gehängt war; bei plötzlichem Anhalten des Wagens wurde er zwischen diesen und den aufstoßenden Anhänger geklemmt. Er spürte ein Krachen in Hals und Schultern und wurde mit starken Schmerzen in die Klinik gebracht; keine Bewußtlosigkeit, kein Erbrechen. *Befund* bei der Aufnahme: Gesamte Halswirbelsäule druckempfindlich, seitliche Bewegungen außerordentlich schmerzhaft, Kopf in Rechtsstellung fixiert. Außerdem Schlüsselbeinbruch rechts mit Luxation. Röntgenologisch Halswirbelsäule und Schädel ohne erkennbaren krankhaften Befund. — Am 1. 9. klagte er über heftige Schluckbeschwerden mit starkem Würgreiz. In den nächsten Tagen war der Zustand stark wechselnd; er war zeitweise deutlich benommen, sprach sogar wirr, um dann vorübergehend wieder völlig klar zu sein; weiter bestehende Zwangsstellung des Kopfes nach rechts und vor allem dauernd heftige Schluckbeschwerden. Der jetzt näher erhobene neurologische Befund ergab, daß die rechte Pupille deutlich weiter war als die linke, daß sie außerdem etwas entrundet war und auf Licht nur ganz gering reagierte. Weiter rechtsseitige zentrale Facialisparese; linker Gaumenbogen tiefer stehend als der rechte; leichte Heiserkeit. War deutlich desorientiert; ab und zu optische Halluzinationen. Keine Stauungspapillen. Deutlicher positiver Babinski, Oppenheim und Gordon auf der rechten Seite. Die Lumbalpunktion ergab einen xanthochromen Liquor ohne Drucksteigerung. Es bestand starker Verdacht auf ein subdurales Hämatom. Die beabsichtigte Probetrepanation wurde wegen eigenartiger, plötzlich auftretender, dünnflüssiger, blutiger Stühle noch aufgeschoben. Der Zustand wechselte in den nächsten Tagen: die Durchfälle verschwanden, er war auch wieder orientierter, die Sprache, die weniger artikuliert geworden war, wurde wieder klarer; aber zwischendurch wieder Benommenheitszustände, auch Verlangsamung des Pulses bis 60. — *Operation* am 19. 9.: Trepanation in der rechten Scheitelgegend. Hier kein Befund unter der Dura, Rinde ganz normal. Darauf entsprechende Bohrung links: hier schimmerte die Dura dunkelbläulich durch. Nach ihrer Incision fanden sich minimale schwärzliche Blutauflagerungen auf der Innenfläche der harten Haut, besonders nach vorn zu; sie wurden abgesogen. Die Trepanationslücke wurde etwas erweitert, eine weitere Blutung war aber nicht zu sehen. Dagegen Verdickung der Arachnoidea, unter der eine deutliche Liquoransammlung bestand; aus dem Subduralraum quoll einwandfrei eine helle Flüssigkeit hervor, die abgesogen wurde (Liquor ?). Die Hirnrinde war im Bereich der Trepanation und im weiter übersehbaren Umkreis deutlich um 1 cm zurückgesunken. Probeexcision aus der Dura, die offen gelassen wurde. Naht der Wunde. *Postoperativ*

relativ gutes Befinden; der Kranke erhielt anfangs weiter, wie vor der Operation, hypertonische Traubenzuckerlösung intravenös.   Am 27. 9. plötzlich starke Verschlimmerung, Puls und Temperatur stiegen, war fast komatös, konnte nicht einmal mehr flüssige Speisen schlucken. Kochsalzinfusionen. Am nächsten Tag auffallende Erholung, weitere Zufuhr von reichlich Flüssigkeit. Weiter Besserung, die rasche Fortschritte machte. Seit Mitte Oktober konnte er festere Speisen zu sich nehmen, seit 24. 10. stand er auf und hatte keine besonderen Beschwerden mehr. Wurde am 24. 11. entlassen. Bei der Nachuntersuchung im März 1939 o. B. — Die histologische Untersuchung der excidierten Dura ergab das einwandfreie Bild eines wenn auch nur gering ausgeprägten subduralen Hämatoms (s. Abb. 12).

Bei diesem Kranken mit eindeutigem Trauma nahm man anfangs eine schwerere Halswirbelsäulenquetschung an. Der weitere Verlauf ließ dann aber an das Vorliegen bzw. Mitvorliegen eines subduralen Hämatoms denken; das wechselnde Zustandsbild mit zeitweiliger Desorientierung usw. war recht eindrucksvoll. Die Probebohrung ergab ein Hämatom unter der Dura links, allerdings von geringer Ausprägung. Bemerkenswert war das deutliche Zurückgesunkensein des Gehirns auf der linken Seite. Möglicherweise dehnte sich in diesem Falle das Hämatom besonders basalwärts aus (hierdurch auch Erklärung der Schluckbeschwerden?). Rechts trotz erweiterter und lichtstarrer Pupille kein Hämatom. Erst nach Zufuhr reichlicher Flüssigkeitsmengen entschiedene Besserung und spätere Heilung.

34. W. N., m., 17 J. *Vorgeschichte:* Am 9. 11. 38 aus voller Gesundheit heraus Unfall: stürzte mit dem Rad, angeblich nur auf die Seite gefallen, nicht auf den Kopf. War nicht bewußtlos, hatte aber starke Kopfschmerzen für 3 Tage. Darauf ganz gesund. Am 21. 1. 39 morgens bei der Arbeit in der Backstube plötzlich Übelkeit und Erbrechen. Konnte nicht weiter arbeiten; brach in der nächsten Zeit alles was er aß, ja mehr. Außerdem heftige Stirnkopfschmerzen, die auftraten, wenn er sich stark bewegte oder stark anstrengte; ferner Schläfrigkeit und Apathie. Am 4. 2. Arbeitsversuch, der aber wegen Übelkeit und Erbrechen gleich abgebrochen werden mußte. Es waren jetzt auch Sehstörungen vorhanden, ferner deutliche Desorientierungsstörungen. Kam jetzt in ein auswärtiges Krankenhaus, wo eine Blutdruckerhöhung und beiderseitige Stauungspapillen mit multiplen Blutungen in der Netzhaut festgestellt wurden. Nach einer Lumbalpunktion starke Verschlimmerung des Befindens, jetzt auch heftigste Nackenschmerzen. Wurde am 10. 2. in die Nervenklinik und am 13. 2. in die Chirurgische Klinik eingewiesen. Diagnose: Tumor der hinteren Schädelgrube links. *Befund* am 13. 2.: Deutliche Nackenstarre und sehr starke Schmerzen bei auch nur leisen Bewegungen des Kopfes. Stauungspapille links von $3^1/_2$ Dptr., rechts etwas weniger. Beiderseits multiple und diffuse Blutungen in der Netzhaut. Links zwischen Papille und Macula flächenförmige Blutung von 3 mal Papillengröße. Blutungen auch in der Peripherie. Die linke Pupille war etwas weiter als die rechte, reagierte sehr schlecht auf Licht. Geringe Abducensparese links. Uvula weicht bei Intonation deutlich nach links ab. Ist deutlich verändert, zeitweise etwas benommen, im ganzen stumpf, apathisch, schläfrig. Leichte Unsicherheit in der linken Hand beim Zeigefingernasenversuch, Störung der Diadochokinese links. Romberg und Gang nicht zu prüfen, nicht möglich. Armreflexe und Patellarreflexe nicht auslösbar; Achillessehnenreflexe bds. +. Keine krankhaften Reflexe. Auf der Röntgenaufnahme des Schädels war kein krankhafter Befund zu erheben. Blutdruck 160/90. Keine Temperatursteigerungen. Leukocyten 7300. Unter der Verdachtsdiagnose, daß ein subdurales Hämatom dem Ganzen zugrunde liegen könne, wurde über den Hinterhörnern gebohrt und links ein Hämatom festgestellt. Anschließend *Operation* (16. 2. 39): Anlegen einer fünfmarkstückgroßen Trepanationsöffnung in der linken Scheitelschläfengegend. Incision der Dura und darauf der äußeren Hämatommembran. Entleerung reichlicher Mengen flüssigen, schokoladebraungefärbten alten Blutes. Die Hirnrinde war um 3—4 cm zurückgesunken, das Hämatom dehnte sich über fast der ganzen linken Hemisphäre aus, hatte seine größte Tiefe in der Fissura Sylvii-Gegend. Einreißen der sehr dünnen inneren Membran, Excision eines Teils der Dura, die offen gelassen und an die Knochenkanten genäht wird. Nach Spülung und Auffüllung der Höhle mit physiologischer Kochsalzlösung Drainage derselben mit Gummizigarettendrain. Naht der Wunde. Probebohrung rechts. Hier fand sich lediglich eine dünne Membran unter der Dura. Der

anfänglich, bei der Bohrung über den Hinterhörnern sehr unruhige und klagende Kranke ist am Schluß völlig ruhig und gut ansprechbar. Ziehen des Drains nach 30 Stunden. Die Röntgenaufnahme 2 Tage nach der Operation zeigte eine über die ganze linke Hemisphäre sich erstreckende, tiefe Luftansammlung. Am 3. Tag etwas Erbrechen, darauf reichlich Flüssigkeitszufuhr (Infusionen). Glatte Heilung.

In diesem Fall lag eine recht typische Vorgeschichte vor. Bemerkenswert waren ausgesprochene, auch auf Kleinhirnaffektion deutende Zeichen. Außer dem Hämatom links (entsprechend dem Sitz der erweiterten und lichtstarren Pupille) fand sich eine dünne Membran auch rechts.

VI. Häufigkeit, Geschlechts- und Altersverteilung des subduralen Hämatoms.

Bei der nicht einheitlichen Bezeichnungsweise, die von den Autoren für Krankheitszustände mit Ansammlung von Blut im Subduralraum angewandt wird, ist es nicht gut möglich, wirklich exakte Angaben über die *Häufigkeit* subduraler Blutungen zu machen. Das, was der Chirurg ein typisches subdurales Hämatom nennen würde, wird noch heute in vielen Fällen besonders von Nicht-chirurgen als „Pachymeningitis haemorrhagica interna" bezeichnet. Sicher gibt es auch nicht ganz wenige Grenzfälle, bei denen nicht einmal der absolut klinisch und chirurgisch Eingestellte sich mit voller Sicherheit zu entscheiden vermöchte. Es gilt das natürlich vor allem für Prozesse *nicht*traumatischer Ätiologie. Wir werden auf diese wichtige Frage noch besonders eingehen. Bis dahin sei es gestattet, *beide* Begriffe, je nachdem von welchen Autoren sie gebraucht werden, zu verwenden.

An erster Stelle werden wir uns mit dem eigentlichen *subduralen Hämatom*, das *traumatisch* bedingt ist, beschäftigen. Wie in unserem geschichtlichen Überblick bereits ausgeführt, ist die Kenntnis des subduralen Hämatoms als einer Krankheitseinheit für sich erst seit TROTTER und CUSHING-PUTNAM allgemein durchgedrungen. Wenn man berücksichtigt, daß neue Erkenntnisse eine gewisse Zeit brauchen, bis sie sich wirklich durchgesetzt haben, so müssen wir noch mehrere Jahre von dem Zeitraum streichen, der uns jetzt von dem Erscheinen der PUTNAM-CUSHINGschen Arbeit (1925) trennt. In dieser relativ kurzen Spanne ist aber recht intensiv über die subdurale Blutung gearbeitet worden. Ihr gar nicht seltenes Vorkommen ist von vielen Neurochirurgen betont worden. Während man früher fast nur das *epidurale* Hämatom kannte und lehrte, müssen wir heute die Häufigkeit des *subduralen* Hämatoms in den Vordergrund stellen. *Es kommt 4—5mal so oft vor wie das epidurale* (OLIVECRONA). FOSTER KENNEDY und WORTIS bezeichnen schon das „akute" subdurale Hämatom (diagnostiziert in einem Zeitraum bis 21 Tage nach der Kopfverletzung) als 4mal so häufig wie das epidurale. Wenn man bedenkt, daß wohl noch häufiger als solche akuten Fälle mehr chronische beobachtet werden, so gewinnen wir den richtigen Eindruck von der Häufigkeit subduraler Blutungen.

Ganz zweifellos ist das subdurale Hämatom früher längst nicht in dem Maße diagnostiziert worden, wie es heutzutage geschieht. Das Dogma von der Pachymeningitis hat auf therapeutische Bemühungen in hohem Grade lähmend eingewirkt; erst die Entwicklung einer neuzeitlichen Neurochirurgie hat hier Wandel geschaffen und *die Häufigkeit des Zusammenhangs des Leidens mit einem vorhergegangenen Kopftrauma erkannt*. In dem noch zu behandelnden Mechanismus der Entstehung des gewöhnlichen chronischen subduralen Hämatoms liegt es begründet, daß die meisten Fälle nach *leichteren* Kopftraumen, so wie sie sich im täglichen Leben ereignen, vorkommen. Aus diesem Grunde können wir die starke Steigerung der Unfälle des modernen Verkehrs nicht in dem gleichen prozentualen Maße auch auf ein häufigeres Vorkommen des subduralen Hämatoms beziehen. Dennoch ist *die Erhöhung der Zahl der Verkehrsunfälle nicht unbeteiligt auch an den hohen Fallziffern subduraler Hämatome,* über die manche Autoren berichten können. In unserem Stockholmer Material von 32 Fällen müssen wir allein 10 Fälle, also fast ein Drittel, als Folgen von Verkehrsunfällen ansehen. Dabei waren aber nur insgesamt 23 Fälle *sicher* traumatisch bedingt. LEARY gibt an, daß 10% von mehreren Hundert ungünstig endenden Unfällen mit gleichzeitigen intrakraniellen Läsionen subdurale Blutungen aufwiesen und daß seiner Erfahrung nach ungefähr 45% der Todesfälle infolge Autounfällen auf Kopftraumen zu beziehen sind. Man muß also eine gewisse Häufung des Vorkommens subduraler Hämatome als gegeben annehmen (in dem einen Jahr 1937 wurden z. B. in der Neurochirurgischen Klinik in Stockholm 9 Fälle operiert) und sie auf die Steigerung der allgemeinen und insbesondere der Verkehrsunfälle beziehen.

Rein traumatisch verursacht waren in unserem Stockholmer Krankengut von 32 Fällen *mindestens* 23. Auch unseren 2 weiteren Beobachtungen lag ein eindeutiges Trauma zugrunde. Bei JELSMA (42 Fälle) fand sich in 88% ein Trauma in der Vorgeschichte, bei MCKENZIE (11 Fälle) in 91%, bei RAND (7 Fälle) in 100%, bei SACHS und FURLOW (16 Fälle) in 80%. Es sind dies chirurgische Statistiken, in denen naturgemäß der Frage eines etwaigen Traumas besonders eingehend nachgegangen wurde.

Wir werden unten in einem besonderen Kapitel das *subdurale Hämatom im Kindesalter* zu betrachten haben. In vieler Hinsicht bietet es gegenüber demjenigen des Erwachsenenalters Unterschiede. Aber auch bei Kindern sehen wir subdurale Blutungen gar nicht selten, vor allem bei Neugeborenen und Kleinkindern. In unserem Krankengut von 32 Fällen finden sich 4 Kinder, bei 3 von ihnen war ein *Trauma* in der Anamnese zu erheben. Auf die Zahlen der anderen Autoren werden wir noch ausführlich eingehen.

Werfen wir nun einen Blick auf *nichtchirurgische Statistiken!* Eine amerikanische Statistik aus dem Jahr 1935, diejenige von ALLEN, DALY und MOORE, untersuchte das Vorkommen „subduraler Blutungen" *bei psychotischen Kranken* auf Grund eines Sektionsmaterials von 3100 aufeinanderfolgenden Autopsien aus den Jahren 1914—1934. Bei 245 Fällen oder 7,9% von ihnen waren subdurale Blutungen vorhanden gewesen. Gleich hier sei bemerkt, daß die betreffenden Autoren es als wahrscheinlich bezeichneten, daß sich diese Blutungen *im Verlauf* der verschiedenen Psychosen entwickelten; ätiologisch seien die Faktoren der Hirnatrophie, der Gefäßerkrankung und des Traumas häufig kombiniert vorhanden gewesen. — Von älteren Statistiken erwähnen wir die von CIARLA (1913). Sie ist von Interesse, weil sie 2 verschiedene Materialgruppen umfaßt und bei der einen (aus der Irrenanstalt in Rom) über 163 Fälle von „Pachymeningitis cerebralis haemorrhagica" aus einer Zahl von 2215 Autopsien berichtet = 7,35%, also fast denselben Prozentsatz angibt wie die eben erwähnte amerikanische Statistik aus dem Jahr 1935. — Die früheren Autoren schöpften bezeichnenderweise meist aus dem Material von Irrenanstalten. So berichtete

JORES um die Jahrhundertwende, daß sich in diesem Material die typischsten Pachymeningitisformen fänden. JORES konnte hier irgendwelche pachymeningitische Veränderungen in durchschnittlich 35% feststellen!

Die andere Statistik CIARLAS betrifft 6631 Autopsien eines *allgemeinen Krankenhauses*. Hier fanden sich bei 57 = 0,85% Veränderungen im Sinn der Pachymeningitis cerebralis haemorrhagica. — WOLFF sichtete 9096 Sektionen des allgemeinen Krankenhauses St. Georg in Hamburg während der Jahre 1913 bis 1919. Er fand in 1,24% eine Pachymeningitis haemorrhagica interna.

Nicht immer wird in pathologischen Statistiken eine *Trennung wirklich hämorrhagischer Prozesse der Durainnenfläche von solchen, die nichthämorrhagische „selbständige" Entzündungen der harten Hirnhaut darstellen*, vorgenommen worden sein. Es dürfte das aber wesentlich sein, da die Ätiologie dieser beiden Gruppen eine durchaus verschiedene ist.

Die *Verteilung der subduralen Hämatome auf die Geschlechter* läßt erkennen, daß das männliche Geschlecht weit mehr gefährdet ist als das weibliche, — der Zusammenhang mit Traumen läßt dies durchaus begreiflich erscheinen. Unter den 32 Fällen der OLIVECRONASchen Klinik waren 28 männlichen und 4 weiblichen Geschlechts. Es entspricht das einem *Verhältnis von 7 zu 1*. Auch das Krankengut anderer Autoren enthält in weit überwiegendem Umfange Männer, so das JELSMAS in 93%, das McKENZIES in 82%, das RANDS in 100%, das SACHS' und FURLOWS in 68,75%.

In dem Material von Neurologen und Pathologen sind die Frauen stärker vertreten, die Männer aber immer noch am häufigsten vorhanden. In der oben angeführten Statistik von ALLEN, DALY und MOORE waren es 148 Männer und 97 Frauen. Etwa denselben Prozentsatz von *3 zu 2* gab schon CIARLA 1913 an, er berichtete aus ähnlichem Material *(Geisteskranke)* von 99 Männern und 64 Frauen. — In der Statistik WOLFFS *(allgemeine* Kranke) sind die Ziffern ausgeglichener: das männliche Geschlecht betrafen 53,4%, das weibliche 46,6%.

Nun die *Verteilung subduraler Hämatome auf die Lebensalter.* Wie schon erwähnt und unten noch besonders zu behandeln sein wird, sind subdurale Blutungen beim Neugeborenen und beim Kleinkind nicht selten. Die Zusammenhänge mit Geburtstraumen sind hier gegeben. Im übrigen ist *kein Lebensalter verschont.* Soweit Traumen ätiologisch in Frage kommen, ist das verständlich; allerdings werden sie zumeist Männer des jüngeren und mittleren Lebensalters betreffen. In unserem Stockholmer Material befanden sich im

1. Lebensjahrzehnt 3 Kranke		5. Lebensjahrzehnt 7 Kranke		
2.	„	4 „	6.	„	7 „
3.	„	6 „	7.	„	1 „
4.	„	4 „			

Es wird also das Alter zwischen 20 und 60 Jahren im chirurgischen Material *bevorzugt* befallen, das zeigen auch die Ziffern anderer Autoren. So befanden sich die Fälle, über die PUTNAM berichtete, im Alter von 17—58 Jahren. Nach JELSMA beträgt das Durchschnittsalter der Kranken 39,2 Jahre, nach GRANT 36 Jahre. RAND berichtete über einen Kranken, der 90 Jahre alt war!

Nichtchirurgische Statistiken berichten über *höhere* Lebensalter. So befanden sich die Kranken, deren Autopsien ALLEN, DALY und MOORE sichteten, in der großen Mehrheit zwischen 40—70 Jahren. Es handelte sich hier um *Geisteskranke.* — Auch bei Sektionen aus *allgemeinen* Krankenhäusern sehen wir durchweg weit höhere Lebensjahrzehnte befallen als wie bei chirurgischen Kranken. In der Statistik CIARLAs (Sektionen aus einem allgemeinen Krankenhaus) findet sich die „Pachymeningitis haemorrhagica" mit großem Übergewicht im vorgeschrittenen Alter, zwischen 51 und 80 Jahren; nach demselben Autor gibt es aber auch Fälle im jugendlichen und im kindlichen Alter. Etwa das Gleiche berichtet die WOLFFsche Statistik: auch hier lagen die meisten Fälle zwischen 50 und 70 Jahren.

Der Grund dieser Unterschiede im Befallensein der verschiedenen Lebensalter je nach dem Material liegt wohl darin, daß im vorgeschrittenen Alter die Veränderungen seltener werden, die traumatischen Ursprungs sind; an deren Stelle treten nichttraumatische Blutungen und Entzündungen stärker hervor. Wir werden hierauf noch des Näheren einzugehen haben.

VII. Die Pathologie und formale Entstehung des traumatischen subduralen Hämatoms.

Das subdurale Hämatom, wie wir es jetzt kennen, ist zumeist ein *chronisches* und in der Regel auf ein Trauma zurückzuführen, das sich kürzere oder auch längere Zeit *vor dem Auftreten der ersten krankhaften Symptome* ereignete. Der Ausdruck „chronisches traumatisches subdurales Hämatom" ist also durchaus berechtigt, auch wenn wir wissen, daß es ganz *akute* subdurale Blutungen gibt und daß in manchen Fällen vom Unfallereignis an eine ununterbrochene Symptomenfolge zum mehr *subakuten* oder zum eigentlichen chronischen Hämatom führt. Wir haben in unserem bereits angeführten Krankengut mehrere derartige Fälle mitgeteilt. LEARY und MUNRO haben verschiedene Gruppen subduraler Blutungen, je nach ihrer zeitlichen Entwicklung, unterschieden; und die Anschauung von der Entwicklung der chronischen Form aus der akuten hat Manches für sich. Dennoch sei im folgenden zuerst die pathologische Anatomie und Entstehung des so charakteristischen *chronischen*, traumatisch bedingten subduralen Hämatoms beschrieben. Den akuten und subakuten bzw. subchronischen Formen wenden wir uns danach zu.

1. Das traumatische chronische Subduralhämatom.

a) Makroskopisches Bild des typischen, die Großhirnhemisphäre bedeckenden Hämatoms.

Wie sieht dieses chronische Hämatom im allgemeinen aus? Sein Bild ist so typisch und von vielen Autoren so übereinstimmend geschildert worden, daß wir an Hand eines genauen Operations- oder Sektionsbefundes auch bei Fällen des früheren Schrifttums nachträglich die Diagnose bestätigen oder aber in die richtige ändern können. Der operierende Chirurg (ein Bild, wie man es bei der Operation sieht, vermittelt die Abb. 3) kann meist schon vor der Öffnung der Dura die Diagnose stellen. Er sieht die harte Hirnhaut nicht wie normal weißlich-grau durchschimmern, sondern deutlich verfärbt, meist schmutzig grünlich. Oft wölbt sie sich auch stärker vor und läßt schon hierdurch einen gesteigerten Druck von innen her erkennen. Nach ihrer Incision stößt man sogleich auf eine grünliche, etwa olivenfarbene gelatinöse Struktur, die der Innenfläche der Dura adhärent ist, aber meist ohne besondere Schwierigkeiten von ihr gelöst werden kann: die *äußere Hämatommembran*. Oft blutet es bei dieser Lösung leicht aus

dem Innenlager der Dura, ein Zeichen ihrer vermehrten Vascularisation; doch
ist das nicht immer der Fall. Die Dicke dieser äußeren, oft recht zähen und festen
Membran wechselt, sie kann die Dicke fast eines halben Zentimeters erreichen;
in beginnenden Fällen ist sie naturgemäß dünner, weniger als 1 mm dick; im
Durchschnitt erreicht sie 2—3 mm. In vielen Fällen (s. Abb. 4) überzieht die
Membran den größten Teil der Hemisphäre, sie reicht von der vordersten Frontal-
region bis in die Occipitalgegend und bis an das Tentorium. Medial kann sie sich

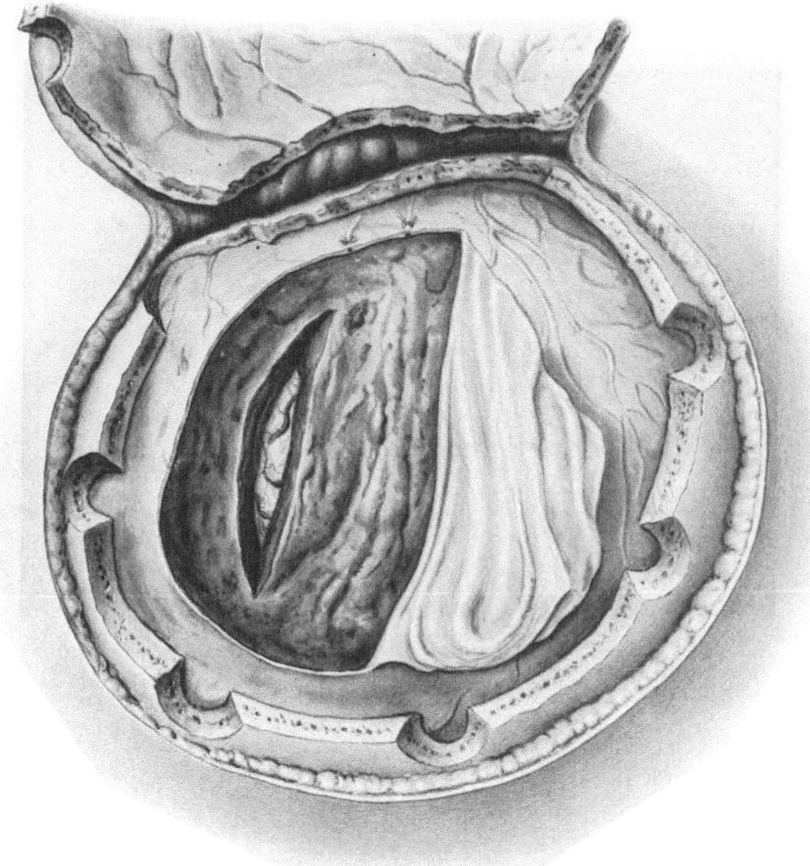

Abb. 3. Ansicht eines subduralen Hämatoms bei osteoplastischer Operation. Der Duralappen ist zurückgeschlagen. Unter ihm das grünlich-braun gefärbte Gerinnsel, das in seiner ganzen Dicke incidiert ist und
am Grund die Hirnrinde erkennen läßt, die von normaler Arachnoidea bedeckt ist. (Nach PUTNAM.)

bis zur Falx erstrecken und auf der anderen Seite bis zur Schädelbasis herab-
reichen, gelegentlich sogar diese bekleiden, doch ist letzteres mehr bei besonders
großen oder etwas abnorm gelegenen Hämatomen der Fall; im allgemeinen
bleibt schon der größte Teil des Temporallappens frei. Spaltet man die äußere
Hämatomhaut, so gelangt man in einen *Innenraum*, aus dem meist unter starkem
Druck schwarzgrünliche, besonders dünnflüssige, aber auch dickere Massen
abfließen: die umgewandelte Hämatomflüssigkeit. Die Quantität dieser Inhalts-
massen kann eine sehr beträchtliche sein, mehrere 100 ccm erreichen. Nicht

immer haben sie die so kennzeichnende dunkelgrünliche Verfärbung, sie können auch schwarzrot, bräunlich, kaffeefarben aussehen. Recht oft findet man Cruorgerinnsel, die zu richtigen Schlammassen umgewandelt sein können, gelegentlich sieht man auch flüssiges Blut. In einer Anzahl von Fällen findet sich eine ganz helle, bernsteingelbe Flüssigkeit, die blauweiß durch die Dura durchschimmert. Es liegt dann mehr ein *subdurales Hygrom* als ein Hämatom vor. Hat man einen Teil der äußeren Membran entfernt und den größten Teil des Inhaltes des Blutsackes abgesogen, so erblickt man zu innerst eine zweite, gelbgrünlich verfärbte Haut, die *innere Hämatommembran*. Sie ist viel zarter und dünner als

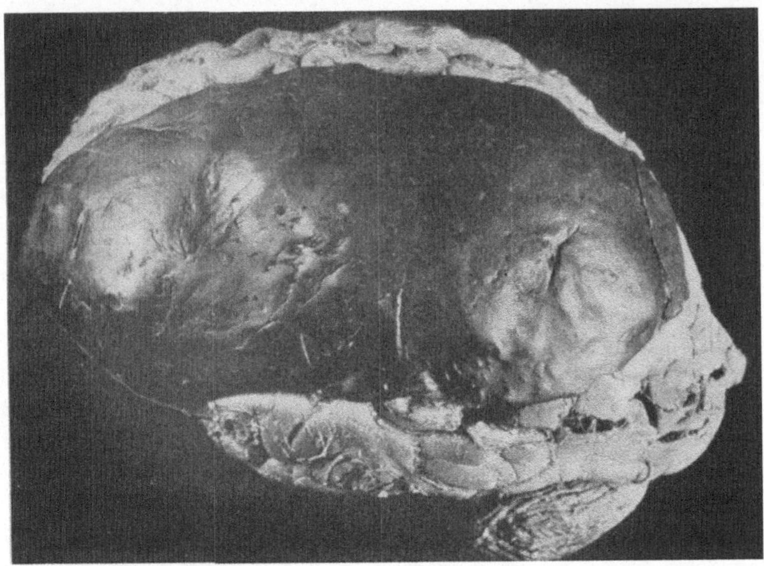

Abb. 4. Großes, eingekapseltes subdurales Hämatom eines 60jährigen Kranken. Kopftrauma 6 Wochen vor dem Tode. Die Krankheit wurde erst bei der Autopsie erkannt. Genaue Reproduktion des Gerinnsels mit Zahnwachs. Fast vollständige Bedeckung der Lappen, mit Ausnahme des temporalen, durch das Gerinnsel. (Nach COLEMAN.)

die äußere und liegt der Arachnoidea nur locker an, von dieser ist sie zu allermeist mit Leichtigkeit zu lösen; nur gelegentlich kann sie fester sitzen. Die oft kaum sichtbare, durchscheinende innere Haut erstreckt sich etwa in demselben Umfang über die Hemisphäre wie die äußere; an der Peripherie des Blutsackes gehen beide Membranen ineinander über. Am festesten ist die Anheftung längs des Sinus longitudinalis. Hat man die innere Haut von der Arachnoidea abgelöst, so kommt eine meist etwas gelblich gefärbte, sonst aber normale Hirnrinde zum Vorschein. Durch den langen Druck von seiten des Hämatoms kann das Hirngewebe deutlich komprimiert, abgeplattet erscheinen; die *Dicke des gesamten Blutsackes* kann 3—4, ja 5 cm (wie in unserem Fall 30) erreichen, der Abstand der Rinde von der Dura nach Ausräumung des Hämatoms ein entsprechender sein. Fast immer handelt es sich um einen Blutsack mit einem einheitlichen, in sich geschlossenen Binnenraum; doch kann man gelegentlich (s. unser Fall 22) im Innern des Hämatoms Scheidewände feststellen, die das Innere in mehrere, etwa 2—3 Unterräume aufteilen. Bei einem Fall unseres Materials (Fall 7) war sogar eine *sekundäre Membran* festzustellen, die ein besonderes „Fissura Sylvii Hämatom" umschloß.

Überwiegend kommt das subdurale Hämatom nur auf einer Seite vor. Doch ist *beidseitiges Vorkommen* durchaus nicht selten. In unserem Stockholmer Material (32 Fälle) konnten wir viermal intra operationem typische beidseitige Blutsäcke feststellen (Fall 14, 18, 24, 28), in einem zusätzlichen Fall (22) wurde post mortem auch auf der anderen Seite ein kleines Hämatom gefunden. Es würde das insgesamt einem Prozentsatz von 15% entsprechen. Doch waren in 4 weiteren Fällen (Fall 1, 16, 25, 31) dünne Membranen auf der anderen Seite vorhanden, so daß alles in allem in etwa 28% beidseitige Veränderungen im Sinne des subduralen Hämatoms in unserem Material zu beobachten waren. LEARY fand bei seinen 50 Fällen einseitige Hämatome bei 43, beidseitige bei 7. Sein Prozentsatz von etwa 16% würde dem unsrigen (mit vorhandenen deutlichen Hämatomen) ziemlich genau entsprechen. HORRAX und POPPEN konnten in ihrem Material bei 8 von 18 Kranken beidseitige Hämatome feststellen. *In etwa $^1/_6$ der Fälle oder mehr müssen wir daher mit beidseitigen Hämatomen rechnen, geringere Veränderungen oder Restzustände können aber in $^1/_4$—$^1/_3$ der Fälle vorkommen.*

In der großen „Pachymeningitis h. i." Statistik von CIARLA aus dem Jahr 1913 (Sektionsmaterial) finden sich beidseitige Prozesse ebenfalls in etwa $^1/_3$ der Fälle. Genau dasselbe Verhältnis von $^1/_3$ fanden ALLEN, DALY und MOORE (Sektionsstatistik subduraler Blutungen bei psychotischen Kranken aus dem Jahr 1935).

Einseitige Hämatome kommen zu gleichen Teilen rechts wie links vor. In unserem Stockholmer Material von 23 einseitigen Prozessen (ohne Hämatom noch Membran auf der anderen Seite) saß das Hämatom 12mal rechts und 11mal links. Von 43 einseitigen Hämorrhagien LEARYs waren 22 rechts und 21 links lokalisiert. Auch in der älteren Autopsiestatistik CIARLAs waren die Veränderungen rechts und links etwa gleich verteilt.

Wir erwähnten schon, daß das typische subdurale Hämatom mehr oder weniger sich über der gesamten Hemisphäre ausgebreitet findet und daß sein längster Durchmesser in *anteroposteriorer Richtung* liegt, während der quere Durchmesser an Ausdehnung gewöhnlich weit geringer ist. *Seine größte Tiefe hat es zumeist über dem Parietallappen,* nach vorn und nach hinten nimmt es im allgemeinen an Dicke ab. Doch kommen auch anders gelagerte Fälle vor. So kann die Blutung mehr hinten oder aber mehr über dem Frontallappen sitzen; die klinischen Symptome können daher weitgehend wechseln. Eine besondere Unterteilung dieser *mehr umschriebenen Konvexitätshämatome* halten wir kaum für erforderlich. Weder anatomisch noch klinisch-symptomatologisch gibt es hier gut abgegrenzte Formen.

Obwohl manche Blutsäcke bis an die Schädelbasis reichen können und ein dünnes Membranlager die basale Dura überziehen kann, sind *hauptsächlich* basal lokalisierte Blutungen selten. Wir sahen in unserem Material keinen derartigen Fall. ABBOTT erwähnt kurz, daß 4 Fälle seiner Serie ein Gerinnsel am Boden des Schädels aufwiesen. Eine weitere Beobachtung teilte VOSS mit. Dagegen schien uns ein besonderes *Einwachsen des Hämatoms in die Fissura Sylvii* von nicht nur pathologisch-theoretischer, sondern auch klinisch-diagnostischer und -therapeutischer Bedeutung. Vor allem für die Röntgendiagnose durch Encephalographie bzw. Ventrikulographie ist die Kenntnis derartiger Formen wichtig.

So war in unserem Fall 7 die Fissura Sylvii deutlich durch einen taschenbildenden Auszug des im übrigen die ganze Hemisphäre überdeckenden Hämatoms ausgesprengt, ja, es war sogar dieses sanduhrförmige „*Fissura Sylvii Hämatom*" von der Hauptmasse des Hämatoms durch eine sekundäre Membran abgetrennt. Auch im Fall 8 besaß das Hämatom seine größte Dicke in der Fissura Sylvii, es war vermutlich von dieser Gegend ausgegangen. Dasselbe war bei unserem Fall 30 zu beobachten, hier schien das Hämatom von einer Venenruptur am vorderen Endpunkt der Fissura Sylvii herzustammen. Doch war in diesen beiden letzten Fällen keine besondere Membran über der Gegend der SYLVIschen Fissur entwickelt.

Ganz allgemein erschien uns in recht vielen Fällen eine Bevorzugung gerade des Bezirks um die Fissura Sylvii vorzuliegen (außer den eben angeführten 3 Fällen bei Fall 4, 10—13, 16, 17, 26, mindestens also bei einem Drittel). Es dürfte das für die Diagnose und für die Therapie (Ort der Ausräumung) von Wichtigkeit sein.

Eine andere topographische Marke ist in dieser Beziehung von vielleicht noch größerer Bedeutung; es ist das die Ausbreitung des Blutsackes oder wenigstens der Membran bis zu der Stelle der Anlegung von Bohrlöchern für die Punktion und Lufteinblasung der Hinterhörner der Seitenventrikel. In der großen Mehrzahl unserer gebohrten Fälle wurde das Hämatom bei der Bohrung entdeckt und hiermit oft ein diagnostisch ganz unklarer Fall überraschend geklärt. Wir werden auf diesen Punkt in dem Kapitel „Diagnose" noch besonders zurückkommen. *Nur recht selten ist bei einem typischen subduralen Hämatom keine pathologische Veränderung an den Stellen für die Punktion der Hinterhörner wahrzunehmen.*

b) Umschriebene Hämatome außerhalb der Konvexität der Großhirnhemisphären.

Ganz umschrieben-beschränkt lokalisierte Hämatome *außerhalb* der Konvexität der Hemisphären sind sehr selten. Klinisch besitzen sie keine allgemeinere Bedeutung. Eine Ausnahme ist zu machen, doch betrifft sie eine Sonderform, nämlich die Hämatome *bei Neugeborenen* und Kindern des frühesten Lebensalters. Bei ihnen finden wir *recht häufig die Blutung in der hinteren Schädelgrube,* — eine natürliche Folge der hier, subtentoriell, sich ereignenden Geburtsblutungen. Wir werden auf diese Verhältnisse in einem besonderen Kapitel eingehen. Beim Erwachsenen dürfte die ausschließliche Lokalisation eines traumatisch bedingten chronischen subduralen Hämatoms in der *hinteren Schädelgrube* eine große Seltenheit darstellen. *Akute* subdurale Blutungen können sich wohl hin und wieder dort finden, auch sie aber wohl kaum aussschließlich, ohne gleichzeitige Verletzung des Kleinhirns.

Im Schrifttum findet sich nur ein einziger sicherer Fall von chronischem *cerebellarem subduralem Hämatom* bei einem Erwachsenen. Der Betreffende war mit dem Kopf an eine Wand gestoßen und bot die Symptome eines Kleinhirntumors dar. Bei der von SACHS in St. Louis ausgeführten Operation fand sich ein cerebellares subdurales Hämatom (bei PEET). — Ein in der bekannten Monographie NEISSERs und POLLACKs angeführter Fall von cerebellarer intraduraler Blutung scheint uns nicht genügend gesichert.

Sicher ebenso selten sind *mediane, intrahemisphärische Hämatome.* Gelegentlich, wie in einem Ausnahmefall von LEARY, kann einmal das dickste Gerinnsellager zwischen Falx und medialer Oberfläche des Gehirns liegen, *ausschließlich* wird das äußerst selten vorkommen. Bei *akuten* Verletzungen des Längsblutleiters kann ein derartiges Hämatom eher zustande kommen, die Hemisphären auseinanderdrängen und einen Druck auf den Balken ausüben, — die schwere

Verletzung bedingt in wenigen Stunden den Tod (HENSCHEN). Aus einer Arbeit von COLEMAN können wir ein derartiges Hämatom abbilden (Abb. 5).

Der 64jährige Kranke starb an dem der Verletzung folgenden Tage.

Die Blutung saß in Form einer Banane zwischen den Hemisphären, auf der linken Seite der Falx; sie erstreckte sich durch die ganze Länge der Fissura longitudinalis; Durchmesser etwa 1 Zoll. Als Symptome waren vorhanden: „Koma, hohe Temperatur, stertoröse Atmung.“

Auch das *perihypophysäre Hämatom* im Bereiche der sellar-basalen Dura, das HENSCHEN erwähnt, ist eine Rarität, die ohne größere klinische Bedeutung ist.

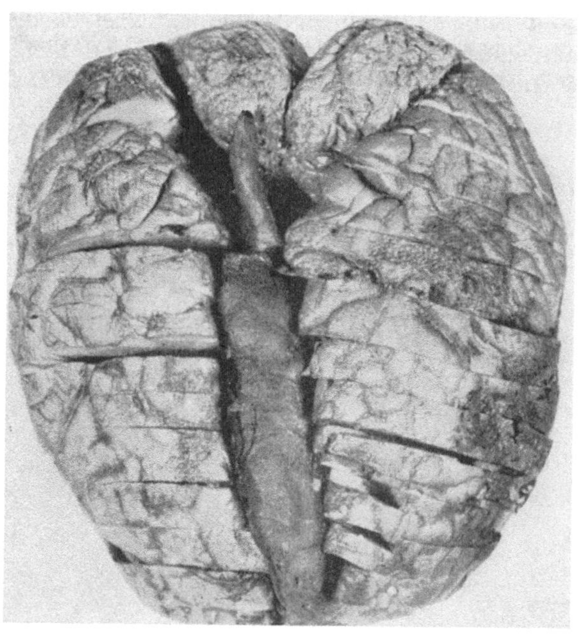

Abb. 5. Intrahemisphärisches subdurales Hämatom (64jähriger Kranker). 1 Tag vor dem Tode Kopftrauma. (Nach COLEMAN.)

DANDY teilte einen derartigen Fall mit: Ein Hämatom in der Sella turcica, 8 Monate nach der Verletzung (s. Abb. 6). Es hatte eine ausgedehnte Zerstörung der Sella turcica und bilaterale Blindheit bewirkt; Symptome eines Hypophysentumors. Das Diaphragma

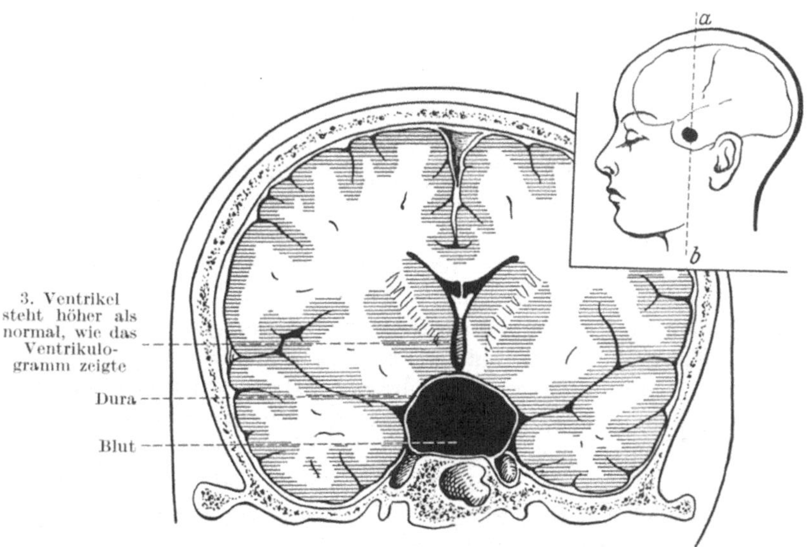

Abb. 6. Subdurales Hämatom in der Sella turcica; komplizierter Schädelbruch 1 Jahr vor der Operation. (Nach DANDY.)

sellae war nach oben gegen die Hirnbasis gedrängt, genau wie bei einem Hypophysentumor. Nach Punktion des Hämatoms floß dunkles Blut heraus, die geschwollene Membranwand der Sella fiel zusammen.

Wichtig ist, daran zu denken, daß auch ein subdurales Konvexitätshämatom ausnahmsweise in die Hypophysengegend hinabreichen kann, ferner, daß es auch Kombinationen von Blutung mit Hypophysenadenom gibt (unser Fall 20), und schließlich, daß auch Spontanblutungen in Hypophysentumoren vorkommen (Voss).

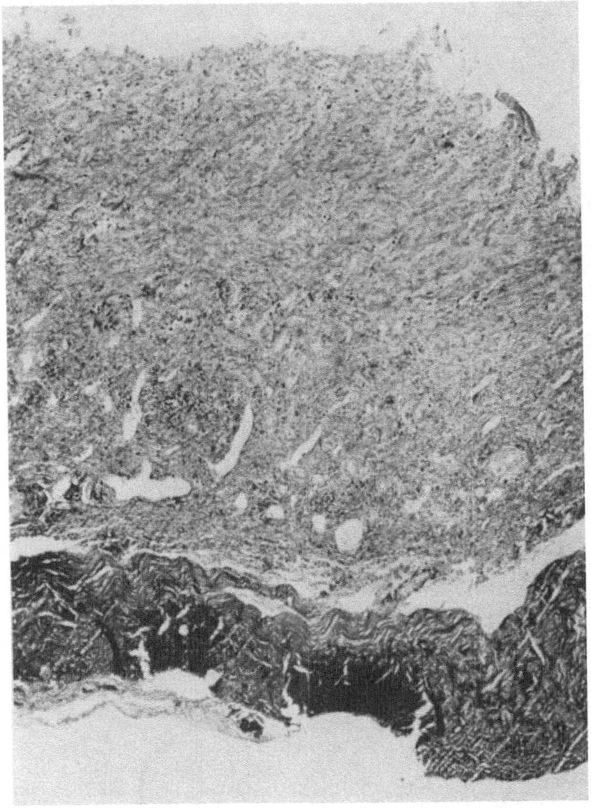

c) Histologisches Bild des traumatisch bedingten chronischen Subduralhämatoms.

Nach Erörterung der makroskopischen und topographischen Verhältnisse wenden wir uns der *Histologie des traumatischen, chronischen, subduralen Hämatoms* zu. Es liegt auf der Hand, daß die histologische Beschaffenheit der Membranen von der Dauer ihres Bestehens abhängt. Je nach dem Zeitpunkt des Eingriffes wird die mikroskopische Untersuchung verschiedene Bilder ergeben, angefangen von dem reinen Bluterguß, dem jede Membran fehlt, und führend bis zum wohlausgebildeten Hämatom mit seiner äußeren und

Abb. 7. Subdurales Hämatom (50fache Vergrößerung). 39jähriger Kranker (Fall 31); 4 Monate vor der Operation Kopftrauma. Unten Dura, über ihr die äußere Hämatommembran, die aus älterem und frischerem Granulationsgewebe besteht. Viele weite Capillaren in der der Dura anliegenden Membranschicht.

inneren Kapsel. Wir betrachten auch hier zuerst die histologische Struktur des eigentlichen *chronischen* Hämatoms.

Viele Autoren haben die Histologie der früher „pachymeningitisch" genannten Membranen beschrieben; noch heute muß insonderheit die klassische Beschreibung VIRCHOWs als treffend bezeichnet werden. Jahrzehntelang hat sich die Arbeit der Forscher auf diesem Gebiet mit rein histologischen Fragen beschäftigt, ohne daß aber eine Einigung über die *Herkunft* der Membranen erzielt werden konnte. Wir verweisen hierzu auf unseren geschichtlichen Überblick. Erst seit HENSCHEN, TROTTER und CUSHING-PUTNAM ist ein gewisser Abschluß erreicht worden, ist endgültig auf Grund klinisch-operativer Erfahrungen und Befunde der Großteil der subduralen Hämatome als *traumatisch* erkannt worden. *Die Blutung und nicht eine Entzündung ist bei ihnen das primum movens.* Von vornherein werden wir daher erwarten, in der feingeweblichen Struktur der Hämatommembran Zeichen *reaktiver, organisierender Vorgänge* feststellen zu können. Das

Innenlager der Dura wird zum Zweck der Resorption des in den freien Subduralraum ergossenen Blutes in enge Verbindung mit dem Hämatom treten. Das
ist der Fall. Die *äußere Hämatommembran* ist mit der inneren Oberfläche der
harten Hirnhaut verwach-
sen; diese Adhäsion kann
allerdings ohne beson-
dere Schwierigkeiten ge-
löst werden, hinterläßt
aber oft deutliche feine
Blutungen. Mikroskopisch
(s. Abb. 7 u. 8) sehen wir
die Grenze dieser Verbin-
dung zwischen Dura und
Membran ziemlich deut-
lich, die schwach hyalinen
Fibrillenbündel der Dura
sind im Präparat stärker
eosingefärbt. Sie gehen
über in das mehr lockere
fibröse Gewebe der äuße-
ren Kapsel, in das nun
zahlreiche Zellen und Ca-
pillaren eingelagert sind
und das durchaus einem
Granulationsgewebe
ähnelt. Besonders kenn-
zeichnend sind große *ca-
pilläre Räume*. Sie liegen
vor allem in der ober-
flächlichen Schicht der
Membran, von der Dura
nur durch ein dünnes Fibro-
blastenlager getrennt, und

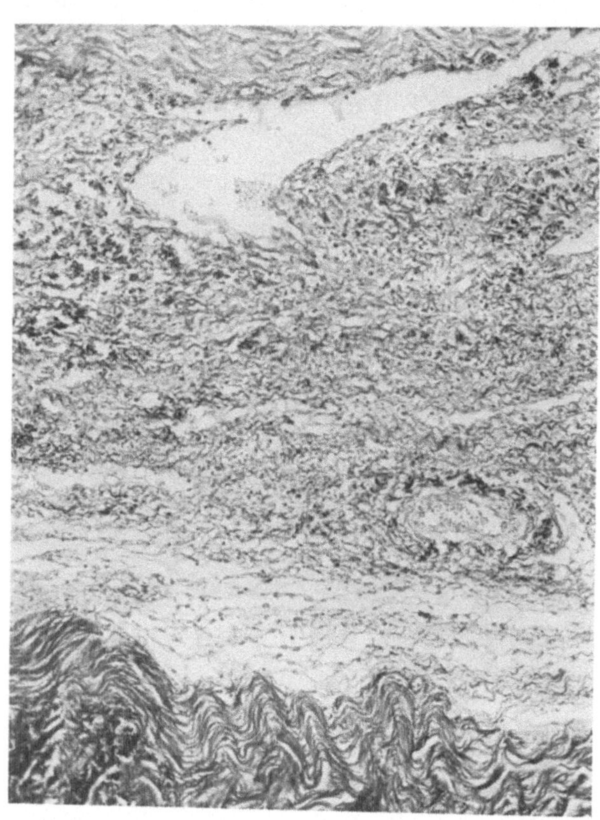

Abb. 8. Subdurales Hämatom; dasselbe Präparat wie in Abb. 7
(120fache Vergrößerung). Stärkere bindegewebige Umwandlung innerhalb der Membran, reichlich Hämosiderinablagerungen. Unten Dura.

stellen längliche, weite Räume dar, die mit den Capillaren der Dura und
denjenigen, die sich verstreuter in der Neomembran finden, sowie unter sich
mittels unregelmäßiger Anastomosen kommunizieren. Besonders PUTNAM
hat diese großen, ins Auge fallenden Räume eingehend untersucht und
beschrieben, er weist ihnen gerade für das traumatische subdurale Hämatom
eine kennzeichnende Bedeutung zu. Nach PUTNAM besitzen sie eine deutliche
mesotheliale Begrenzung, die jedoch unvollständig und weniger einheitlich als
die endotheliale Bekleidung der Capillaren in der Nachbarschaft ist; die Zellen
sind teils plump, teils flach, die Zwischenräume zwischen den Kernen variieren.
Meist enthalten diese Räume wohlerhaltene rote Blutkörperchen, gelegentlich
auch weiße und Fibrin, welch letzteres mit dem Fibrinnetzwerk außerhalb anscheinend kommuniziert (PUTNAM); bereits BARRATT hat hierauf hingewiesen.
PUTNAM fand, daß *je länger das zeitliche Intervall* zwischen Trauma und Entfernung des Hämatoms war, *desto größer und unregelmäßiger diese Räume* wurden.
Er vermißte sie nur bei einem von 7 untersuchten Fällen. Bei Abstreifen der

Membran von der Dura sollen diese Räume intakt bleiben. Im übrigen finden sich in dem Gewebe der äußeren Hämatomhaut nach der Tiefe zu mehr oder weniger zahlreich noch weitere typische Capillaren, die aber nicht die schichtenartige Anordnung aufweisen wie die eben beschriebenen Bluträume. Eingestreut in dieses Granulationsgewebe sind außer Fibroblasten *Zellen* aller möglichen Art, Wanderzellen, Lymphocyten, Plasmazellen, weiter eosinophile und oft recht viele polymorphkernige Leukocyten. Gerade letztere sieht man manchmal in überraschender Menge. Sie können diesem an sich rein reaktiven Gewebe durchaus den Charakter eines entzündlichen verleihen. Die „Pachymeningitis haemorrhagica interna traumatica" war früher ja ein geläufiger Begriff. In manchen Rundzellen findet sich Pigment, das Eisenreaktion gibt (Hämosiderin). Während nun die Abgrenzung der äußeren Hämatommembran von der Dura verhältnismäßig deutlich wahrgenommen werden kann, ist das weniger der Fall zum Inhalt des Blutsackes hin; hier ist ein mehr allmählicher und

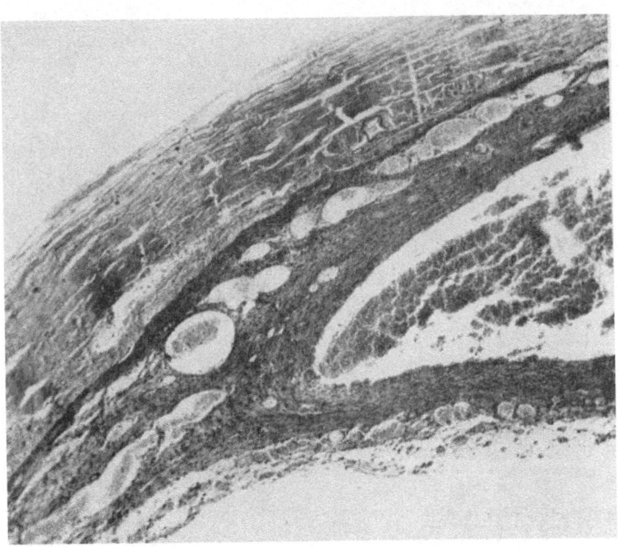

Abb. 9. Subdurales Hämatom: Verbindung der zwei Hämatommembranen mit eingeschlossenem Gerinnsel. Man beachte die Riesencapillaren. (Nach LEARY.)

vor allem unregelmäßiger Übergang des organisierenden Gewebes festzustellen. Junge Fibroblasten und zarte Gefäßchen wandern und wuchern in die Tiefe; an manchen Stellen findet sich ein mehr oder weniger dichtes Fibrinnetz, in das Blutkörperchen und andere Zellen und Zellbröckel eingeschlossen sein können.

Der *Inhalt des Blutsackes* ist ein recht verschiedenartiger, je nachdem wie seine Organisation fortgeschritten ist. Wir finden alte Cruorgerinnsel, dann wieder Ansammlungen von seröser Flüssigkeit oder auch frischeres Blut. Fibrin mit hämolysierten Blutkörperchen, einwandernde Fibroblasten und Rundzellen sind zu sehen, pigmentbeladene Phagocyten desgleichen. Große Hämatome werden so gut wie nie ganz organisiert; beträchtliche Reste des ergossenen Blutes sind fast immer vorhanden, wenn auch in stark abgebauter und umgewandelter Form. CUSHING hat als einer der ersten die so kennzeichnende grüne Verfärbung mancher Hämatome als ein Zeichen der Umwandlung von Hämoglobin in Gallenpigment (Biliverdin) angesprochen. Nach JELSMA bemerkte man bei 69,3% von 42 (aus dem Schrifttum gesammelten) Fällen Gallenpigment. DANDY wies auf einen oft vorhandenen braunen, rostfarbenen Ton des Blutes hin. Dieses gerinnt weder gleich nach seiner Entfernung noch viele Tage oder Wochen später.

Die den Inhalt des Blutsackes zur Arachnoidea hin begrenzende *innere Membran* ist viel dünner als die äußere Hämatomkapsel. Sie ist mit der Spinngewebehaut des Gehirns wenn überhaupt so nur locker verbunden und besteht aus einem feinen Bindegewebslager mit Fibroblasten; den Abschluß gegen die Arachnoidea bildet ein einfaches Lager von mesothelialen Zellen. Zu allermeist ist diese innere Haut frei von Gefäßen. Bemerkenswert ist das Vorkommen von mit Blutpigment beladenen Histiocyten, die auch in die Arachnoidea eindringen. Von hier aus sollen sie sogar ihr Pigment in den Liquor abgeben können, was eine Xanthochromie desselben zur Folge hat. LEARY bezeichnet diese Farbreaktion bei manchen Fällen als recht ausgesprochen; er spricht ihr sogar, falls sie positiv ist, eine diagnostische Bedeutung zu. — Die Abb. 9 nach LEARY gibt im Überblick die Verhältnisse von Dura, äußerer Kapsel, Hämatominhalt und innerer Kapsel zueinander wieder. Man erkennt sofort die auffallenden, sehr weiten Riesencapillaren in der äußeren, subduralen Schicht der äußeren Membran. Der Schnitt stammt von der Stelle des Umschlags der äußeren in die innere Haut.

Bakteriologische Untersuchungen der Membranen und des Inhaltes eines chronischen Subduralhämatoms verliefen so gut wie immer negativ (BARRATT, ROSENBERG, BÜDINGER u. a.). Positive Befunde sind nur bei wirklich infektiöser Ätiologie (echte Pachymeningitis haemorrhagica interna) zu erwarten (s. u.).

d) Ursprung und formale Genese des traumatischen chronischen Hämatoms.

Wie entsteht nun dieses subdurale Hämatom und welche Umstände bedingen seine Chronizität? Wir beschränken uns auch hier wieder vorläufig auf die echte *traumatische* Form. Früher, zur Zeit der „Pachymeningitis"-Lehre, glaubte man die Quelle des in den Subduralraum ergossenen Blutes in der Dura selbst sehen zu müssen. Durch unter Umständen auch traumatische Einflüsse komme es zu einer Blutung aus den Gefäßen der harten Hirnhaut, die allerdings mehr als blutige Exsudation angesprochen wurde. Nur wenige Autoren dachten auch an andere Möglichkeiten. WIGLESWORTH sprach schon 1892 aus, daß wahrscheinlich die Quelle der Blutung bei verschiedenen Fällen variiere und daß sie unzweifelhaft zu Zeiten von den kleinen Gefäßen der Pia mater herstamme. Wenn zwar auch diese Ansicht zurückhaltend geäußert und nicht sehr beachtet wurde, so ist sie doch bemerkenswert durch ihren Hinweis auf *außerhalb* der Dura selbst gelegene mögliche Blutungsquellen.

HENSCHEN hat dann in seiner 1912 erschienenen Arbeit über die „traumatische Subduralblutung" in bestimmter Weise ihre Pathogenese als lange nicht so einheitlich und auf wenige Möglichkeiten begrenzt bezeichnet wie die der extraduralen. Als *Quellen der primären Verletzungsstellen* sah er sowohl *Arterien* wie Venen der Schädelhöhle an. So solle es bei einem Riß der Arteria meningea media durch einen gleichzeitigen Spalt der Dura zur Ansammlung eines intraund eines kleinen extraduralen Hämatoms (Zwerchsackhämatom) kommen. Es ist nicht zu bezweifeln, daß dieser Mechanismus bei schweren Verletzungen des Schädels gelegentlich zu beobachten ist, ebenso wie auch Blutungen aus der Carotis cerebralis und aus Arterien der Hirnoberfläche, besonders der Arteria fossae Sylvii, bei gleichzeitigen Einrissen der weichen Häute des Gehirns, zu *diffusen, akuten,* subduralen Blutansammlungen führen können, — das typische *chronische,* mehr *umschrieben* gestaltete und traumatisch entstandene subdurale Hämatom ist nicht die Folge derartiger Verletzungen. HENSCHEN selbst hat das ausgesprochen, und auch TROTTER betonte in seiner grundlegenden, 1914 erschienenen Veröffentlichung, daß man aus dem Verlauf und aus dem schleichenden Einsetzen der Symptome folgern könne, daß *eine venöse Blutung die Ursache des subduralen Hämatoms* bilde.

Nach HENSCHEN kommen von den *Venen des Schädelinnern* in erster Linie die „*freien Strecken*" *der großen Piavenen* als Quelle der chronischen Subduralblutung infolge Trauma in Frage. Jene gefährlichen Überbrückungsstellen, an denen diese feinen und klappenlosen Gefäße, den Schutz der weichen Hirnhäute verlassend, zu ihren Sinus eilen, seien schon lange als *der „gewöhnliche und klassische Ort der primären Gefäßverletzung"* bekannt. Die Verletzung erfolge entweder im Verlauf der Brücke selbst oder als eigentliches Ab- oder Ausreißen der sinualen Mündungsstellen. Einzeln oder zu mehreren rissen *am häufigsten die Venenzuläufe des Längsblutleiters*, etwas seltener die dem geraden Blutleiter zustrebende, geschützter liegende Vena magna Galeni oder venöse Anastomosen, die die Vena Sylvii mit dem Sinus transversus verbinden. Auch aus *abnorm verlaufenden pialen Venen*, die in Entfernung einiger Zentimeter von der Hirnsichel sich direkt aufwärts gegen die Dura wenden und in ihr in einer der Seitenbuchten des Längsblutleiters münden, könne die Blutung erfolgen. HENSCHEN erwähnt einen Fall MITTENZWEIGs, bei dem zwei solcher akzessorischer, von den Zentralwindungen aufsteigender Venen von der Dura abgerissen waren; MITTENZWEIG konnte unter 200 Gehirnhäuten Erwachsener in 59 Fällen solche Verlaufsanomalien feststellen. — Als weitere Verletzungsquellen venöser Gefäße führt HENSCHEN dann noch die Abrisse der PACCHIONISCHEN Granulationen, die seltene Verletzung der Vena jugularis interna unmittelbar an ihrer Auslaufstelle am Foramen jugulare und weiter *intradurale Rupturen der großen venösen Blutleiter* an. Von letzteren risse *am häufigsten der Längsblutleiter*, sodann der Sinus transversus und schließlich der Sinus cavernosus ein. Die Blutung aus diesen großen venösen Sinus der Dura sei bei weitem Riß eine primäre und innerhalb weniger Stunden zum Tode führende Massenblutung. Sie käme in günstigen Fällen und bei kleinerem Anriß durch eine Art Selbsttamponade der zwischen Gehirn und Sinuswand eingepreßten Cruormassen zum Stillstand. Eine Abstoßung des die Lücke stopfenden Thrombus könne zu einer etappenweise fortschreitenden *Nachblutung* oder zu einer apoplektiformen sekundären Massenhämorrhagie führen.

Eine 3. Gruppe von Verletzungsquellen, die eine Blutung in den Subduralraum zur Folge haben können, sind (nach HENSCHEN) dann noch primäre Blutungen aus Rissen oder Quetschungsherden der *Hirnsubstanz*, sowie (sekundäre) Spätblutungen aus oberflächlichen Kontusionsherden des Gehirns oder aus spontan einreißenden, durch ein vorhergehendes Trauma geschädigten *Gefäßen der weichen Häute*.

Für die am meisten als Quelle des subduralen Hämatoms in Frage kommenden Verletzungen, diejenigen der *Venenzuläufe des Längsblutleiters*, ist die *Topographie* dieser Gefäße von Wichtigkeit.

Es sind hier (s. Abb. 10 nach POIRIER, bei HENSCHEN) zwei Gruppen zu unterscheiden: Eine *vordere Dreier- oder Vierergruppe*, die dem Ablaufgebiet des Stirnhirns entspricht, und eine *hintere* sich aus den übrigen Hirngebieten sammelnde *Gruppe*, die in die rückwärtigen zwei Drittel des Sinus mündet. Zwischen ihnen findet sich eine bis zu 5 cm lange venenfreie Sinusstrecke. Die Venen der frontalen Gruppe ziehen senkrecht in kurzem Verlauf ihren Sinusmündungen zu. Von der hinteren Gruppe wurzeln zwei Hauptstämme im Gebiet der ROLANDOschen Furche; nach POIRIER steigen sie aus der Gegend der SYLVISCHEN Grube auf und laufen den Windungen parallel über die Hemisphäre; der vordere, größte Stamm, CRUVEILHIERS „grande veine cérébrale supérieure“, anastomosiert mit der Vena med.

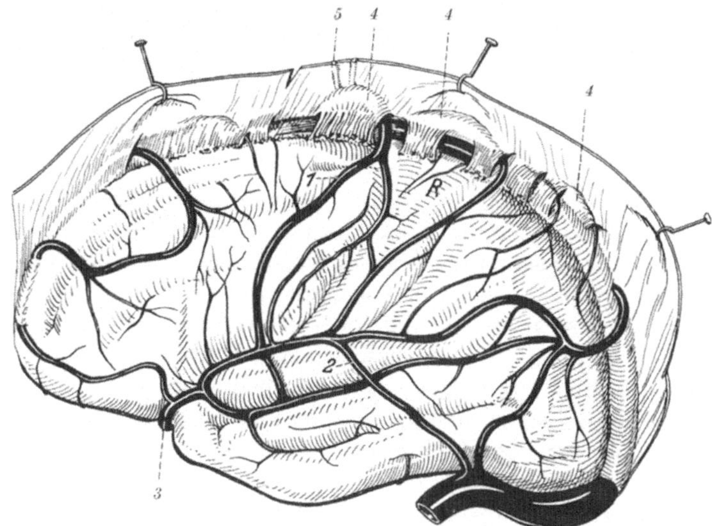

Abb. 10. *R* Sulcus Rolandi. *1* Große obere Hirnvene. *2* Vena Sylvii (BROWNINGS Vena cerebralis mediana). *1* und *3* TROLARDS Vena magna anastomotica. *2* Verbindungsvene zwischen der Vena Sylvii und dem Sinus transversus (LABBÉS Vena anastomotica). *4* Sinus longitudinalis superior. *5* Dem Längsblutleiter zulaufende Venae meningeae. (Nach POIRIER.)

Sylvii und schmiegt sich im weiteren Verlauf der prärolandischen Windung, seltener der Rolandofurche selbst an. Die Venen des Schläfen- und eines Teiles des Hinterhauptlappens

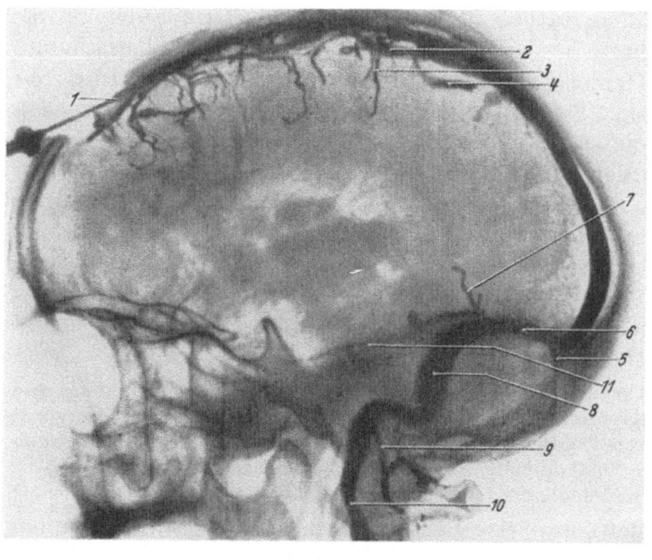

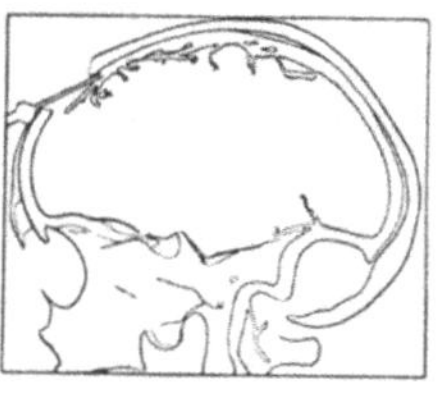

1 Nadel im Sinus longit. sup.
2 „Blutsee“. 3 Vena cerebro-
duralis. 4 Vena cerebro-duralis
von der ROLANDIschen Gegend.
5 Torcular. 6 Sinus transversus. 7 Kleine anastomotische
Vene LABBÉs. 8 Sinus sigmo-
ideus. 9 Vena vertebralis und
Ursprung der Vena jugularis
post. 10 Vena jugularis interna.

a   b

Abb. 11a u. b. a Radiographisches Bild der Venenzuläufe des Sinus longitudinalis superior (nach Injektion von Lipiodol an der Leiche). b Skizze zu 11a. (Nach CLAVEL und LATARJET.)

sammeln sich in 2—3 weiteren Stämmen und gehen in weitem Umweg gegen den hintersten Abschnitt des Sinus longitudinalis superior. Nicht selten schlägt sich eine große Vene vom Schläfenlappen direkt zum Sinus lateralis herüber (LABBÉS Vena anastomotica).

Eine röntgenologische Darstellung der Venenzuläufe des Sinus vermittelt die Abb. 11.

Es ist zu bedauern, daß die gründliche und umfassende Arbeit HENSCHENs nur relativ wenig beachtet wurde. Sie enthält vieles, das in späteren Veröffentlichungen als neue Erkenntnis angesprochen wurde. 2 Jahre später, 1914, erschien die ausgezeichnete TROTTERsche Arbeit mit ihrem Bericht über 4 eigene operierte Fälle von chronischer traumatischer Subduralblutung. Das Verdienst gerade TROTTERs ist es, diesen Typ so klar und prägnant als eine besondere Krankheitsform gezeichnet zu haben. Eindeutig wird auch von diesem englischen Chirurgen *in einem Riß der Hirnvenen, die von der Rinde zu dem Sinus longitudinalis superior laufen, die Quelle des Hämatoms erblickt.* Das kraniale Ende der kurzen, vom Gehirn zur Dura nahezu rechtwinklig zueinander passierenden Venenstämme sei fest an der starren Dura fixiert, während ihr cerebrales Ende an der relativ beweglichen Hemisphäre angeheftet sei.

Die Erklärung HENSCHENs und TROTTERs ist von dem umfangreichen Schrifttum, das der programmatisch zu bezeichnenden Veröffentlichung CUSHING-PUTNAMs im Jahre 1925 folgte, fast allgemein übernommen worden. Und sicher hat dieser Mechanismus die besten Gründe für sich. Jene kurzen und ungeschlängelt durch den Subduralraum zum Sinus longitudinalis ziehenden Rindenvenen können bei einem *Trauma, das eine nur leichte, aber plötzliche Verdrängung des Hirns in anteroposteriorer Richtung bedingt,* unter eine übermäßige Zugwirkung gelangen und *rupturieren.* Es ist dabei nur erforderlich, daß eine einzige dieser Venen einreißt: die umschriebene Hämorrhagie in den Subduralraum ist vorhanden. Eine übermäßige Bewegung der Hirnhemisphäre in *lateraler* Richtung wird durch die Falx verhindert.

Soviel nun diese Hypothese Beweiskraft in sich hat, *sichere Blutungsquellen sind zu allermeist beim chronischen Subduralhämatom nicht mehr zu finden,* weder vom Chirurgen noch von dem pathologischen Anatomen. In unserem Stockholmer Operationsgut konnte in keinem Fall mit *Sicherheit* eine bestimmte Vene als die Quelle der Hämorrhagie bezeichnet werden. Im Schrifttum gibt es einige spärliche Angaben. So berichtet RAND über drei von sieben eigenen Fällen, bei denen eine thrombosierte Vene in dem Gerinnsel gefunden wurde, die wahrscheinlich die Quelle der Blutung war. GRANT fand bei einem Fall seiner Serie eine Vene der Temporoparietalgegend, die vom Sinus lateralis zur Rinde führte, losgerissen und in dem Gerinnsel eingebettet. MUNRO berichtet über einen ähnlichen Fall. ABBOTT fand in 4 Fällen eine thrombosierte Vene in Kommunikation mit dem Gerinnsel. TÖNNIS konnte einen bei der Operation gesichteten verdächtigen Gefäßstumpf innerhalb der Hämatommembran histologisch als rupturierte Brückenvene feststellen.

Ob ein Fall, den KEEGAN beobachtete und bei dem eine intermittierende Blutung von einer Öffnung im Sinus longitudinalis superior während der Operation gesehen wurde ($2^1/_2$ Monate nach der primären Kopfverletzung), wirklich beweiskräftig ist, bleibe dahingestellt. Dieser Kranke war dreimal operiert, erst bei der 3. Operation sah man die Blutung aus dem Sinus. Eine Untersuchung post mortem fand nicht statt.

Wir werden auf verschiedene weitere Punkte, die mit der Frage des Traumas zusammenhängen, noch an anderer Stelle, bei Betrachtung der *Ätiologie* des subduralen Hämatoms, eingehen und wenden uns jetzt der wichtigen und recht interessanten Frage der *Chronizität des Hämatoms* zu.

Es war schon lange bekannt, daß sich eine Form der chronischen „Pachymeningitis haemorrhagica interna" nach geringen Traumen des Kopfes entwickelte und daß erst Wochen und Monate nach dem primären Unfallereignis die Symptome begannen. Jetzt wissen wir, daß gerade dieses lange symptomfreie Intervall die chronische, traumatische Subduralblutung kennzeichnet, im Gegensatz zum epiduralen Hämatom mit seinem auf Stunden beschränkten freien Intervall. Aber wie ist es zu erklären, daß ein Kranker, der sich von seinem leichten Kopfunfall schnell und vollständig erholte, erst viele Wochen später Symptome zu zeigen beginnt, die langsam, aber unaufhaltsam an Stärke zunehmen und die schließlich zu den schwersten Formen des Hirndrucks, zu tiefem Koma, zu Lähmungen u. dgl., ja, unbehandelt zum Tode führen können? Der autoptische Befund kann diese Entwicklung nicht ohne weiteres erklären. Das sich findende umfangreiche Hämatom, das meist die ganze Hemisphäre bedeckt und das Gehirn stark eingedrückt hat, hätte doch schon ganz kurze Zeit nach dem Unfall stürmische *akute* Hirndruckerscheinungen, so wie beim epiduralen Hämatom, hervorrufen müssen. Aus diesem Dilemma hilft keine andere Erklärung als die, *daß sich die anfänglich geringere Blutung mit der Zeit zu dem gewaltigen Blutsack*, den man bei der Operation oder Autopsie findet, *entwickelt hat*.

Über die Art und Weise dieses Vorgangs bestand lange völlige Unklarheit. Von vielen Autoren wurde eine *wiederkehrende Blutung* angenommen; und besonders früher, als der Begriff der pachymeningitischen Membran alle Vorstellungen beherrschte, war diese Anschauung recht plausibel und geeignet, das Anwachsen des Blutsacks zu erklären. Gerade die immer sich wiederholenden Blutungen aus den Gefäßen der Neomembran, die dann wieder zu erneuter Gewebswucherung und Gefäßsprossung Anlaß geben sollten, waren ja charakteristisch für die Pachymeningitis *haemorrhagica* interna. Nach der deutlichen Festlegung von Rupturen der durch den Subduralraum ziehenden Venen als Blutungsquellen (durch HENSCHEN und TROTTER) und dem wenigstens in einem kleinen Teil der Fälle geglückten Nachweis solcher Ursachen war die Erklärung etwas schwieriger geworden. Nicht die pachymeningitische Membran bedingte die Blutung, sondern diese die Membran. Auch jetzt aber waren und sind noch einige Autoren der Ansicht, daß *aus den Gefäßen der Neomembran zusätzliche spätere Blutungen* erfolgen können (LEARY, McKENZIE u. a.). Tatsächlich finden sich in der äußeren Membran eines typischen traumatischen Hämatoms hin und wieder kleine Blutungsherde, aber dieser Befund ist nicht immer zu erheben, und vor allem, diese kleinen Hämorrhagien konnten in den meisten Fällen nicht der alleinige Anlaß für die weitere so ungünstige Entwicklung gewesen sein. Blutungen aus der Membran werden daher im allgemeinen und ausschließlich für die Chronizität und das Anwachsen des Hämatoms nicht herangezogen werden können, im *Einzelfall* werden sie *mithelfen* können.

LEARY betont letzteres besonders. In drei seiner Fälle war die neue Blutung durch das dünne innere Lager der Neomembran durchgebrochen; ein großer Teil des Gerinnsels fand sich frei auf der inneren Oberfläche der Membran.

Es gilt dies für das echte traumatische Hämatom; ätiologisch andere Formen können natürlich sehr wohl und oft, besonders bei einer Blutungsbereitschaft des Organismus, zu wiederholter Membranblutung Anlaß geben. Wir werden auf diese Formen noch besonders zu sprechen kommen.

Eine andere Möglichkeit für die Chronizität wäre die der *wiederholten Blutung aus der primär bei dem Trauma eingerissenen Vene* bzw. den Venen. Diese Ansicht ist, besonders in der Zeit nach dem Bekanntwerden der Eigenart der traumatischen chronischen Subduralblutung, noch häufiger geäußert worden als die eben besprochene (KAPLAN u. a.). Aber sie ließ sich eigentlich noch weniger beweisen. Von vornherein erschien es recht eigenartig, daß eine rupturierte und schließlich doch thrombosierte Gehirnvene vielleicht sogar mehrmals wieder bluten sollte, — im übrigen Körper steht eine solche venöse Blutung und kehrt nicht wieder. Die wenigen Beispiele, die im Schrifttum für das Vorkommen einer oder mehrerer sekundärer Blutungen aus der anfänglich rupturierten Vene ins Feld geführt werden, erscheinen denn auch nicht recht stichhaltig. Auch die KEEGANsche Beobachtung möchten wir, wie bereits erwähnt, nicht für völlig gesichert erklären. Ausgeschlossen ist es aber wohl nicht, daß doch gelegentlich eine früher eingerissene Vene zu einem späteren Zeitraum vielleicht lediglich infolge einer heftigen Bewegung des Kopfes, bei körperlichen Anstrengungen oder bei blutungsbereiten Menschen sekundär bluten kann. Der Großteil der chronischen Hämatome läßt sich hierdurch nicht erklären, wenigstens nicht ausschließlich. Auch dürfte eine solche erneute Blutung aus dem Venenlumen mehr plötzliche, apoplektiforme Erscheinungen bedingen und gewöhnlich den baldigen Tod infolge schwersten akuten Hirndruckes zur Folge haben.

Eine andere Erklärung für das Wachstum des Blutsackes ist wohl in vielen Fällen die zutreffende, diejenige, welche in ihm den *Ausdruck osmotisch-onkotischer Druckveränderungen* sieht. GARDNER hat 1932 diese Theorie auf Grund eigener Versuche aufgestellt, FISCHER und DE MORSIER und weiter ZOLLINGER und GROSS haben sie bekräftigt. Zu ihrem Verständnis müssen wir kurz *die Vorgänge* betrachten, *die sich nach der primären Verletzungsblutung abspielen.*

Wichtig für den ganzen Verlauf ist als erstes die *Quantität der ergossenen Blutmenge.* Geringe Blutungen in den Subduralraum können ohne Zweifel ganz resorbiert und organisiert werden. Für umfangreichere Hämorrhagien fehlen aber der Dura die Möglichkeiten einer *Resorption,* sie besitzt ja keine Lymphgefäße. Hier tritt die von der Dura ausgehende *Organisation* in besondere Tätigkeit. Schon wenige Stunden nach Erguß des Blutes in den Subduralraum wandern mesotheliale Zellelemente aus der harten Hirnhaut in das Blutgerinnsel ein; doch dauert es bei der Gefäßarmut der Dura gewöhnlich 8—14 Tage oder noch länger, bis eine Adhäsion des Gerinnsels an der Dura eingetreten ist und sich deutliches Granulationsgewebe bildet (LEARY). Langsam schiebt sich von den Randstellen des Gerinnsels ein feines Lager von Bindegewebe auch über die innere Oberfläche des Gerinnsels, das aber erst nach Wochen einen in sich geschlossenen, den Subduralraum einnehmenden Sack bildet. Die weitere Organisation des Hämatoms muß, wenn es sich um ein umfangreicheres handelt (kleinere können allmählich doch organisiert werden), eine unvollständige bleiben. Im Innern des Blutsacks treten Veränderungen und Umwandlungen des Gerinnsels auf, vor allem auch Verflüssigungen desselben, die es dem organisierenden Gewebe der äußeren Membran unmöglich machen, das begonnene Werk zu vollenden. Bei den 16 Fällen GRANTS fand sich das Zentrum des Gerinnsels verflüssigt. Diese Flüssigkeit koaguliert nicht, auch wenn sie tagelang steht (COLEMAN). LEARY betrachtet als eine Hauptschwierigkeit die Unfähigkeit der venösen Drainage. Da die Möglichkeiten eines Abflusses durch die venösen Kanäle bestenfalls beschränkt sind und neue Kanäle anscheinend nicht gebildet werden, müsse eine passive Hyperämie des Granulationslagers die baldige Folge sein, die Capillargefäße würden mit Blut überfüllt und auf diese Weise komme es zu der Bildung der sog. Riesencapillaren. Ein festes Narbengewebe wie an anderen Stellen des Körpers, an denen sich Granulationsprozesse abspielen und die Heilung verzögert ist, werde in den meisten Fällen gar nicht erzielt.

Die Situation ist also kurze Zeit, wenige Wochen nach der primären Verletzung, derart, daß ein von einer Kapsel mit geringer Organisationskraft umgebener und mit Gerinnseln und verflüssigtem Blut gefüllter cystischer Raum vorhanden ist, dessen weitere Verkleinerung nicht mehr möglich ist. Im Gegenteil, er vergrößert sich jetzt allmählich. Denn, wie GARDNER zeigen konnte, durch die teilweise Verflüssigung des eingekapselten Blutes resultiert eine Flüssigkeit, die einen hohen Eiweißgehalt aufweist. Die innere Hämatommembran und die ihr anliegende Arachnoidea, beides ja sehr dünne Gewebe, *wirken nun als semipermeable Membran.* Da die Cerebrospinalflüssigkeit einen niederen Proteingehalt aufweist, ist eine ideale Gelegenheit für das Ingangkommen *osmotischer Austauschvorgänge* gegeben. Die Neomembran ist ja undurchdringbar für die großen Eiweißmoleküle in der hämorrhagischen Flüssigkeit, es wird Cerebrospinalflüssigkeit in die Cyste eingesogen. Diese wird an Volumen allmählich immer umfangreicher, die klinischen Symptome beginnen und werden entsprechend deutlicher und massiver.

GARDNER hat seine Theorie durch recht eindrucksvolle Experimente zu belegen versucht. Nachdem ihm die experimentelle Erzeugung eines chronischen Subduralhämatoms durch Einspritzen von Blut unter die Dura von Hunden, ebenso wie manchen anderen Autoren vor ihm, mißlungen war, stellte er Modellversuche mit Hilfe von Cellophansäcken an. Bei in vitro Versuchen gelang der Nachweis, daß, wenn Gesamtblut von Liquorflüssigkeit durch eine Cellophanmembran getrennt wurde, ein osmotischer Druckunterschied von etwa 20 mm Wasser zugunsten des Blutes bestand. Bei einer Serie von 8 Hunden wurden nun die semipermeabel wirkenden Cellophansäcke, die Gesamtblut aus der Femoralisvene enthielten, in den Subduralraum eingelegt. Als die Säcke nach etwa 14 Tagen wieder entfernt wurden, fand man bei jedem Sack eine Gewichtsvermehrung von 39 bis 103%. Endlich wurde in einem Versuch ein Teil der inneren Cystenwand, die einem Kranken $2^1/_2$ Monate nach einem Schädeltrauma entfernt war, als Membran benutzt. 17 ccm des Flüssigkeitsinhaltes der hämorrhagischen Cyste wurden gegen 52 ccm der Spinalflüssigkeit des Kranken dialysiert. Nach 16 Stunden hatte sich die hämorrhagische Flüssigkeit um 2,9% an Volumen vermehrt, der Gesamteiweißgehalt der umgebenden Spinalflüssigkeit war derselbe wie vor dem Versuch. *Die Neomembran mußte also permeabel für Flüssigkeit sein.*

Nach diesen einleuchtenden Versuchen GARDNERs erscheint es als durchaus wahrscheinlich, daß *die Vergrößerung des Blutsackes eines subduralen Hämatoms in der Mehrzahl der Fälle durch langsames Eindringen von Cerebrospinalflüssigkeit in die Cyste zustandekommt.* Der Zerfall des Blutfarbstoffes und die Umwandlung des Hämoglobins in Hämatoidin und Gallenfarbstoffe, deren Molekulargröße im Verhältnis zum Hämoglobin klein ist (GRANT, PUTNAM, LEARY, ZOLLINGER und GROSS), macht das osmotisch-onkotische Gefälle noch steiler. Eine weitere Folge dieser dauernden Liquorentziehung ist die *Verminderung des Druckes der Cerebrospinalflüssigkeit,* der, worauf u. a. FISCHER und DE MORSIER besonders hinwiesen, *trotz der starken Hirnkompression gering* ist. Sodann wird uns auch erklärlich, warum bei einem chronischen Subduralhämatom das komprimierte Gehirn so eigenartig derb und trocken erscheint. Diese *starke Dehydration des Hirngewebes* konnte bei vielen unserer Fälle während der Operation festgestellt werden; bereits SJÖQVIST und KESSEL wiesen darauf hin.

Wertvolle, die osmotische Theorie beim *Menschen* bekräftigende Untersuchungen wurden von MUNRO angestellt. Er konnte zeigen, daß das Anwachsen der Proteinkonzentration des Gerinnsels auf die Verflüssigung desselben und auf

5*

das Zusammenbrechen des Proteins in kleinere Moleküle zurückzuführen ist, und weiter, daß nach den Untersuchungen von 25 bei der Operation entfernten Flüssigkeiten die Proteinkonzentration vom 1. bis zum 15.—21. Tage nach dem Unfall zunimmt. Die höchste Konzentration wurde mit 12168 mg-%, dem fast doppelten Wert gegenüber dem Blutserum, am 21. Tag gefunden. Danach folgt ein rapider Fall bis zum 27. Tag und ein langsameres Heruntergehen bis zum 90. Tag. Noch nach $5^1/_2$ Jahren betrug die Proteinkonzentration bei einem Fall 140 mg-%, der niedrige Konzentrationsspiegel der Cerebrospinalflüssigkeit war also auch jetzt noch nicht erreicht.

Zusammenfassend kann gesagt werden, daß nach all diesen Untersuchungen *die Erklärung des langsamen Anwachsens des Blutsacks infolge der Wirkung osmotisch-onkotischer Prozesse gesichert* erscheint. Das lange latente Intervall bei den meisten der Fälle von subduralem chronischen Hämatom kommt durch diese *allmähliche* Volumvermehrung des Hämatoms zustande; erst bei einer bestimmten Grenze beginnen klinische Erscheinungen. Gelegentlich mögen auch Blutungen aus den Capillaren der Neomembran oder aber sich wiederholende Blutungen aus dem primär eingerissenen Venenlumen mithelfen. *Ausschließlich* werden diese beiden letzten Faktoren nur ausnahmsweise für das Wachstum der Blutcyste anzuschuldigen sein. — Bei einem *neuen heftigen Trauma* kann natürlich ein etwaiger letaler Ausgang lediglich durch eine erneute Blutung auf dem Boden des alten Hämatoms bedingt sein (s. hierzu auch die unten erwähnten Beobachtungen bei Hämatomen nach Boxkampfverletzungen).

2. Die akuten und subakuten traumatischen Subduralblutungen.

Nachdem wir im Vorstehenden nur die Fragen behandelt haben, die mit der pathologischen Anatomie und Entstehung des traumatischen *chronischen* Subduralhämatoms zusammenhängen, mögen im folgenden Formen besprochen werden, die als traumatische *akute* oder *subakute Subduralblutungen* bezeichnet werden müssen. Auch sie waren eigentlich schon seit vielen Jahren bekannt, auch sie wurden unter die Pachymeningitis gezählt. Nach der Festlegung des chronischen Hämatoms als einer besonderen Krankheitseinheit standen diese akuten Subduralblutungen für eine gewisse Zeit etwas im Hintergrund. Erst in den allerletzten Jahren ist auch ihre Bedeutung in der Unfallklinik und -pathologie gebührend erkannt worden.

Über die Abgrenzung akuter Fälle von chronischen dürften keine großen Meinungsunterschiede bestehen. Im Gegensatz zu letzteren mit ihrem deutlichen, zeitlich ausgedehnten Intervall folgen bei den akuten Hämatomen die Symptome zeitlich unmittelbar oder doch nach wenigen Tagen dem Unfallereignis. Schwieriger ist die Klassifizierung der zeitlich nicht so umschriebenen Formen, die wir als subakute oder auch subchronische bezeichnen möchten. Bei ihnen können Krankheitssymptome schon sofort nach dem Trauma auftreten, sie können sich aber auch erst später bemerkbar machen, ihre Einordnung hängt also mehr von dem zufälligen Operationstermin ab. *Die Übergänge sind hier natürlich ganz fließend.* Wir schlagen vor, die Fälle, die innerhalb der ersten 10 Tage zur Operation kommen, als „*akute Subduralhämatome*" zu bezeichnen, diejenigen, die vom 11.—30. Tag nach dem Trauma operiert werden, „*subakute*" und alle späteren „*chronische Hämatome*" zu nennen. Andere Autoren haben zeitlich etwas andere Einteilungen; so ordnen Foster Kennedy und Wortis ihre

„akuten" Hämatome in einen Zeitraum von 24 Stunden bis zu 21 Tagen nach der Kopfverletzung ein; FRAZIER spricht von akuten Fällen bei zweien, die 14 Tage nach dem Unfall zur Beobachtung kamen; der gerichtliche Mediziner LEARY unterscheidet nach dem pathologischen Befund 5 zeitliche Stadien. Unserer Ansicht nach ist ein Hämatom 10—20 Tage nach dem Unfall kein frisches mehr, in dieser Zeit beginnt bereits die Membran- und Granulationsgewebebildung; auch die besprochenen osmotisch-onkotischen Kräfte fangen dann an, sich auszuwirken.

Das *Verhältnis akuter Fälle zu subakuten und chronischen* wird je nach dem Krankengut, das in die betreffende Klinik kommt, verschieden sein. Unfallkliniken sehen meist nur akute Hämatome, Nervenkliniken chronische, neurochirurgische Spezialkliniken werden den besten klinischen Überblick über alle Formen erhalten.

Von 23 sicher traumatisch bedingten Fällen unseres Stockholmer Materials fielen drei unter die *akute* Gruppe (Fall 9 wurde 3 Stunden nach dem Unfall operiert; Fall 13 nach 4 Tagen; Fall 15 nach 7 Tagen, beide hatten seit dem Unfall Symptome). Weitere 3 Fälle waren als *subakute* zu bezeichnen (Fall 20 15 Tage nach dem Unfall operiert, Symptome seit dem Unfall; Fall 10 operiert nach 22 Tagen, ebenfalls Symptome seit dem Unfall; Fall 16 operiert 4 Wochen nach dem Unfall, die Symptome begannen einige Tage nach dem Trauma). Der Großteil der Fälle, insgesamt 17, gehörte der *chronischen* Form des subduralen Hämatoms zu.

Im Schrifttum der letzten Jahre ist man sich über den *Wert* einer Abgrenzung von akuten zu subakuten und chronischen Hämatomen nicht ganz einig. So findet COLEMAN keinen rechten Grund dafür, das chronische subdurale Hämatom von den frühen subduralen Gerinnseln abzutrennen, und MUNRO schließt sich ihm an. Zweifellos ist das auch bis zu einem gewissen Grade richtig; z. B. lohnt es sich nicht recht, eine streng getrennte Symptomatologie von akuten und chronischen Fällen zu bringen; und demjenigen, der die Fragen des subduralen Hämatoms kennt, wird es nicht so viel bedeuten, ob er nun einen akuten oder einen chronischen Fall vor sich hat, er weiß, worum es sich handelt oder handeln kann. Aber ein gewisser Unterschied, besonders zwischen chronischen und ganz akuten Blutungen, ist doch sicherlich vorhanden. Das Krankheitsbild des chronischen Hämatoms mit seinem späten Einsetzen von Symptomen ist ein so kennzeichnendes, seine pathogenetischen Probleme sind so verschiedene von dem der akuten Blutung, daß bei der pathologischen und ätiologischen Betrachtung die beiden Formen geschieden werden müssen. Deshalb haben wir auch in diesem Kapitel zuerst ausführlich das *chronische* Hämatom behandelt; bei der klinischen Besprechung werden wir die Formen mehr zusammenfassend betrachten, obwohl auch hier Unterschiede zu betonen sind, man denke an Indikation und Prognose.

Das, was die akuten Subduralblutungen von den chronischen besonders unterscheidet, ist ihre Entstehung und sind die Komplikationen. Auch die Ausbreitung der Hämatome ist bei beiden Formen eine verschiedene. Während wir bei den chronischen meist nur von leichteren Traumen, sogar Bagatelltraumen, hören und erfahren, daß oft gar kein primärer Bewußtseinsverlust vorgelegen hat, sind *die akuten Blutungen in den Subduralraum in der Mehrzahl anläßlich schwerer Schädelunfälle entstanden und zudem mit komplizierenden Verletzungen des knöchernen Schädels und der Gehirnsubstanz verbunden. Sie stellen diffuse Blutungen dar im Gegensatz zu den umschriebenen chronischen.*

So bestand bei unserem Fall 9, der 3 Stunden nach dem Unfall operiert wurde, eine röntgenologisch nachweisbare Fraktur des rechten Parietale und Temporale, die sich bis zur Schädelbasis fortsetzte. Es fand sich ein Mantelhämatom über der ganzen linken Hemisphäre, zudem bestanden wahrscheinlich Kontusionsherde im Schläfenlappen. — Auch der 2. akute Fall (13), der 4 Tage nach seinem Unfall operiert wurde, wies röntgenologisch eine Fraktur im rechten Parietale, die bis zur Schädelbasis ging, auf. Klinisch hatte keine primäre Bewußtlosigkeit vorgelegen; bei der Operation fand man ein dünnes Lager von Blut über der ganzen rechten Hemisphäre und dazu einen kleinen Kontusionsherd in der Rinde mitten in der motorischen Region, wo das Hämatom festsaß. Dieses besaß seine größte Dicke an der Schädelbasis. — Im 3. Fall (15), 7 Tage nach dem Unfall operiert, hatte dieser eine unmittelbare Bewußtlosigkeit hervorgerufen; röntgenologisch stellte man eine beidseitige Schädelfraktur im Gebiet des Occipitale fest, bis zum Foramen magnum reichend; bei der Operation wurde ein Mantelhämatom über der ganzen rechten Hemisphäre entdeckt, von Verletzungen des Gehirns wird hier nichts berichtet.

Bei diesen 3 Fällen akuter Blutung bestanden also *gleichzeitig röntgenologisch sichergestellte Schädelbasisfrakturen,* und bei 2 von ihnen ließen sich *Kontusionsherde der Rinde* nachweisen. Bei allen *bedeckte das Hämatom in Form eines Mantels diffus die Hemisphäre,* bei einem hatte es sich großenteils *zur Schädelbasis gesenkt. Diese Befunde sind ganz charakteristisch für die akuten Subduralblutungen.*

So stellen auch FOSTER KENNEDY und WORTIS in ihrem Überblick über 72 Fälle von „akutem" subduralem Hämatom (allerdings bis 21 Tage nach dem Unfall gerechnet) fest, daß im Gegensatz zum chronischen Hämatom beim akuten öfter, wenngleich auch selten (selten nicht nach unseren Erfahrungen), Schädelfrakturen vorkommen, gewöhnlich laterale oder hintere, und daß sich dazu fast immer eine Hirnverletzung und die Ruptur einer Hirnrindenvene ereignet hätten. Bei dem akuten Hämatom sei die Verletzung gewöhnlich eine schwere und mit Bewußtseinsverlust und Blutbeimischung des Liquors verbunden.

Schon HENSCHEN hat (1912) darauf hingewiesen, daß bei solchen akuten Blutungen in den Subduralraum die Quelle gewöhnlich großkalibrige Gefäßkanäle sind (Carotis, Sinus, Jugularis, große Piavenen) und daß diese Hämorrhagien in der Form diffuser Blutergießungen erfolgen im Gegensatz zu den mehr umschriebenen des chronischen Hämatoms. Unsere Erfahrungen lassen uns durchaus zu demselben Schluß kommen. Bei diesen akuten Blutungen sieht man Mantelhämatome über der ganzen Hemisphäre, manchmal können sie sich besonders zur Schädelbasis hin senken. Natürlich können alle möglichen Schädel- und Gehirnverletzungen zu solchen akuten Subduralblutungen führen, unter anderen besonders auch Einrisse der duralen Sinus. *Sodann kann gleichzeitig eine extradurale Blutung vorhanden sein,* durch einen Riß der Dura ist dann das Blut vom Subduralraum in den Epiduralraum gelangt oder umgekehrt (Zwerchsackhämatom).

FOSTER KENNEDY und WORTIS erwähnen, daß *gelegentlich* eine solche Blutung *ohne Trauma* vorkommen kann. Sie weisen auf einen Fall von HELPERN hin, bei dem ein cerebrales Aneurysma an der Stelle, wo die Carotis interna durch den Subduralraum in den subarachnoidalen passierte, um als linke Arteria cerebralis media weiterzuverlaufen, rupturiert war.

MUNRO, der unter seinen 62 Fällen akute und chronische zusammenfaßt, fand in Übereinstimmung mit LE COUNT und VANCE bei subduralen Blutungen, die zur Autopsie gelangten, viel häufiger Schädelbrüche, Verletzungen und Kontusionen des Gehirns als ursächliche Momente für die Blutung als die

Ruptur einer einzelnen Vene. Diese komme wahrscheinlich für die meisten der sich *langsam* entwickelnden Fälle ätiologisch in Frage. Nicht ganz steht mit diesen Befunden und auch den oben erwähnten von KENNEDY und den unsrigen in Übereinstimmung, daß LEARY bei 11 Fällen von akutem subduralem Hämatom, von denen wenigstens 8 eindeutig traumatisch verursacht waren, bei der Autopsie in keinem Fall eine Schädelfraktur fand. Auch bei den anderen Fällen seiner 50 Beobachtungen umfassenden Serie fanden sich nur sehr wenige Brüche des Schädels.

Sodann konnte er bei den Fällen, die schnell starben, die keine Schädelfrakturen aufwiesen und bei denen das Blut bei der Autopsie noch flüssig gefunden wurde, in 8 Fällen die Blutungsquelle finden, die 5 mal eine eingerissene Brückenvene und 3 mal eine Vene an der Oberfläche der Arachnoidea war. — Eine sorgfältige anatomische Untersuchung der zur Autopsie kommenden Fälle von akuten subduralen Blutungen und ihre Sammlung wird uns wohl in der Zukunft größere Klarheit über ihren Verletzungsmechanismus und die

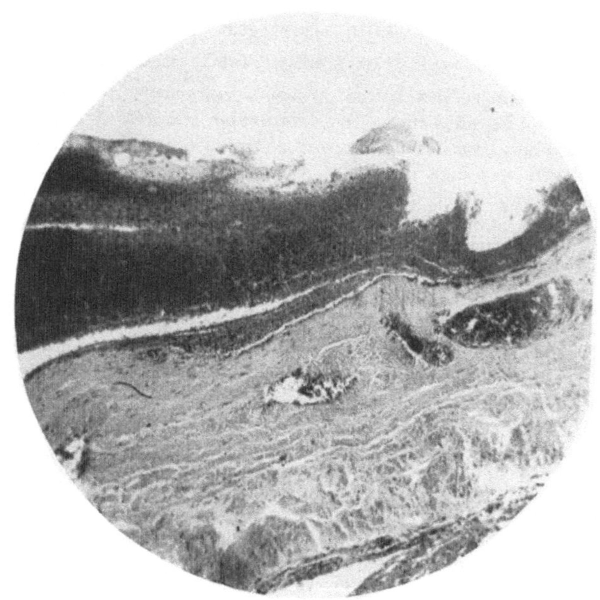

Abb. 12. Akute Subduralblutung (Trepanation 20 Tage nach dem Unfall, eigene Beobachtung; Fall 33).
Unten Dura, oben das Hämatom mit beginnender Organisation.

Häufigkeit komplizierender Verletzungen des knöchernen Schädels und des Gehirns geben können. Solche Untersuchungen haben einen nicht geringen Wert auch für die Klinik. Die operative Indikationsstellung bei schweren Kopftraumen mit Verdacht auf subdurale Blutung, die jetzt noch reichlich unsicher ist, würde gewiß daraus Gewinn ziehen.

Auf die *pathologische Histologie* dieser akuten und subakuten Subduralblutungen brauchen wir nicht mehr besonders einzugehen, haben wir doch schon einen kurzen Überblick über die Resorptions- und Organisationsvorgänge nach der primären Verletzungsblutung gegeben und im übrigen die Histologie des chronischen Hämatoms eingehender behandelt. Die zeitlich vorhergehenden Stadien unterscheiden sich verständlicherweise von den chronischen durch die viel geringer ausgeprägten Organisationsbefunde. So sieht man in Abb. 12 (eigene Beobachtung eines akuten Hämatoms, 20 Tage nach dem Unfall, Fall 33) noch sehr deutlich das dichte Blutlager unter der Dura, aber auch schon die beginnende Organisation in Form eines jungen, capillarenreichen Bindegewebes. Bei den akuten Hämorrhagien wird das Bild je nach den komplizierenden Verletzungen variieren. Ist z. B. ein großer Riß in der *Arachnoidea* entstanden, so kann das ursprünglich vorhanden gewesene subdurale Hämatom ganz in den Liquorraum abgeflossen sein. LEARY führt an, daß es bei erholten Fällen von Frakturen des Schädels, bei denen sich weite arachnoidale Verletzungen ereignet haben, ungewöhnlich ist, Zeichen einer subduralen Membran zu finden.

Pathologisch-histologische (und chemische) Untersuchungen von „soliden" subduralen Hämatomen in zeitlichen Abständen (von 2 Stunden nach dem Unfall bis zu 2 Jahren nach demselben) haben MUNRO und MERRITT angestellt. Unter soliden Hämatomen verstehen sie den ersten Typ von Hämatom, bei dem nur Blut im Subduralraum abgelagert war, also die klassische Form. Diese unterscheiden sie von dem „*gemischten*" und von dem „*flüssigen*" *Hämatom*.

Bei dem *soliden* Hämatom sei histologisch *der erste Schritt* in dem Bemühen der Dura, das Blut zu entfernen, die *Ablagerung von Fibrin* rund um den Rand des Blutgerinnsels und seine Durchdringung mit *Fibroblasten*. Wir sind darauf schon eingegangen. Nach 8 Tagen war eine deutliche *Neomembran* unter der Dura sichtbar. Bei einem Präparat, das 11 Tage nach der Verletzung untersucht wurde, erschienen in den unteren Teilen der Membran pigmentbeladene Phagocyten, Stränge von Fibroblasten drangen in das Gerinnsel ein und splitterten es in Insel auf. Zwischen dem 15.—17. Tag fand sich eine deutliche Neomembran an der inneren Oberfläche des Gerinnsels, die *innere Hämatomkapsel*; auch von ihr gingen jetzt Fibroblastenstränge nach innen aus. In den großen Gerinnseln waren Inseln verflüssigten Blutes vorhanden, in den kleineren war das Blut fast ganz absorbiert. Ein Präparat, untersucht nach 6 Monaten, zeigte eine dicke, fibröse Neomembran, von der alles Blut mit Ausnahme einiger isolierter pigmenthaltiger Phagocyten verschwunden war. Nach 1—2 Jahren untersuchte Präparate zeigten Membranen, die histologisch fast ununterscheidbar von der Dura waren.

Nur bei einem Fall fanden MUNRO und MERRITT eine sekundäre Blutung aus den Riesencapillaren der Membran, in allen anderen schien das freie Blut von dem ursprünglichen Hämatom herzustammen.

Zu diesen Untersuchungen muß bemerkt werden, daß es sich bei den Fällen, bei denen überhaupt kein Blutsack mehr vorhanden war, nur um geringe subdurale Blutungen gehandelt haben kann, die also ganz absorbiert und organisiert werden konnten. Bei größeren ist das nicht möglich, wie wir bereits ausführten.

LEARY führt einen Fall von *Canavan* an, bei dem *ein beidseitiges subdurales Hämatom* bei einem 12jährigen Jungen *12 Jahre bestanden hatte*. Es waren bei diesem Hämatom nicht mehr Zeichen für eine vollständige Heilung zu sehen als bei nur Monate alten Läsionen.

Der 2. Typ von Hämatom, den MUNRO und MERRITT beschreiben, ist das „*gemischte*". Hier handelt es sich um eine mit größeren oder geringeren Beträgen von Cerebrospinalflüssigkeit vermischte Ansammlung von Blut im Subduralraum. Diese Hämatome sollen während dreier Monate expansive Läsionen darstellen, danach in ihrer Größe konstant bleiben.

Es muß jedoch bezweifelt werden, ob die Annahme einer *primären* Liquorbeimischung, die diese Autoren für häufig erachten, wirklich so oft zutrifft. Gewiß ist sie möglich, in einem solchen Fall hat also eine komplizierende Verletzung vorgelegen, ein Einriß der Arachnoidea. War er klein, so dürfte er jedoch schnell verheilt sein. Wunden der Arachnoidea heilen ja prompt durch Adhäsion an der Dura, oder aber sie werden mechanisch von dem Gerinnsel verschlossen (LEARY). Bei größeren Rissen ist es im allgemeinen wahrscheinlicher, daß sich das Blut in den Subarachnoidalraum ergießt und sich dort dem Liquor beimischt als umgekehrt. Meist dürfte erst in der weiteren Entwicklung, auf dem Weg osmotisch-onkotischer Austauschprozesse, Liquorflüssigkeit in den Blutsack gelangen.

Das „*flüssige*" Hämatom Munros und Merritts, das „subdurale Hygrom", ist die umgekehrte Variante ihres 2. Typs: Vornehmlich Ansammlung von Liquor unter der Dura mit nur minimalen Beträgen von Blut oder als 2. Untervariante eine alte Restflüssigkeit, aus der sich die ursprünglichen Gerinnsel während des Intervalls zwischen Unfall und Entfernung der Flüssigkeit völlig aufgelöst haben. — Diese flüssigen subduralen Hämatome werden als in den ersten 4 Wochen sich ausdehnende Läsionen angesehen, nach dieser Zeit sollen sie sich in der Größe nicht mehr ändern. Sie können Symptome verursachen, die mit denen der Spätstadien der 2. Gruppe identisch sind.

3. Regressive Veränderungen in Hämatomen und sonstige Befunde.

Regressive und sonstige Veränderungen in chronischen Subduralhämatomen sind von verschiedenen Autoren beschrieben worden. Sie haben mehr kasuistisches Interesse. Putnam erwähnt, daß eine hyaline Beschaffenheit bei älteren

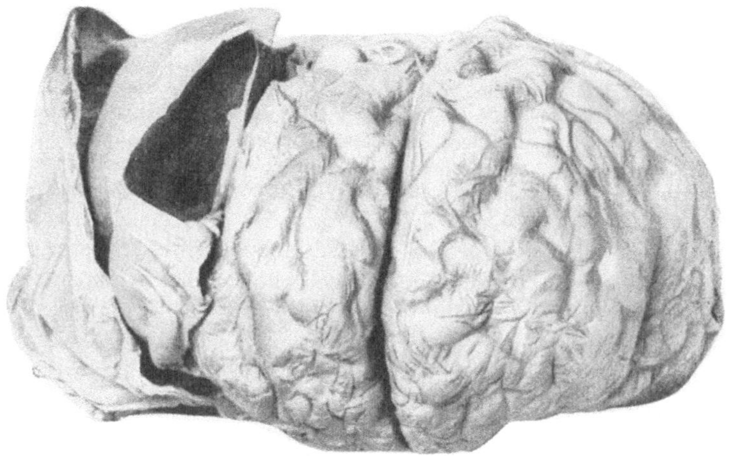

Abb. 13. Ausgesprochener Fall von *Hygroma durae matris;* der Sack enthielt wässerige Flüssigkeit. (Nach Kaufmann.)

Membranen gewöhnlich ist. Eine fettige Degeneration der Gefäße der Membran erwähnten Charcot und Vulpian. Lewis, Elsner, Kaufmann, Goldhahn, Schüller u. a. berichten über Verkalkungen der Membranen und die Bildung von Knochenschalen (s. Abb. 21 u. 22). — Auch über eitrige Prozesse, „vereiterte Hämatome der Dura mater" (Gläser, Kluck) und sekundäre (!) *Infektionen* mit Pneumokokken, Coli- und Typhusbacillen oder Tuberkelbacillen, besonders bei Kindern, ist berichtet worden (Salge, Reitenbacher, Vigoureux und Saillant u. a., bei Henschen).

Ein schon den früheren Autoren gut bekannter *Endzustand des Hämatoms* stellt das *Hygrom der Dura mater* dar; wir erwähnten es eben bei den Untersuchungen Munros und Merritts. Bereits Duncan und Virchow haben es beschrieben, Kaufmann bildete in seiner „Speziellen pathologischen Anatomie" einen typischen Fall ab, den wir in Abb. 13 wiedergeben. Solche Hygrome können umfangreiche, oft mehrkammerige Cysten darstellen, die eine mehr oder weniger dicke, manchmal schwartige Wand und klaren, weißlichen oder gelben, serösen Inhalt aufweisen (Kaufmann). Außer dem intraduralen Hygrom gibt es auch eine extradurale Spielart, die den Endzustand eines epiduralen Hämatoms darstellt. Solche Hygromcysten können bis 700 g und darüber enthalten, ihre Lichtung ist oft von Venen durchzogen. HENSCHEN erwähnt einen Fall RICHTERs mit beidseitigem symmetrischem Hygrom. Eine operative Beobachtung beidseitiger Hygrome aus dem Jahr 1937 stammt von LOVE. Wir hatten unter unserem Material ein mehr hygromartiges Hämatom (mit bernsteingelbem Inhalt) in Fall 7.

Betreffs der *Entstehung* solcher Hygrome meint HENSCHEN, drei Möglichkeiten in Betracht ziehen zu können. Einmal könnten sich die wahrscheinlich mit arachnoidalen Meningocyten ausgekleideten subduralen Höhlengruppen unter Atrophie des Hämatomgerüstes vergrößern, wobei sich mehrkammerige Bildungen durch Septenschwund schließlich in einkammerige verwandelten. Eine 2. Möglichkeit sei die Umschaltung eines primär serös-gelatinösen Ergusses bei einer blutfreien serös-gelatinösen Pachymeningitis mittels einer Einkapselungsmembran. Die 3. Spielart scheine aus intramuralen oder intralamellären Cystenbildungen durch eine cystoide Metamorphose der SCHMIDTschen Arachnoidalzellnester hervorzugehen. HENSCHEN erwähnt die Möglichkeit, daß unverkalkte oder verkalkte Duraechinokokken Hygrome der Dura vortäuschen könnten.

Nach DANDY, der die Hämatome von den Hygromen trennt, entwickeln sich letztere auf dreierlei Weise: Am häufigsten wohl infolge eines Traumas, dann infolge extraduraler (gewöhnlich mastoider) Infektionen, schließlich auch ohne klare Ursache. Sicherlich gebe es chemische und mikroskopische Unterschiede zwischen den Flüssigkeiten traumatischen und solchen entzündlichen Ursprungs. Hier fehlten noch Untersuchungen.

DANDY weist darauf hin, daß die ein Hygrom umgebende Membran der inneren Membran beim subduralen Hämatom sehr ähnlich sei; *die dicke gefäßreiche äußere Membran des Hämatoms fehle dem subduralen Hygrom.*

Die Annahme, daß die Hygrome gewisse Endzustände früherer Hämatome darstellen, ist wohl sicher richtig. Nicht ganz geklärt scheint uns zu sein, *warum* dann aber bei den meisten Hämatomen Gerinnsel noch jahrelang gefunden werden können, während sich andere in oft viel schnellerer Zeit zu serösen Flüssigkeitssäcken umwandeln können. — Nach NAFFZIGER, DANDY und MUNRO sind die Hygrome zum Teil *auf primär überwiegenden Liquorerguß in den Subduralraum, bei nur minimaler Blutung, zurückzuführen.* MUNRO spricht sie deshalb, wie schon erwähnt, als „flüssige Hämatome" an. Weitere Untersuchungen müßten zeigen, ob dieser Entstehungsmodus wirklich der gewöhnliche ist. Er vermöchte aber am besten die nicht bestreitbare Tatsache erklären, daß sich manche Hygrome nach einer bestimmten Zeit nicht weiter ausdehnen.

Die das chronische Subduralhämatom begleitenden Veränderungen in den weichen Hirnhäuten, in Gehirn, Schädel und übrigem Körper — auf die Dura gehen wir am Schluß ein — sind sehr gering. Wir erwähnten die leicht gelbliche Verfärbung der weichen Häute und der Hirnoberfläche. Die innere Hämatommembran hat mit der Arachnoidea so gut wie keine nähere Verbindung; mikroskopisch sind oft pigmentbeladene Phagocyten auch in der Arachnoidea festzustellen. Meist ist der Liquor klar und unverändert, gelegentlich kann eine xanthochrome Verfärbung zu finden sein. Eine blutige Verfärbung bedeutet stets einen komplizierenden Einriß der Arachnoidea.

Deutlich sind die Veränderungen in der *Gestalt* der Hirnoberfläche bei großen chronischen Hämatomen. Durch das wie ein Schwamm langsam sich ausdehnende Hämatom werden tiefe Eindellungen und Deformitäten bedingt, wie sie von vielen Autoren beschrieben sind und in zahlreichen unserer eigenen Fälle bei der Operation zu sehen waren. Sie sind gleichzeitig verbunden mit starker Dehydration des Gewebes, auf die wir ebenfalls schon hingewiesen haben, und einer Gelbfärbung, die bis in das Marklager reichen kann. Im übrigen sind eigentliche krankhafte Veränderungen im Hirngewebe histologisch meist nicht festgestellt worden und auch nicht zu erwarten. HENSCHEN berichtet allerdings über Veränderungen der Hirnrinde (Verdickung der Oberflächenglia, sekundär atrophische Sklerose der Windungen, schwere Veränderungen der Tangentialfasern und Nervenzellen), auch corticale Thrombosen und (selten) corticale punktförmige oder größere Apoplexien. Blutungen in die Sehnervenscheiden sind, besonders bei Kindern, beobachtet worden (FÜRSTNER, ROSENBERG).

Am knöchernen Schädel kommen außer den besonders röntgenologisch nachweisbaren Zeichen eines vermehrten Hirndrucks bei lange bestehendem Hämatom keine besonderen Veränderungen vor. Die Schädelweichteile lassen sie ebenfalls vermissen. Die Tendenz zu postoperativer Blutung ist nach PUTNAM nicht ausgesprochener als bei Fällen anderer Art. Wir konnten eine vermehrte Vascularität aber doch öfter feststellen.

Im übrigen Körper kommen keine konstanten somatischen Veränderungen bei traumatischem Subduralhämatom vor (PUTNAM).

Nun am Schluß die *Dura mater.* Hier sind in den allerletzten Jahren einige Autoren zu Schlüssen gekommen, die vieles von dem, was nach langem Bemühen abgeschlossen schien, umstürzen und an alte Anschauungen wieder anknüpfen.

1933 glaubten ODASSO und VOLANTE zeigen zu können, daß die primäre Blutung bei schematischer Pachymeningitis interstitiell in der Dura und nicht an deren Innenfläche sitze. WEGELIN spricht jedoch dieser Beobachtung eine allgemeine Geltung ab.

1936 teilte der Torontoer Neuropathologe HANNAH das Ergebnis von Untersuchungen mit, nach denen man das subdurale Hämatom eigentlich gar nicht als subdural bezeichnen dürfte, sondern, wie es HANNAH selbst vorschlägt, „Haematoma durae matris" nennen müßte, so wie es VIRCHOW vor 80 Jahren getan hat. HANNAH kommt zu seinen Schlüssen einmal auf Grund anatomischer Untersuchungen von harten Hirnhäuten. Nach ihm muß man drei fibröse Lager der Dura mater unterscheiden, zwischen den zwei innersten Lagern bestehe ein dichtes Capillarbett. In die Dura injiziertes Blut finde seinen Weg in das Capillarbett, es treibe das innere Lager vor sich her. Die eigentlichen Folgerungen für das sonst subdural benannte Hämatom werden aus Untersuchungen des Autopsiematerials von drei Fällen von derartigen Blutungen gezogen. Von diesen stellte der 1. Fall eine ganz frische Blutung dar, die mit einer starken epiduralen verbunden war, die innere Duraschicht war blutig durchsetzt. Die wahre anatomische Lokalisation der Blutung sitzt nach HANNAH entweder intradural im Gebiet der Capillarschicht oder aber innerhalb der neugebildeten falschen Membran. Diese sei das Resultat der Reaktion gegen die intradurale Blutung und wachse nicht *um* das Gerinnsel. Die Annahme einer rupturierten Hirnvene im Subduralraum als Blutungsquelle wird abgelehnt.

Ganz neuerdings erschien dann eine Arbeit von KAUMP und LOVE über das „Subdural" Hematoma, in der im wesentlichen die HANNAHschen Ansichten bekräftigt werden. Diese Verfasser stützen sich auf ein Sektionsmaterial von 30 subduralen Hämatomen, darunter 13 traumatische und 17 „spontane". Mikroskopisch, auch bei sehr frischen Blutungen, sei das Gerinnsel von einer Membran eingeschlossen, die das innere Lager der Dura zu sein scheine.

Die Untersuchungen dieser verschiedenen Autoren, so anregend sie sein mögen, können vorläufig nicht überzeugen. HANNAH untersuchte nur drei Fälle von subduralem Hämatom, von denen der 1. gar keines war. Auch seine beiden anderen Fälle erscheinen uns für eine Beurteilung der Genese dieser Blutungen nicht besonders geeignet. Die wenig eingehenden und deutlichen Beschreibungen und Abbildungen in der Arbeit von KAUMP und LOVE können gleichfalls die vielen sorgfältigen Untersuchungen anderer Autoren, die an einem ganz ungleich größeren Material angestellt worden sind — wenigstens vorläufig — nicht erschüttern. Bekannt ist, daß *kleine interstitielle Hämorrhagien innerhalb der Dura bei echtem subduralem Hämatom gelegentlich vorkommen*, ebenso wie Pigmentgranula häufig in der Tiefe des Gewebes zu sehen sind (PUTNAM). Auch umfangreichere intradurale Blutungen können sich natürlich hie und da einmal ereignen. Bei der großen Mehrzahl der typischen subduralen Hämatome ist das aber nicht der Fall.

Im übrigen sind an Veränderungen der Dura eine Verdickung und eine vermehrte Vascularisation des subendothelialen Lagers als Frühveränderung beschrieben worden (FORD ROBERTSON, LAURENT, MELNIKOW-RASWEDENKOW). Auch sieht man oft eine geringe Infiltration der submesothelialen Zone mit Rundzellen (PUTNAM).

Zweifellos sind noch manche Fragen, welche die pathologische Histologie und die formale Entstehung des traumatischen Subduralhämatoms angehen, nicht genügend geklärt, auch wenn uns die Forschungen des letzten Jahrzehnts schon sehr viel weiter gebracht haben. Zu wünschen wäre vor allem eine *weitere Klärung der Verhältnisse der akuten Blutungen* und der Art und Häufigkeit ihrer Komplikationen, ihrer Endausgänge usw. Aber auch bei den *chronischen Hämatomen* sind noch Fragen offen. So erscheint uns unter anderem die Entstehung des *subduralen Hygroms* (flüssiges Hämatom nach MUNRO) noch näherer Bearbeitung zu bedürfen. Weiter wäre eine Nachprüfung der Untersuchungen von HANNAH, KAUMP und LOVE hinsichtlich der Häufigkeit des Vorkommens interstitieller Durablutungen wünschenswert. Endlich dürfte die weitere Verfolgung der interessanten *physikochemischen Fragen* zu möglicherweise auch in allgemeiner Beziehung wertvollen Schlüssen führen.

VIII. Die Ätiologie subduraler Blutungen und ihre Beziehung zur sog. Pachymeningitis hämorrhagica interna.

Nachdem wir in dem vorhergehenden Kapitel lediglich pathologisch-anatomische und formal-pathogenetische Fragen behandelt haben, die mit dem *traumatisch* bedingten subduralen Hämatom zusammenhängen, sollen im folgenden verschiedene *ätiologische Momente dieser traumatischen Form* und weiter *die Ätiologie anderer Formen subduraler Blutungen* erörtert werden, sodann *die gegenseitigen Beziehungen solcher Blutungen* zu den Prozessen, die man früher und auch jetzt noch als *Pachymeningitis haemorrhagica interna* bezeichnet hat und bezeichnet, beleuchtet werden. Die Fragen, die mit den Subduralblutungen der Neugeborenen und der Kleinkinder verbunden sind, mögen hier nur gestreift werden; ihre Besprechung bleibe einem besonderen Kapitel vorbehalten.

Während in rein anatomischer und formal-pathogenetischer Beziehung doch weitgehende Einigkeit, wenn auch noch nicht vollständige Klarheit, erreicht und besonders das traumatische Subduralhämatom jetzt absolut anerkannt ist, herrscht in ätiologischer Hinsicht bezüglich der Formen subduraler Blutungen, die dem Anschein nach *nicht* traumatisch bedingt sind, noch recht viel Verwirrung. Man kennt wohl sehr viele Erkrankungen, bei denen man öfter subdurale Blutungen findet, aber die eigentliche Entstehung dieser Hämorrhagien ist kaum geklärt. Noch viel schlimmer aber steht es um die Abgrenzung subduraler Blutungen von der sog. Pachymeningitis. *Was soll man als subdurale Blutung bezeichnen, was als Pachymeningitis? Und soll man überhaupt den Begriff Pachymeningitis haemorrhagica interna aufrecht erhalten?* Wir werden versuchen, zu diesen Fragen eine Stellung zu nehmen, auch wenn sie sich nicht *alle* befriedigend beantworten lassen werden. Hier sind noch manche Untersuchungen notwendig. Nicht zu umgehen ist, daß wir im folgenden schon vor unserer eigenen Stellungnahme die Begriffe „subdurales Hämatom und „Pachymeningitis haemorrhagica interna" abwechselnd, je wie sie von den Autoren angewandt wurden, verwenden. Das Schrifttum über die Pachymeningitis ist ein so umfangreiches, daß wir uns nur an die Hauptlinien halten können. Kasuistische Beiträge finden lediglich bei einer allgemeineren Bedeutung Berücksichtigung.

1. Traumatische Subduralblutungen.

Wie bereits im vorigen Kapitel näher erörtert wurde, kommen *die traumatisch bedingten akuten Subduralblutungen* mit an die Verletzung anschließenden Symptomen zumeist durch brüske Gewalteinwirkungen zustande. Häufig lassen sich Schädelbrüche, Verletzungen und Blutungen der Hirnsubstanz feststellen; klinisch bestehen entsprechende Symptome. Im Gegensatz hierzu werden die *chronischen* Typen traumatischer subduraler Hämorrhagien, bei denen eigentliche Symptome erst wochen- und monatelang nach dem Unfall auftreten, durch leichtere Gelegenheits- oder Verkehrstraumen verursacht; oft sind es reine Bagatellunfälle, die meist ohne primäre Bewußtlosigkeit verlaufen. Während bei den akuten Blutungen die *Quellen der Blutung* verschiedenartig sein können, Einrisse größerer Hirngefäße oder duraler Sinus darstellen können, meist allerdings durch Rupturen von Hirnrindenvenen zustandekommen, werden die chronischen Hämatome gewöhnlich durch den Riß einer oder mehrerer der Venen, die von der Rinde durch den Subduralraum zum Längsblutleiter ziehen, verursacht. Wir haben das ja bereits erörtert. Durch eine in anteroposteriorer Richtung angreifende plötzliche Gewalt und dementsprechende Verschiebung einer oder beider Hirnhemisphären reißen diese kurzen, quer und ungeschlängelt verlaufenden Venenzuläufe ein und oft ab.

Die *Richtung der Gewalteinwirkung* ist nicht immer, wenn auch zumeist, eine *sagittale*. Stöße oder Schläge des Kopfes von vorn oder von hinten, hier besonders der Sturz auf den Hinterkopf, z. B. auf dem Eise, führen zu der Verletzung. Manchmal findet man allerdings die Angabe einer *seitlichen* Gewalteinwirkung, doch muß wohl auch hier meist eine gewisse anteroposteriore Komponente beteiligt gewesen sein. Die Falx wirkt einer Schleuderbewegung des Gehirns in seitlicher Richtung weitgehend entgegen. Oft liegt bei seitlicher Einwirkung der Gewalt *Contrecoupwirkung* vor (s. u.: Hämatome durch Boxverletzungen). Nicht immer wird ein Sturz auf den Kopf oder eine Verletzung desselben angegeben, aber doch ein Trauma, z. B. Sturz auf eine Körperseite. Auch in solchen Fällen wird man eine plötzliche Schleuderung des Gehirns annehmen müssen.

Bei 22 Fällen GARDNERs erfolgte die Gewalteinwirkung 15mal in anteroposteriorer Richtung (von frontal oder occipital her), dreimal kam sie von der Seite, zweimal erfolgte sie auf den Scheitel, in 2 Fällen war sie nicht bekannt.

Bei den chronischen Hämatomen ist es nicht selten, daß dem Kranken das längere Zeit vorhergegangene Trauma gar nicht mehr erinnerlich ist. Erst nach eindrücklichem Befragen und Nachdenken gibt er es an, manchmal berichtet er erst nach der Operation darüber. In solchen Fällen wird man allerdings öfter eine krankheitsbedingte Gedächtnisschwäche annehmen müssen, die sich nach Beseitigung des Druckes auf den Frontallappen wieder ausgeglichen hat. Sicherlich kann aber recht oft ein geringfügiges Gelegenheitstrauma des Kopfes übersehen werden und ganz in Vergessenheit geraten. *Negative Unfallanamnesen sprechen nicht gegen die Möglichkeit eines Traumas als Ursache!* Und sicher sind, wie PUTNAM, COLEMAN und manche anderen Autoren annehmen, subdurale Hämatome mit fehlendem Trauma in der Vorgeschichte oft als Pachymeningitis oder nichttraumatisches Hämatom klassifiziert worden.

Die *Art des Traumas* im einzelnen kann eine sehr verschiedenartige sein. Daß die *Verkehrsunfälle* durchaus nicht unbeteiligt sind, legten wir schon oben dar. In dem Krankengut von subduralen Hämatomen der OLIVECRONAschen Klinik (32 Fälle, davon 23 eindeutig traumatisch bedingt) waren allein 10 die Folgen von Verkehrsunfällen. Im übrigen können alle möglichen Arten von Verletzungen eine subdurale Blutung auslösen. Eine schon über 60 Jahre alte Beobachtung von HOFMANN berichtet von Tod durch Pachymeningitis haemorrhagica infolge Schlägen mit der Hand in das Gesicht. Ein Fall auf der Straße oder auf der Treppe, auch ein Hufschlag kann die Blutung bedingen. Gar nicht so selten sind es *Sportunfälle*, die anzuschuldigen sind. Sturz beim Schlittschuhlaufen oder beim Fußballspielen, hier auch durch das Auffangen des Balles mit dem Kopf (HEY, zit. bei ZEHNDER) können zu subduralem Hämatom führen. Eine besondere Bedeutung scheint der *Boxkampfverletzung* zuzukommen. Diese Frage ist neuerdings von KAPPIS auf Grund einer eigenen, nicht operierten, tödlich ausgehenden Beobachtung (großes, beidseitiges subdurales Hämatom, Tod etwa 10 Stunden nach der Verletzung) eingehender erörtert worden. KAPPIS konnte aus dem Schrifttum allein seit dem Jahre 1920/21 38 Todesfälle durch Boxschläge gegen den Kopf sammeln. Bei 14 von diesen Fällen waren die Angaben für eine weitere Beurteilung zu unsicher, von den übrigen 24 starben 19 an einer subduralen Blutung, 2 an einer „cerebralen", wohl auch subduralen, 2 an einem Schädelbruch, bei 1 trat der Tod in ganz ähnlicher Weise ein wie bei einer subduralen Blutung, doch ohne daß die Sektion einen greifbaren Befund ergab. Im ganzen also war die Todesursache *bei etwa $^4/_5$ der autoptisch geklärten Todesfälle durch Boxschläge gegen den Kopf ein subdurales Hämatom!*

Die Blutungsstelle wurde in den eben berichteten Fällen oft nicht gefunden, einmal (WERKGARTNER) war der Sinus rectus eingerissen. Wichtig ist die Feststellung KAPPIS, daß die zerrissenen Gefäße in erster Linie an der Stelle des *Gegenstoßes* zu liegen schienen, dann an der Stelle der Gewalteinwirkung selbst; sie fanden sich aber auch an anderen Stellen. Der zeitliche Ablauf ist oft ein rascher, manchmal nur Stunden oder Tage betragender. Doch berichtete ZEHNDER aus der TÖNNISschen Klinik von zwei subduralen Hämatomen infolge Boxverletzungen, bei denen der Verlauf ein typisch chronischer war. — Von den Gestorbenen mit subduralen Hämatomen nach Boxverletzungen waren nur zwei operiert worden. An gewissen *die Entstehung des Hämatoms begünstigenden Veränderungen* fanden sich bei den Gestorbenen zweimal ein abnorm dünner Schädel, einmal auch Schädellücken, ferner unter anderem Endokarditis, Lues, Status thymico-lymphaticus, Krankheiten mit erhöhter Blutungsneigung. Nach KAPPIS erhöht die Elastizität des jugendlichen Schädels die Gefahr der Entstehung einer subduralen Blutung. — Interessant ist die Angabe, daß zweimal die tödliche Blutung auf dem Boden einer „Pachymeningitis haemorrhagica interna“ entstanden ist, bei einem Boxer ohne neuen Anlaß 3 Monate nach einem Niederschlag, der ein Hämatom mit fortdauernden Kopfschmerzen bedingt hatte. Ein 2. Boxer hatte anscheinend 6 Monate vorher ein Hämatom infolge eines Boxniederschlages bekommen, aus dem eine „Pachymeningitis haemorrhagica“ hervorging; bei einem neuen Boxkampf bekam er durch Boxschlag eine frische Blutung im alten Hämatom, die zum Tode führte.

Man wird daher in Zukunft gerade bei Bewußtlosigkeiten infolge Schlägen *bei Boxkämpfen an das subdurale Hämatom zu denken* haben. Der Kliniker und Sportarzt wird die Forderung KAPPIS nach „*sehr frühzeitiger, sehr oft sofortiger operativer Behandlung*“ beherzigen müssen. Dem Pathologen ergeben sich bei Fällen, die nicht operiert oder gerettet werden konnten, Möglichkeiten einer in frischen Fällen besonders aussichtsreichen pathogenetischen Untersuchung.

Auf die *Altersverteilung* der subduralen Hämatomfälle sind wir schon in einem besonderen Kapitel eingegangen. Die rein traumatisch bedingten kommen etwa in den gleichen Altersstufen vor wie die Gesamtheit der „chirurgischen“ Subduralblutungen. Das Erwachsenenalter ist ziemlich gleichmäßig befallen. Aber auch das frühe Kindesalter wird von durch *äußere* Traumen bedingten Hämatomen nicht verschont (s. o.).

An dieser Stelle möge auf eine *besondere Form traumatischer Subduralblutungen* vorerst nur verwiesen werden, *die durch den Geburtsakt bedingten bei Neugeborenen und Säuglingen*. Besonders gefährdet sind Kinder bei nicht spontan erfolgenden Geburten. — Neben den Geburtsverletzungen fallen die Blutungen, die bei Kleinkindern durch *andere mechanische Ursachen* zustandekommen, z. B. nach Fontanellenpunktionen, viel weniger ins Gewicht. — Wir werden auf diese Fragen unten ausführlich eingehen.

Ebenfalls eine besondere Art traumatisch ausgelöster subduraler Blutung ist die *postoperative, im Anschluß an intrakranielle Eingriffe*. Die Ätiologie ist eine klare: die Blutung kommt zustande entweder aus Gefäßchen der Dura selbst, vor allem der Schnittlinie, oder aber aus Einrissen der freien Strecken der Piavenen im Subduralraum, falls nicht Kommunikationen dieses Raumes mit intracerebralen postoperativ blutenden Wundhöhlen das postoperative anatomische und klinische Bild bedingen.

Inwieweit kleine subdurale Blutungen nach Operationen am Gehirn resorbiert werden, darüber besteht keine *volle* Einigkeit. BOECKMANN, der diesbezügliche Untersuchungen an dem Material der FEDOR KRAUSEschen Klinik angestellt hat, konnte in keinem einzigen Fall bei der Sektion eine Pachymeningitis haemorrhagica interna feststellen. Er schloß sich daher der JORESschen Ansicht an, daß solche bei oder nach der Operation entstehenden aseptischen Blutungen einfach resorbiert werden; höchstens eine fibröse Duraverdickung bleibe nach längerer Zeit zurück. BUSSE hat diese BOECKMANNschen Untersuchungen schon rein methodisch für unzureichend erklärt. Sie können also kaum als Grundlage einer Erörterung dienen. Sicher ist es aber wohl doch, daß *kleine* subdurale Blutungen ganz resorbiert werden können, ebenso wie es bei nicht postoperativen, aber auch traumatisch bedingten der Fall ist. Etwas *größere* werden hier wie dort organisiert, mit einer Membran umschlossen (s. auch PUTNAM, der experimentelle und postoperative Hämatome zusammen betrachtet). Nach PUTNAM ist es nicht wahrscheinlich, daß sie alle progressiv sind.

Histologisch ähnelt die Membran des postoperativen subduralen Hämatoms sehr der des allgemein-traumatischen. Nach PUTNAM sollen aber die großen capillarartigen Bluträume praktisch immer leer sein und sich nicht in deutliche Blutgefäße entleeren; das

Granulationsgewebe sei gewöhnlich weniger gefäßreich, vielleicht weil das Gerinnsel dünner ist als bei den allgemein-traumatisch bedingten Fällen.

Bevor wir uns den anderen Ursachen subduraler Hämorrhagien zuwenden, müssen wir der Auseinandersetzung mit der Frage der Pachymeningitis einen Punkt vorwegnehmen, der am besten in diesem Zusammenhang zu erörtern ist, wir meinen die *„traumatische Pachymeningitis haemorrhagica interna"*. Die allermeisten der Autoren, die sich mit den Fragen des subduralen Hämatoms nach dessen Festsetzung als einer wohlumschriebenen klinischen Einheit durch HENSCHEN-TROTTER-CUSHING-PUTNAM beschäftigt haben und die eigene operative Erfahrungen besitzen, lehnen den Begriff der traumatischen Pachymeningitis als unnötig, ja als irreführend ab. Es gibt aber auch jetzt noch gegenteilige Stimmen, sogar unter Chirurgen.

So will STIEDA, der über 5 operierte und geheilte subdurale Hämatomfälle berichtete, den Namen „subdurales Hämatom" hierfür nicht anwenden. Trotz des in solchen Fällen immer nachweisbaren Traumas plädiert er für die alte VIRCHOWSche Bezeichnung der „Pachymeningitis haemorrhagica interna". STIEDA hat hierfür durchaus zu beachtende Gründe. Nach ihm müßten die subduralen Hämatome, wenn ein Trauma allein ursächlich in Frage käme, viel häufiger vorkommen. Das Trauma könne sich nur auf dem Boden einer vorhandenen Disposition auswirken, die er in Gestalt einer Schädigung an den Gefäßen der Dura oder in Gestalt einer sonstigen Konstitutionsanomalie bei 3 von seinen 5 Fällen annahm.

Die Einwände STIEDAs sind in gewisser Hinsicht nicht unberechtigt. Ein *Dispositionsfaktor* mag bei dem und jenem Fall von traumatischem Subduralhämatom sicherlich eine Rolle *mit*spielen — es kommen hier fast alle krankhaften Bedingungen in Frage, die wir bei der Gruppe der „nichttraumatischen Blutungen" noch erörtern werden — und gewiß können wir oft derartige begünstigende Momente klinisch nicht recht erfassen; manch eine Blutungsneigung oder eine besondere Zerreißbarkeit der Gefäße wird der exakten Feststellung entgehen. Möglicherweise wird uns die Zukunft in dieser Hinsicht durch bessere Methoden auch bessere diagnostische Möglichkeiten an die Hand geben, man denke unter anderem hier nur an den auch in Betracht kommenden Faktor einer C-Hypovitaminose. Nicht ganz stichhaltig aber dürften die Hinweise STIEDAs auf MELNIKOW-RASWEDENKOW und auf BOECKMANN sein. Beide Autoren arbeiteten in der Zeit der Pachymeningitislehre (1900 und 1913); sie konnten die später durch operative Erfahrungen gesicherte Entstehung der traumatischen subduralen Blutungen noch nicht hinreichend kennen. Behauptete doch BOECKMANN, daß der Wert des Traumas für die Entstehung einer Pachymeningitis zweifellos überschätzt worden sei! BUSSE hat ihm, wie wir schon anführten, deutlich widersprochen und gesagt, daß seine Ansicht, durch eine Blutung an sich könne eine Pachymeningitis nicht hervorgerufen werden, „völlig zu Unrecht" bestehe. Wir müssen betreffs des Näheren auf BUSSEs Darlegungen verweisen.

Im ganzen muß zu dieser Benennungsfrage gesagt werden, daß ungeschadet der Rolle einer manchmal vorhandenen Disposition doch *auch in solchen Fällen das wichtigste Moment das Trauma selbst darstellt. Ohne Trauma keine Blutung!* Die Blutung aber führt zu den ganzen schweren Erscheinungen, sie erfordert operative Abhilfe, nach ihrer Beseitigung sind die Kranken dauernd geheilt (trotz einer etwaigen Gefäßanomalie oder anderer begünstigender Faktoren)! Die Tatsache, daß viele Jahrzehnte hindurch all diese traumatisch bedingten

Subduralblutungen einer Theorie zu liebe „Pachymeningitis" benannt wurden, hat auf eine operative Indikationsstellung in hohem Grade lähmend eingewirkt. Hinzu kommt, daß bei solchen traumatischen Blutungen gar keine echten entzündlichen Vorgänge vorhanden sind. Es handelt sich höchstens, wenn man so will, um eine *reparative* Entzündung, die Folge also der Blutung. *Nach all dem dürfte es das beste sein, endgültig die Bezeichnung einer Pachymeningitis für traumatisch bedingte Subduralblutungen fallen zu lassen und nur noch von solchen oder von Restzuständen derartiger Hämatome* (bei dünnen, eindeutig traumatisch verursachten Membranen unter der Dura) *zu sprechen.* Es würde damit nicht nur das einheitliche Verstehen, sondern auch bei nicht mit diesen Fragen vertrauten Ärzten die richtige Indikationsstellung gefördert werden.

Auch die von vielen Neurologen und pathologischen Anatomen traumatisch-pachymeningitisch benannten Prozesse stellen subdurale Hämatome bzw. Restzustände dieser dar. Auf die ungeheure Fülle des Schrifttums an solchen Beobachtungen kann hier nicht eingegangen werden. Nur aus der neueren und neuesten Zeit mögen zwei Arbeiten kompetenter Pathologen kurz betrachtet werden, die von BUSSE aus Zürich (1918) und die WEGELINs aus Bern (1938).

Beide Autoren führen sorgfältig untersuchte Fälle an, bei denen die ursprüngliche Blutung unter der Dura meist *an der Stelle der Gewalteinwirkung* zu der Bildung großer Blutsäcke oder wenigstens hämorrhagischer membranöser Auflagerungen der Innenfläche der harten Hirnhaut geführt hatte. Bei den zwei ersten Fällen BUSSEs befand sich das Hämatom an der Stelle der Gewalteinwirkung, beim 3. Fall auf der Gegenseite, wie beim Contrecoup. Besonders eindrucksvoll sind auch die Beobachtungen WEGELINs, bei denen der *lokale Zusammenhang mit schweren, anatomisch nachgewiesenen Schädelverletzungen* (Impressionsfrakturen, Schußverletzung) so offensichtlich war, daß andere als traumatische Ursachen nach WEGELIN gar nicht in Betracht kamen. Während nun BUSSE 1918 meinte, daß die Blutergüsse das Endresultat eines chronischen Krankheitsprozesses darstellten, bei dem häufig wiederholte Blutungen aus den vielen neugebildeten Blutgefäßen der Organisationsmembran erfolgten und daß die primäre Blutung nur gering gewesen sei, sich aber über die nähere Natur dieser ursprünglichen Blutung nicht näher aussprach, schließt sich WEGELIN hinsichtlich dieser am meisten der von HENSCHEN geäußerten Ansicht von der Zerreißung der freien Strecken der großen Piavenen an, glaubt aber auch, daß die Progression des Leidens durch neu hinzutretende Blutungen bedingt werde, wobei vielleicht, wie schon BUSSE annahm, körperliche Anstrengungen bei Wiederaufnahme der Arbeit oder Blutdrucksteigerungen aus anderer Ursache, wie es auch WOLFF, VAN GEHUCHTEN und MARTIN meinten, die sekundären Blutungen bedingten; jedenfalls könne es aus den dünnwandigen, neugebildeten Capillaren leicht zu Rhexis- oder Diapedesisblutungen kommen. Die von GARDNER und anderen Autoren begründete, von uns bereits besprochene osmotisch-onkotische Theorie wird nicht erwähnt.

Wir sind im vorigen Kapitel auf die formale Entstehung der traumatischen Subduralblutungen ausführlich eingegangen. Was uns an den Arbeiten BUSSEs und WEGELINs (und mancher anderer früher erschienener) besonders bemerkenswert erscheint, ist, daß die Existenz einer traumatischen, durch Blutung bedingten „Pachymeningitis haemorrhagica interna" auch von rein anatomischer Seite aus absolut bejaht wird, ferner, daß erklärt wird, daß sich „*traumatische und idiopathische hämorrhagische Pachymeningitis histologisch nicht mit Sicherheit unterscheiden lassen*" (WEGELIN).

Diese *angebliche Unterscheidbarkeit traumatischer und nicht traumatischer* „*Pachymeningitiden*" war eine lange umstrittene Frage. Um die Jahrhundertwende hatten sich JORES und seine Schüler LAURENT und VAN VLEUTEN dahin geäußert, daß in den Fällen, bei denen primär eine subdurale Blutung erfolge, diese organisiert werde und daß der ganze Prozeß ein regressiver sei. Ihm wurden nichttraumatisch bedingte Pachymeningitiden mit progressivem Verlauf gegenübergestellt. Wir können heute mit Bestimmtheit sagen, daß eine solche Unterscheidung unmöglich ist. *Gerade die Progression zeichnet so manche, ja die meisten der traumatischen Hämatome aus.*

In neuerer Zeit hat Putnam geglaubt, durch histologische Untersuchung der Membranen bei traumatischen und nichttraumatischen Formen von subduralen Hämatomen *Unterschiede* dieser beiden Gruppen feststellen zu können. Das histologische Bild der Membran variiere bei beiden, die traumatische oder reaktive Gruppe sei durch das Vorhandensein der (von uns bereits beschriebenen) großen capillarartigen Räume in der der Innenfläche der Dura zunächst liegenden Schicht der Membran gekennzeichnet. Diese Räume besäßen eine deutliche mesotheliale Begrenzung. In der Membran des nichttraumatischen Hämatoms der Dura (spontane Pachymeningitis) seien schon makroskopisch viele Blutgefäße zu sehen, mikroskopisch besäßen sie die Struktur richtiger Capillaren, obwohl sie den Durchmesser eines halben Millimeters erreichen könnten. Aber mesothelbegrenzte Räume wie bei dem traumatischen Typ seien nicht vorhanden. Auch sonst beständen gewisse Unterschiede; so sei das Stroma, in dem die Gefäße lägen, fest und fibrös, es mache einen älteren Eindruck als das bei traumatischen Fällen.

Diese Putnamschen Befunde, die auf eine Unterscheidbarkeit traumatischer von nichttraumatischen subduralen Blutungen auf histologischer Grundlage schließen lassen, sind bisher nicht in extenso nachgeprüft worden. Mehrere Autoren, so Griswold und Jelsma, ferner Coleman, sind jedoch der Ansicht, daß die geringen histologischen Unterschiede zwischen einer „Pachymeningitis haemorrhagica" und einem echten traumatisch entstandenen Hämatom *kaum hinreichen, eine Unterscheidung dieser beiden Gruppen zu rechtfertigen.* Auch Wegelin, der die von Putnam betonten Unterschiede allerdings nicht näher untersucht hat, kann, wie wir anführten, traumatische und idiopathische Pachymeningitis histologisch nicht sicher unterscheiden. Nach ihm löst auch die traumatische Form entzündliche Reaktionen (so oft sehr starke lymphocytäre Infiltrationen) aus. Die histologische Untersuchung der Membranen unserer traumatisch bedingten Stockholmer Fälle ergab genau dasselbe; auch polymorphkernige Leukocyten waren manchmal in großen Ansammlungen zu sehen. Es entspricht das ja durchaus der allgemeinen Erfahrung.

Wenn wir nach dieser Erörterung noch einmal auf die Wegelinsche Arbeit zurückkommen, so geschieht es, um noch einige Einzelheiten festzustellen. Der 1. Fall Wegelins ist durch seine *lange Dauer* besonders interessant. Es hatten hier vor dem Tode zwei Schädeltraumen stattgefunden, das eine 13, das andere 11 Jahre vorher; deutliche klinische Symptome traten aber erst $^5/_4$ Jahre vor dem Tode auf. Leichte Brückensymptome (Kopfschmerzen, Schwindel) hatten allerdings in den Jahren nach dem 1. und 2. Unfall bestanden. Nach Wegelin war auch der histologische Befund gut mit der langen Dauer vereinbar.

Im Fall 3 (alte Schußverletzung des Stirnbeins) fand sich bei der Sektion die Dura über dem vorderen Pol des linken Stirnlappens mit dem Gehirn verwachsen. An der Innenfläche der Dura links sowohl über der Konvexität des Großhirns wie an der Basis in der vorderen und mittleren Schädelgrube befand sich eine feine, bräunlich pigmentierte, bindegewebige Membran, die sich abziehen ließ. Mikroskopisch bestand sie aus zellarmem, faserreichem Bindegewebe mit in den tiefen Schichten vielen zum Teil weiten Capillaren, die von ziemlich vielen Lymphocyten umgeben waren. Reichlich intra- und extracelluläres Hämosiderin; einzelne, kleine, frische Blutungen. — Einen grundsätzlich ähnlichen Fall stellte Fall 4 dar.

Beide Fälle zeigen, daß es *Restzustände subduraler Blutungen* gibt, *die lediglich in der Form feiner pigmentierter Membranen noch sichtbar sind.* WEGELIN führt sie mit Sicherheit auf eine traumatische Blutung zurück. Wir verweisen hierzu auf die im vorigen Kapitel besprochenen Untersuchungen MUNROs und MERRITTs, die ja zu demselben Schluß kamen; es wären hier auch viele frühere Autoren zu nennen. — Abb. 14, die wir Doz. Dr. SCHAIRER, Pathologisches Institut Jena, verdanken, zeigt den histologischen Bau einer solch feinen, durch Blutung bedingten Membran (Fall eines 50jährigen, Schußverletzung des Schädels,

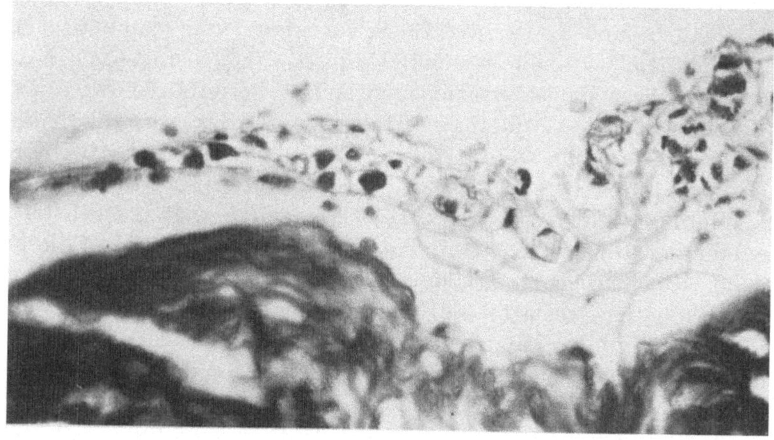

Abb. 14. Restzustand einer 6 Wochen alten feinen subduralen Blutung (nach Schußverletzung). Unten Dura, oben organisiertes Hämatom mit reichlich Hämosiderin. (Beobachtung von Doz. SCHAIRER, Pathologisches Institut Jena; v. GIESON-Färbung. Vergrößerung 300fach.)

Hirnabsceß, Pyocephalus internus). Die Membran ist 6 Wochen alt. Man sieht unten die Dura, oben das organisierte Hämatom mit reichlich Hämosiderinablagerungen.

Auch diese Restzustände subduraler traumatischer Blutungen möchten wir, wie gesagt, nicht Pachymeningitis nennen. Der Pathologe BUSSE hat bewußt seine Arbeit „Über Haematoma durae matris und Schädeltrauma" tituliert. *Er ordnete,* wie er selbst am Schlusse dieser Arbeit sagte, *dem praktischen Gesichtspunkt des Traumas theoretische wissenschaftliche Streitfragen,* z. B. auch die einer gewissen Disposition zur Hämatombildung, *unter. Es wäre sehr begrüßenswert, wenn allgemein in Zukunft die „traumatische Pachymeningitis haemorhagica interna" zugunsten der „subduralen Blutung" ausgetauscht würde.* Manch Nichtverstehen und unnötige Diskussion würden verschwinden.

HENSCHEN nennt das chronisch traumatische Subduralhämatom „traumatisch-reaktive Pachymeningosis haemorrhagica interna". So sehr in diesem Ausdruck die Abgrenzung zur eigentlichen „Pachymeningitis haemorrhagica s. str." ihren berechtigten Ausdruck findet, so möchten wir doch glauben, daß für diese traumatische Form subduraler Blutungen die einfachste Bezeichnung nicht nur die klarste, sondern auch die treffendste ist, die eben der „traumatischen Subduralblutung". Das Krankheitsbild wäre sicher so am besten gekennzeichnet; für ein pathologisch-anatomisches Einteilungsschema ist aber der HENSCHENsche Terminus durchaus geeignet.

2. Nicht notwendig traumatisch bedingte Subduralblutungen.

Wir verlassen jetzt die eindeutig traumatisch bedingten Hämatome des Subduralraums und wenden uns den anderen Formen, mit anderen ätiologischen Möglichkeiten, zu. Der Nachdruck ist hier auf „Möglichkeiten" zu legen, denn, wie wir schon besprachen, *eine negative Traumaanamnese schließt nie eine traumatische Bedingung des „pachymeningitischen" Prozesses aus.* Für GRISWOLD und JELSMA gibt es überhaupt nur subdurale Blutungen, nach ihnen sind das chronische subdurale Hämatom und die Pachymeningitis haemorrhagica interna klinisch und pathologisch dasselbe. JELSMA führt etwa 90% seiner subduralen Hämatomfälle auf einen Unfall zurück. Mag auch diese Zahl in anders gelagertem, nicht chirurgischem Krankengut nicht erreicht werden, sicher ist, daß sich unter den nichttraumatischen subduralen Blutungen manche Traumafälle verbergen. KAUMP und LOVE, die 13 Sektionsfälle von traumatischem und 17 von „spontanem" Hämatom makroskopisch und histologisch bearbeitet haben, sagen in ihrer jüngst erschienenen Arbeit betreffs der sog. spontanen Fälle, daß angesichts der Geringfügigkeit des für die Hämatomentstehung notwendigen Traumas es sehr wohl möglich wäre, daß alle traumatischer Natur wären. Wir erwähnten bereits früher die große Autopsiestatistik von ALLEN, DALY und MOORE (psychotische Kranke). Es fanden sich unter 3100 Fällen 245 mit subduralen Blutungen, allerdings bildeten diese nur bei 35 die primäre Todesursache. Hinsichtlich der Ätiologie solcher Blutungen meinten die Autoren, daß die Faktoren der Hirnatrophie, der Gefäßerkrankung und des Traumas häufig in Kombination vorhanden waren. Auch sie bezeichnen ihre Befunde als subdurale Blutungen, nicht als Pachymeningitis. Von vielen Autoren ist darauf hingewiesen worden, daß gerade das Krankengut von Irrenanstalten nicht ganz wenige Fälle alter traumatisch bedingter subduraler Hämatome enthalte, die unter falscher diagnostischer Flagge gehen. Bei der oft vorhandenen Schwierigkeit der Erhebung einer einwandfreien Vorgeschichte bei solchen Kranken ist das ja nicht verwunderlich. Der pathologische Anatom ist hinsichtlich der Ätiologiebeurteilung in den Fällen, in denen er subdurale Blutungen oder „pachymeningitische" Auflagerungen unter der harten Hirnhaut findet, in noch mißlicherer Lage. Er kennt die Vorgeschichte meist nur in groben Umrissen und schließt oft lediglich aus dem gleichzeitigen Vorhandensein anderer, anscheinend begünstigender Haupterkrankungen auf eine ätiologische Zusammengehörigkeit, die sicher nicht in allen Fällen hieb- und stichfest ist.

Wir befinden uns also hinsichtlich der Ätiologie nichttraumatischer subduraler Blutungen auf einem schwankenden Boden. Trotzdem werden wir versuchen, einige feste Punkte zu gewinnen. Gleich hier möchten wir unseren Standpunkt hinsichtlich der Benennungsfrage dieser Prozesse, ob subdurale Blutung, ob Pachymeningitis haemorrhagica interna, festlegen. Der Begriff der Pachymeningitis ist im medizinischen Schrifttum so fest verankert, daß es kaum möglich wäre, ihn ganz zu entfernen, wie das einige Autoren der neuesten Zeit, vor allem amerikanische (JELSMA, INGALLS u. a.), für richtig erachten. Dieser Standpunkt dürfte aber auch objektiv zu weit gehen. Sicherlich *müssen wir den Großteil der bisher Pachymeningitis genannten Prozesse als subdurale Hämatome bezeichnen, da sie keine echten Entzündungen darstellen.* In erster Linie gilt das, wie besprochen, für traumatische Blutungen, wie das auch solch kompetente Pathologen wie BUSSE und KAUFMANN gesagt haben. Aber es gibt doch Prozesse, für die, besonders *pathologisch-anatomisch*, der alte Name der Pachymeningitis zutrifft; es sind das Fälle mit *Blutungen bei wirklicher Entzündung*, solche also, die entweder im Anschluß an lokale oder aber an entfernte, hämatogen bzw. lymphogen fortgeleitete Entzündungen entstanden sind. Grundsätzlich wäre, wie das FRAENKEL verlangt hat, für den ätiologischen Zusammenhang der Nachweis der Krankheitserreger auch in den Krankheitsprodukten, die von der harten Hirnhaut ausgehen, zu fordern; praktisch ist er bislang nur in wenigen Fällen geführt worden. *Mit dieser Umgrenzung engt sich der Begriff „Pachymeningitis haemorrhagica interna" auf einen geringen Teil der bisher so benannten Prozesse ein, auf den Teil, der wirklich entzündlich bedingt ist.* Rein *klinisch* betrachtet dürfte es allerdings berechtigt, ja oft vorteilhaft sein, *auch diese Vorgänge als Blutungen oder Restzustände dieser zu bezeichnen.*

HENSCHEN hat eine pathologisch-anatomische Einteilung der Duraaffektionen vorgenommen, in der er „*blutende*" von „*nichtblutenden*" Duraveränderungen trennt. Blutenden Pachymeningosen und Pachymeningitiden stellt er den gefäßarmen, nicht hämorrhagischen Formenkreis von Pachymeningitiden und Pachymeningosen gegenüber. Im einzelnen unterscheidet er:

A. Gruppe der „blutenden" Duraaffektionen:

I. Die hämorrhagischen Pachymeningosen.

1. Die traumatisch-reaktive Pachymeningosis haemorrhagica interna (chronisches traumatisches Subduralhämatom).

2. Die spontanen hämorrhagischen Pachymeningosen.

a) Die Pachymeningosis haemorrhagica interna leucaemica.

b) Pachymeningosis haemorrhagica interna bei hämorrhagisierenden Anämien.

c) Pachymeningosis haemorrhagica interna bei den „durch mangelhafte Thrombusbildung beherrschten hämorrhagischen Diathesen" (MORAWITZ).

d) Pachymeningosis haemorrhagica interna haemophilica.

e) Pachymeningosis haemorrhagica interna bei hämo-vasotoxischen Zuständen.

f) Pachymeningosis haemorrhagica interna bei Erkrankungen der Kreislauforgane.

g) Pachymeningosis haemorrhagica interna avitaminotica.

h) Pachymeningosis haemorrhagica interna durch Sonnenstich (Insolationspachymeningose).

i) Pachymeningosis haemorrhagica interna menstrualis.

k) Pachymeningosis haemorrhagica interna bei Gefäßnaevi der Dura und kombinierten Mißbildungen des Gehirns und seiner Häute.

l) Pachymeningosis haemorrhagica interna neoplastica.

II. Die Pachymeningitis haemorrhagica s. str.

1. Aus der Nachbarschaft fortgeleitete hämorrhagische Entzündung (abakterielle Toxino-Pachymeningitis haemorrhagica).

2. Toxino-Pachymeningitis oder bakterielle Pachymeningitis haemorrhagica interna bei den verschiedensten Infektionskrankheiten.

3. Pachymeningitis haemorrhagica interna tuberculosa.

4. Pachymeningitis haemorrhagica interna syphilitica.

B. Gruppe der gefäßarmen Duraaffektionen:

I. Die selbständigen nichtblutenden Pachymeningitiden.

1. Pachymeningitis purulenta metastatica (ROESSLE).

2. Pachymeningitis serosa acuta (ROESSLE).

3. Pachymeningitis chronica exsudativa (ROESSLE).

4. Pachymeningitis chronica fibroplastica (HENSCHEN).

5. Pachymeningitis non haemorrhagica tuberculosa-syphilitica-infectiosa usw.

II. Die gefäßarmen Pachymeningosen.

1. Pachymeningosis xanthomatosa interna.

2. Calcinosis durae matris.

3. Pachymeningosis ossificans.

4. Pachymeningosis arachnoidealis s. meningocytica hypertrophicans (HENSCHEN).

C. Gruppe der Mischformen.

Dieses Schema ist, wie HENSCHEN selbst sagt, ein pathologisch-anatomisches. Weniger ist es ein ätiologisches; denn wenn er unter die Gruppe der selbständigen nichtblutenden Pachymeningitiden eine von ihm aufgestellte Form, die „Pachymeningitis chronica fibroplastica", einordnet und derartige Duraschwarten (außer solchen, die durch primäre Entzündung entstanden sind) als Ausheilungsformen duraler Hämatome anspricht, so dürfte eine derartige Einteilung doch nicht ganz ätiologischen Ansprüchen genügen. Sie hält mehr ein augenblickliches histologisches Zustandsbild fest und ist in dieser Hinsicht sicherlich sehr von Nutzen. Wir werden uns im Folgenden zum Teil auf die HENSCHENsche Einteilung stützen können, im übrigen aber mehr *nach klinisch-ätiologischen Gesichtspunkten einzuteilen* versuchen.

Wenn wir unser eigenes Material von subduralen Hämatomen auf ursächliche Faktoren durchgehen, so können wir nur bei 23 von 32 Fällen mit Sicherheit ein Trauma als Ursache verzeichnen. Bei 9 Fällen konnte ein Unfall in der Vorgeschichte nicht erhoben werden. Wie wir schon ausführten, spricht das aber nicht gegen die Möglichkeit einer unfallbedingten Genese. So möchten wir 4 der nicht ganz geklärten Fälle (2, 12, 22, 32) als wahrscheinlich traumatische ansprechen, das ganze klinische und operativ-autoptische Bild entsprach dem anderer traumatischer Fälle. Fall 1 ist unsicher; möglicherweise handelte es sich hier mehr um eine nichttraumatisch bedingte Blutung. Bei Fall 3 und Fall 30 müssen wir an einen Zusammenhang mit dem *Alkoholismus* denken, der bei beiden Kranken bestand. Wir werden den Zusammenhang „chronischer Alkoholismus und Blutung" noch unten erörtern, möchten nur hier schon sagen, daß es durchaus möglich ist, daß auch diese beiden Fälle echttraumatische sind. Schließlich bleiben die Fälle 4 und 7 übrig, die beide Gefäßabnormitäten ihre Entstehung verdanken; ob ein Trauma mitwirkte, ist fraglich, wenn auch möglich.

a) Subdurale Blutungen auf der Grundlage abnormer Gefäßverbindungen zwischen Dura und Pia bzw. Hirnrinde und von Gefäßmißbildungen der Dura.

Subdurale Blutungen auf der Grundlage irgendwelcher Gefäßanomalien sind bekannt, wenn auch nicht häufig. Wir erwähnten schon bei der Besprechung der Entstehung des traumatischen chronischen Subduralhämatoms, daß MITTENZWEIG einen Fall beobachten konnte, bei dem zwei akzessorische, von den Zentralwindungen aufsteigende und in eine Seitenbucht des Längsblutleiters einmündende Piavenen von der Dura abgerissen waren. MITTENZWEIG fand bei anatomischen Untersuchungen von 200 Gehirnhäuten Erwachsener in 59 Fällen derartige *Verlaufsanomalien:* „Die Venen sprangen von der Arachnoidea über auf die Dura und klebten gleichsam dem inneren Durablatte mehr oder weniger fest an, um schließlich in den Sinus longitudinalis zu münden." Wenn wir nun unsere beiden Fälle, bei denen wir *abnorme Gefäße* feststellten, mit der MITTENZWEIGschen Beschreibung vergleichen, so ist ein eindeutiger Unterschied festzustellen. Weder in Fall 4 noch in Fall 7 war eine abnorm verlaufende, aber doch schließlich in den Längssinus einmündende Vene vorhanden.

Bei Fall 4 (37jähriger Mann) war auf der Innenseite der Dura ein spinngewebsdünnes, schwach gelbgefärbtes Blutkoagel, eindeutig also eine wenn auch nur minimale subdurale Blutung zu sehen. Erst nach längerem Suchen konnte man die Quelle dieser Blutung entdecken, die sich in der Gegend der Spitze des Schläfenlappens, an der Fissura Sylvii, fand und dem Verlauf der Arteria meningea media entsprach. Die Dura saß hier in einem kleinen Bezirk an der Hirnoberfläche fest; es befanden sich an dieser Stelle mehrere große Gefäße, die von der Dura zu einer erbsgroßen Bildung hinübergingen, die man anfangs für ein kleines Meningeom von der A. meningea media hielt. Die histologische Untersuchung des exstirpierten Stückes ergab kein Tumorgewebe. Leider fehlen Angaben, ob die histologisch ebenfalls festgestellten weiten Gefäße Arterienzweige oder Venen waren.

In diesem Fall hatte es sich also um ein subdurales Hämatom von minimalen Ausmaßen gehandelt, das von einer Anzahl *abnormer Gefäßverbindungen zwischen Dura (A. meningea media?) und Hirnrinde* ausgegangen war. Die ganze Affektion saß im Gebiet des linken Schläfenlappens.

In Fall 7 (8jähriges Mädchen) lag ein ähnlicher Zusammenhang vor. Hier war eine etwa millimeterdicke Membran, die sich über die ganze Hemisphäre erstreckte und die sich in einem Zustand beginnender Vaskularisierung befand, vorhanden. In der Nähe des Pterion wurde sie, wie sich nach ihrer Spaltung zeigte, von einer Vene perforiert, die sich in ein Gefäß in der Dura entleerte. Es bestand also eine *abnorme Verbindung zwischen einer Piavene und einer solchen der Dura.* Das Hämatom bzw. Hygrom unter der Membran hatte allem Anschein nach von dieser abnormen Gefäßverbindung seinen Ursprung genommen. Die Membran, auch die sekundäre im Fissura Sylvii-Gebiet, wurde exstirpiert bis auf einen Rest, der an der Dura festsaß.

Bei diesem Fall, der mit einem recht umfangreichen subduralen Hämatom bzw. Hygrom verbunden war, hatte letzteres also von einer *abnormen Venenverbindung zwischen Dura und Pia bzw. Hirnrinde* seinen Ursprung genommen.

Über die *Entstehung* der Blutung in diesen beiden Fällen können wir leider nichts *Sicheres* aussagen. Es ist aber doch anzunehmen, daß die Blutung auf einen Riß in einem dieser abnormen Gefäße zurückzuführen ist. Die weitere Folgerung, daß einem solchen Einriß ein Trauma zugrunde gelegen hat, liegt natürlich nahe. Trotzdem nun in diesen beiden Fällen kein Unfall in der Vorgeschichte zu erheben war, wäre es durchaus denkbar, daß dennoch eine ganz geringfügige Verletzung, die dem Gedächtnis der Kranken schnell entschwand, die Ursache gewesen ist. Denn wenn schon bei Menschen ohne solche Gefäßabnormitäten das eine subdurale Blutung hervorrufende Trauma unerheblich zu sein braucht, wie viel mehr ist das der Fall bei derartigen Gefäßanomalien! Sie können sicherlich manchmal einen *prädisponierenden Faktor für die Entstehung eines Subduralhämatoms* bilden. Aus diesem Grunde und um nicht mehr Schlüsse zu ziehen als Befund und Vorgeschichte zulassen, reihen wir diese Fälle unter die nicht-traumatischen subduralen Hämatome ein. Im Schrifttum konnten wir ähnliche Fälle wie die von uns beschriebenen nicht auffinden. Wie schon erwähnt, handelte es sich bei Beobachtungen wie in dem Fall Mittenzweigs um Verlaufsanomalien von Gefäßen, die letzten Endes doch in den Längssinus einmünden. Derartige etwas abnorm verlaufende Brückenvenen können ebenso leicht einreißen wie die normal verlaufenden Piavenen, zu allermeist wird es sich *dann* um ganz klare *traumatische* Hämatome handeln.

Auch durch *abnorme Gefäßverhältnisse im Duragewebe selbst* kann es zu subduralen Blutungen kommen. So bluten teleangiektatische oder kavernomatöse *Angiome der harten Hirnhaut* gelegentlich in den Subduralraum, entweder spontan oder nach geringen Insulten.

Dasselbe gilt nach Henschen von *Gefäßmißbildungen der Dura* in Form von angeborenen oder späterhin entstandenen Varicositäten der Dura und von duralen Gefäßmißbildungen, die als „kollaterale Angiomorphosen" im „Deckenkreislauf der Dura" *bei Mißbildungen und Erkrankungen des Gehirns* auftreten

[Beobachtung von FÜRSTNER und ZACHNER: Verkümmerung des Stirnhirns; ferner kommen in Betracht Porencephalie, angeborene Hirnsklerose, Akromegalie, Epilepsia congenita, Hirntumoren (BLAUEL, WOLFF u. a.).]

HEILMANN berichtete kürzlich über die Rolle von *Gefäßhamartien* in der Pathogenese der „Pachymeningitis haemorrhagica interna". Nach ihm sollen Fehlbildungen des Capillarsystems der Dura in der Form von teleangiektatisch-angiomatös erweiterten Capillaren dicht unter dem Duraendothel sehr oft prädisponierend für die Entstehung einer „Pachymeningitis haemorrhagica interna" in Frage kommen. Derartige Hamartien finde man bei 2—3% der harten Hirnhäute. Es sei klar, daß solche teleangiektatische capilläre Bildungen leichter bersten könnten als normale Capillaren. — Eine Nachprüfung dieser Befunde von anatomischer Seite aus wäre erwünscht. Lassen sich solche Hamartien auch bei Erwachsenen (HEILMANN hat besonders viel Neugeborene untersucht) öfter nachweisen, so wäre die Rolle derartiger Gefäßfehlbildungen für das Auftreten einer subduralen Blutung in dem oder jenem Fall nicht abzulehnen, besonders wenn es gelänge, positive Befunde in derselben Dura, von deren Innenfläche es geblutet hat, zu erlangen. Nicht folgen können wir aber HEILMANN, wenn er glaubt, daß auch das Großteil der traumatischen Blutungen auf solche krankhaften Anlagen zurückgeht. Das würde zu all den vielen Erfahrungen, die man bislang über die Entstehung des traumatischen Subduralhämatoms sammeln konnte, doch in zu starkem Gegensatz stehen.

b) Subdurale Blutungen bei hämorrhagischen Diathesen (Thrombopenie, Hämophilie, perniziöser Anämie, Leukämie und anderen Erkrankungen mit hämorrhagischer Diathese).

Einen Prototyp subduraler Blutungen, die nicht traumatisch bedingt sein brauchen, es sicherlich meist auch nicht sind, stellen diejenigen bei *Erkrankungen mit hämorrhagischer Diathese* dar. Sowohl bei der Thrombopenie wie der Hämophilie, bei der perniziösen Anämie wie den verschiedenen Formen leukämischer Erkrankungen können autoptisch Blutungsherde auf der Innenfläche der harten Hirnhaut festgestellt werden. Besondere klinische Erscheinungen brauchen sie nicht zu bedingen, es handelt sich gewöhnlich um zusätzliche, um nicht zu sagen zufällige Sektionsbefunde. Das pathologisch-anatomische Bild ist meist durch „blutig-fleckige, häutige Auflagerungen" (KAUFMANN) gekennzeichnet. KAUMP und LOVE berichten über 3 Fälle von subduralem Hämatom bei Blutdyskrasien, bei denen die Blutungen sämtlich beidseitige waren. Bei dem einen Fall waren sie groß, bei den zwei anderen bestanden sie aus konglomerierten Herden „intraduraler" Hämorrhagien.

Im einzelnen wären zuerst zu besprechen die *subduralen Blutungen bei der Thrombopenie*, dem Morbus maculosus Werlhofii. HENSCHEN zählt hier noch die athrombopenische Purpura, die aplastische Anämie EHRLICHs bzw. die hämorrhagische Aleukie FRANKs hinzu. Beobachtungen stammen von FRANK, POISOT und VINCENT, HAVAS, OBERNIER. Nach FRANK kommen endokraniellen Blutungen — zumindest bei Jugendlichen — eine größere Bedeutung bei der Aleukia hämorrhagicae (maligne Thrombopenie) als beim eigentlichen Morbus Werlhof zu. HENSCHEN berichtet noch, daß FRANK unter 50 Fällen der essentiellen benignen Thrombopenien einen Fall von „*Meningealapoplexie*" (heftige Kopfschmerzen, nachher halbseitige Lähmung, Hirndruck, Atemlähmung) traf.

Subdurale Blutungen bei Hämophilie sollen gelegentlich mit epileptischen Krämpfen verbunden sein. Sehr interessant ist die Angabe von WÖHLISCH, daß „*ein Teil* dieser anscheinend spontanen Blutungen immerhin *auf unbemerkt gebliebene leichte Traumen zurückzuführen* sein mag, von anderen ist dies jedoch mit Sicherheit auszuschließen". Es entspricht das ganz unserem, oben gezeichneten Standpunkt. HENSCHEN, auf dessen Angaben wir uns hier und bei den weiteren Formen oft stützen, nennt weiter Beobachtungen von WALDER, VORDERBRÜGGE, MARCHAND, GOCHT, MADLENER und MOIZARD. Zum Blutfaktor (Thrombocyteninsuffizienz, FONIO) soll sich beim Zustandekommen dieser Blutungen

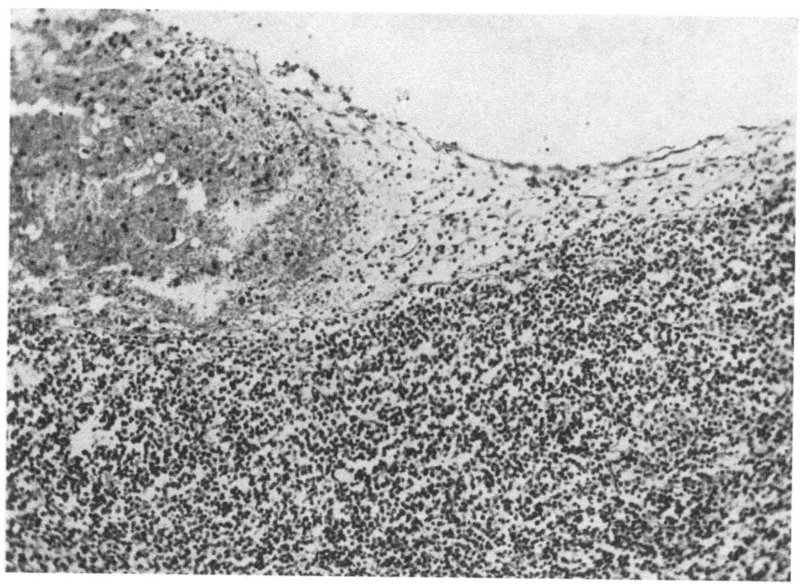

Abb. 15. Duraauflagerungen bei akuter lymphatischer Leukämie; an der Oberfläche eine frische Blutung. (Beobachtung von Doz. SCHAIRER, Pathologisches Institut Jena. Vergrößerung 120fach.)

ein Gefäßfaktor gesellen, d. h. eine Schädigung der Gefäße selbst (VIRCHOW, RECKLINGHAUSEN, RICKER, SAHLI).

Subdurale Blutungen bei perniziöser Anämie, zu der auch verwandte Formen, wie die hämolytische Anämie, gerechnet werden können, waren früher, vor der Zeit der Leberverabreichung, anscheinend nicht selten. HUGUENIN stellte bei $^1/_3$ der Perniciosafälle gleichzeitige Hämatome der Dura fest. Wichtig ist, daß schon dieser Autor eine *scharfe Trennung zu entzündlichen Prozessen* vornahm: „Gerade hier fanden wir in einigen Fällen die Veränderung im allerersten Stadium, aber von einer entzündlichen Affektion der Dura, von einer starken Füllung der Meningea media, war keine Spur zu sehen, trotzdem hätte man glauben sollen, daß sie bei der enormen Blutarmut aller Teile um so deutlicher sich präsentieren würde. Und doch ließen sich die hier beobachteten Hämatome von denjenigen bei Dementia paralytica, von denen bei blödsinnigen Trinkern weder makroskopisch, noch mikroskopisch unterscheiden." Man findet kleinere, frischere und ältere Blutextravasate und Pseudomembranbildungen (HAWTHORNE, TIXIER, CLARUS, bei HENSCHEN).

Subdurale Blutungen bei Leukämien sind des öfteren im Schrifttum mitgeteilt worden (VIRCHOW, HUGUENIN u. a.). Man sieht frische papierdünne

Blutschichten auf der Innenseite der Dura, doch sind natürlich auch andere mehr herdförmige Blutungen möglich. Meist handelt es sich wohl um leukämische Infiltrate, in die hinein es geblutet hat. Durch die Freundlichkeit von Herrn Doz. Dr. Schairer (Pathologisches Institut Jena) ist Verf. in der Lage, ein sehr charakteristisches histologisches Bild einer solchen Blutung zu bringen (Abb. 15). Es handelte sich um einen 18jährigen jungen Mann mit akuter lymphatischer Leukämie, bei dem sich eine geringgradige sog. „Pachymeningitis haemorrhagica interna" fand. Die Abbildung zeigt die lymphatischen Duraauflagerungen und an ihrer Oberfläche eine frische *Blutung*. Die Abb. 16 stellt

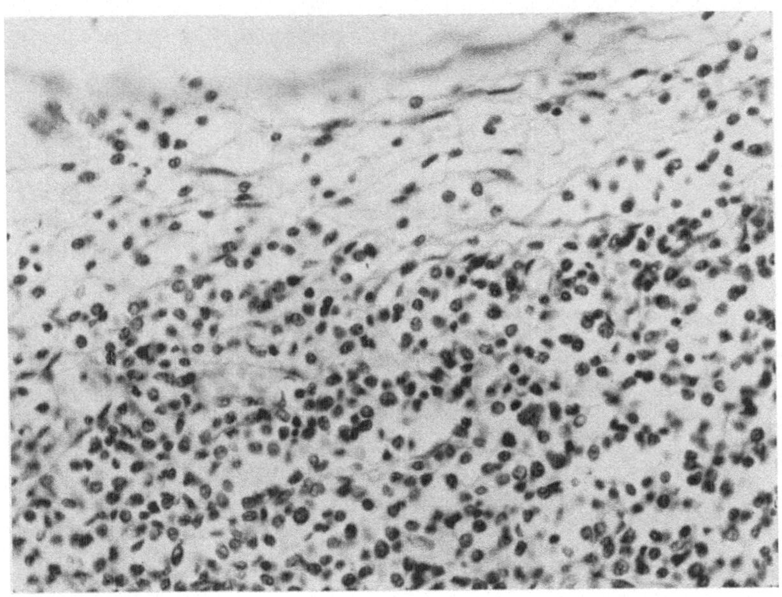

Abb. 16. Duraauflagerungen bei akuter lymphatischer Leukämie. An der Oberfläche deutlich bindegewebiges Netzwerk sichtbar, in dem die Lymphoblasten aufgehängt sind. (Dasselbe Präparat wie in Abb. 14. Vergrößerung 240fach.)

das oberflächliche bindegewebige Netzwerk in starker Vergrößerung dar; in seinen Maschen sind die Lymphoblasten gleichsam aufgehängt. Von einer Entzündung ist nichts zu sehen.

Auch bei anderen Erkrankungen, die mit hämorrhagischer Diathese einhergehen können, ist das Auftreten subduraler Blutungen möglich, so unter anderem *bei Carcinomen*. Es brauchen dabei keine Geschwulstansiedlungen vorhanden zu sein; sind sie allerdings da und mit gleichzeitigen Blutungen verbunden, so haben wir eine ähnliche Form vor uns wie bei den Blutungen in leukämische Infiltrate, die wir eben erwähnten.

Subdurale Blutungen *während der Menses* beobachteten Follet und Chevret. Nach Henschen liegen ihnen wahrscheinlich hormonale Schädigungen des plättchenbildenden Apparates zugrunde (akute prämenstruelle Thrombopenie). Die durale Lokalisation dieser „Purpura menstrualis" sei durch örtliche gefäßanatomische oder zirkulatorische Verhältnisse mitbedingt.

c) Subdurale Blutungen bei exogenen und endogenen Toxikosen.

Diese Gruppe hängt mit der vorigen in gewisser Beziehung zusammen; es ist letzten Endes die hämorrhagische Diathese, die auch bei der *Einwirkung von Toxinen* auf die Dura hinsichtlich der Auslösung von Blutungen in Frage kommt. HENSCHEN fügt aber sicher mit Recht der *Blutschädigung* (Toxikose des plättchenbildenden Apparates mit nachfolgender Thrombopenie) die Faktoren der *Gefäßwandschädigung* und der *allgemein und örtlich bedingten venösen Stase* hinzu. Auch hier kann es sich um zusätzliche anatomische Befunde zu anderen, weit mehr ins Auge fallenden, weil ausgedehnteren und bedeutsameren, handeln. Doch können gerade diese Formen gelegentlich zu mehr oder weniger ausgeprägten *klinischen Erscheinungen* Anlaß geben.

Unter den *exogenen Giften*, die eine hämorrhagische Diathese mit Thrombopenie hervorrufen, führt HENSCHEN an das Benzol, das Salvarsan, das Kohlenoxyd, das Chinin bei Malariakranken, dann namentlich den Alkoholismus in seinen schwereren und fortgeschritteneren Formen; die Blutungsbereitschaft der „Säuferdura" sei altbekannt. Und zweifellos kommt bei der Gruppe der exogenen Toxikosen dem *chronischen Alkoholismus* eine besondere Bedeutung zu. Da wir zudem über zwei eigene Fälle verfügen, bei denen möglicherweise dem Alkohol eine prädisponierende Rolle bei der Entstehung des Subduralhämatoms zugeschrieben werden kann, gehen wir etwas ausführlicher auf diese Frage ein.

Nachdem man zur Zeit der Pachymeningitislehre, hauptsächlich beeinflußt durch LANCÉRAUX und durch Versuche KREMIANSKYs, dem chronischen Alkoholismus eine sehr große, oft entscheidende Bedeutung bei dem Entstehen der Pachymeningitis haemorrhagica interna zugemessen hatte, ist das Pendel in den letzten 1—2 Jahrzehnten nach der anderen Seite zu ausgeschlagen. Heute ist man geneigt, ihm nur eine ganz geringe oder gar keine Rolle zuzuerteilen. So glaubt z. B. ABBOTT, daß in den wenigen Fällen seiner Serie, bei denen der Alkohol einen Anteil spielte, dieser in einer abgestumpften Sensibilität bestand, die wahrscheinlich zu dem Unfall prädisponierte; ob der Alkohol einen reizenden Einfluß auf den Subduralraum ausübe, sei noch nicht entschieden. Nach der Ansicht vieler moderner Autoren kommt dem Alkohol nur eine *scheinbare Bedeutung* zu, vorgetäuscht dadurch, daß der Alkoholiker Traumen ausgesetzter ist als andere Menschen.

Wenn wir nun nach objektiven Unterlagen für eine etwaige primäre Rolle des Alkohols auf die Dura, im Sinn der Erzeugung subduraler Blutungen, fragen, so ist festzustellen, daß die sicheren Angaben wirklich recht dürftig sind. Am meisten im positiven Sinne hat KREMIANSKY hinzugesteuert, besonders auch durch seine experimentellen Untersuchungen. Er konnte bei Hunden, denen Alkohol in reichlichen Mengen über Wochen einverleibt wurde, deutliche hämorrhagische Auflagerungen auf der Innenfläche der harten Hirnhaut erzeugen, bei einem Hund sogar eine Ansammlung von blutig-seröser Flüssigkeit im Subduralraum. Jedoch warf bereits KREMIANSKY selbst die Frage auf, warum nicht bei *allen* Potatoren die Trunksucht eine hämorrhagische Entzündung an der Durainnenfläche verursache. Hinsichtlich der Wirkungsweise des Alkohols trat er der von LANCÉRAUX geäußerten Ansicht von einer Reizwirkung des Alkohols (infolge Verdunstung auf der Innenfläche der Dura) entgegen, dieser solle vielmehr durch Störung der Blutzirkulation, und zwar durch den von dieser Störung abhängigen starken Andrang des Blutes, vielleicht zusammen mit venöser Stauung, die Krankheit hervorrufen. Daß der Alkohol immer bedeutende Störungen in dem Blutgefäßsystem des ganzen Körpers, besonders des Kopfes, hervorrufe, sei offensichtlich. — KREMIANSKYs Alkoholversuche wurden in der Folgezeit von manchen Autoren wiederholt. Es gelang aber nur

ganz wenigen, so E. NEUMANN, und nur bei vereinzelten Hunden, eine ,,Pachy-
meningitis'' nachzuweisen (CIARLA). Öfter wird von den Autoren eine Hyperämie und eine Verdickung der Dura erwähnt. Eine ganze Reihe von ihnen
haben aber die Dura mit negativem Resultat untersucht (AFANASSIJEW,
DE RECHTER, MAIRET und COMBEMALE, BRAUN und MONTESANO, bei PETTE).
Nach FAHR, D'AMATO und STRASSMANN (bei SALTYKOW) soll die Wirkung des
Alkohols auf die Tiere und den Menschen so verschieden sein, daß wesentliche
Förderung aus solchen Experimenten nicht zu erwarten sei. — Es ist nun schon
lange bekannt und von vielen Autoren erwähnt, daß von den Insassen von
Irrenanstalten, bei denen sich ja in einem besonders hohen Prozentsatz Ver-
änderungen im Sinn der Pachymeningitis haemorrhagica interna nachweisen
ließen und lassen, gerade Alkoholiker hinsichtlich des Vorkommens subduraler
Blutungen bevorzugt werden (früher stand die progressive Paralyse in dieser
Beziehung an der Spitze). Es fragt sich nun, falls wirklich eine besondere Bevorzugung von chronischen Alkoholikern anzunehmen ist, ob der Alkohol selbst
wirkt (etwa in der Weise, wie sie KREMIANSKY angenommen hatte) oder ob
nicht stärker der Faktor einer Hirnatrophie in Betracht kommt *und ob nicht
dieser Faktor einer Volumenabnahme des Gehirns auch zur Erklärung der Häufigkeit subduraler Blutungen bei anderen chronisch Geisteskranken (Epileptikern,
Psychotikern, besonders auch senilen Psychotikern) dienen kann.* Schon HUGUENIN
hat geäußert, daß die Volumenabnahme des Gehirns einen toten Raum erzeuge,
der seinerseits das Auftreten der Hämorrhagien begünstige — eine Annahme,
die CIARLA allerdings für sehr gewagt erklärte. Wir sind nicht in der Lage,
diese Frage hier entscheiden zu können, möchten aber doch annehmen, daß
durch eine Atrophie des Gehirns die frei durch den Subduralraum ziehenden
Venen stärker gespannt werden, als dies bei ganz Gesunden der Fall ist und
daß ein Trauma dann um so leichter einen Riß dieser möglicherweise noch dazu
in ihrer Wandung geschädigten oder geschwächten Gefäße herbeiführen kann.
Auf einen Zusammenhang mit der C-Hypovitaminose bei chronischen Alkoholikern und Geisteskranken hat INGALLS aufmerksam gemacht (s. u.).

Bei unseren 2 Fällen (unter 32), bei denen wir in der Vorgeschichte kein Trauma erheben,
aber einen eindeutigen Alkoholismus feststellen konnten, handelte es sich um ganz typische,
sehr umfangreiche subdurale Hämatome. Bei dem 1. Fall (Fall 3) bestanden die Symptome
erst sehr kurze Zeit, sie traten recht akut auf, bei dem anderen (Fall 30) war die Dauer
eine anscheinend längere. In dem Operationsbericht des Falles 3 wurde von der Hirnoberfläche bemerkt, daß sie *atrophisch* aussah und braungelb mißgefärbt war. Der Kranke
war nach der Operation vollkommen geheilt, auch nach Jahren keinerlei Symptome mehr.

Ob nun nicht doch in diesen beiden Fällen ein den Kranken nicht bewußt
gewordenes oder nicht mehr erinnerliches Trauma die Blutung erzeugt hat,
können wir nicht mit Sicherheit sagen, die Annahme hat aber sehr starke Wahrscheinlichkeit für sich. Ähnlich mag es bei manchen ebenso gelagerten Fällen
des Schrifttums der Fall sein. Jedenfalls ist ein reizender Einfluß des Alkohols
auf den Subduralraum noch keineswegs sichergestellt, wie das auch GRANT
betont. Möglich ist aber, daß die Faktoren einer Hirnatrophie, einer unregelmäßigen Blutzirkulation und einer Gefäßwandschädigung, die durch den Alkoholismus bedingt werden können, *prädisponierend* für ein Auftreten von subduralen Blutungen wirken, sei es daß letzten Endes ein *Trauma* auslösend in
Betracht kommt, sei es, daß, wie PETTE meint, die durch den chronischen
Alkoholabusus bedingte Störung des Gesamtstoffwechsels die Blutung hervor-

ruft, ein *Intoxikationsprozeß*, den ja auch Henschen annimmt und dem zweifellos eine Bedeutung zukommen dürfte, auch wenn diese hinsichtlich des Alkohols selbst längst nicht so groß ist, wie man früher annahm. Das recht geringe Vorkommen von chronischem Alkoholismus in der Vorgeschichte von Kranken, die wegen subduralen Hämatoms operiert wurden, zeigt das offensichtlich (unter unserem Krankengut von 32 Fällen nur 3mal: in den 2 eben erwähnten Fällen und in Fall 23 mit eindeutigem Trauma).

Neben den exogenen Giften kommt den *endogenen Toxinen* eine Rolle bei der Erzeugung subduraler Blutungen zu. Intermediäre Stoffwechselprodukte, die in den Kreislauf gelangen, geben durch Blut- und Gefäßwandschädigung Anlaß zur Blutung und Gewebswucherung. Wir finden hämorrhagische Auflagerungen der Innenfläche der Dura *als Komplikation der verschiedensten Krankheiten.* Insonderheit sind es die *Urämie* und die *Eklampsie*, die hier in Frage kommen. So haben Médicin die „Pachymeningitis haemorrhagica interna" bei der akuten Nephritis, Laignel-Lavastine bei der subakuten Nephritis, Warda, F. Schultze, Luce, Oppenheim u. a. bei der Nephritis chronica und Bard bei der Eklampsie beschrieben (bei Henschen und Pette). Wir könnten in diese Gruppe auch manche Carcinome einreihen, von denen wir bereits oben sprachen. Es gibt hier keine engen Grenzen. Faktoren der hämorrhagischen Diathese, der Gefäßwandschädigung und auch einer Blutstauung können einzeln oder in verschiedenartiger Kombination zusammenwirken und die Blutung erzeugen. Sicher ist man auch berechtigt, manche subdurale Blutungen bei Infektionskrankheiten mehr auf einen toxischen als infektiösen Faktor zu beziehen. Beide können aber auch zusammenwirken und dann eine allerdings echte entzündliche Reaktion bedingen, die, wenn sie deutlich ist und gar noch den Nachweis von Krankheitserregern gestattet, mit Recht Pachymeningitis haemorrhagica interna benannt werden kann.

Wie nun bei solchen exo- oder endotoxisch bedingten Blutungen der Prozeß weitergeht, ist trotz vieler Untersuchungen noch nicht so recht geklärt. Der Pathologe wird selten Fälle bekommen, die ganz im Beginn stehen. Meist hat er schon mehr oder weniger ausgebildete Membranen vor sich, bei denen die reaktive Wucherung des Gewebes die Blutung bereits überschattet. Die organisatorischen Prozesse werden etwa in derselben Weise vor sich gehen, wie wir es bei eindeutig traumatischen Fällen beschrieben haben. Doch fehlt uns, wie gesagt, eine exakte Kenntnis der ersten Vorgänge.

d) Subdurale Blutungen bei Erkrankungen der Kreislauforgane.

Nicht so selten sind *subdurale Blutungen bei Herz- und Kreislauferkrankungen* festzustellen. Sie bilden hier allerdings meist einen anatomischen Nebenbefund. Schon Kremiansky hat (außer der Trunksucht) auf organische Herzfehler und gewisse Lungenkrankheiten, die dauernde passive Hyperämie in den Gehirnhäuten hervorrufen, hingewiesen. Vor allem schuldigte er in dieser Beziehung die Insuffizienz der Valvula tricuspidalis an; doch sollten die Herzfehler nur die niedrigsten, ungefährlichsten Grade der „Pachymeningitis" bedingen. Er stellte sogar histologische Unterschiede zwischen der „Pachymeningitis" infolge chronischen Alkoholismus und der infolge Stauung bei Herzfehlern fest. Der Entstehungsgang solcher subduraler Blutungen bei Herzkranken (außer der Tricuspidalinsuffizienz kommen auch Mitral-, Aortenklappenfehler und die Perikarditis in Betracht) ist durchaus verständlich. Huguenin bereits wies außer auf den Faktor der venösen Stase „auf die bei Herz- und namentlich

Gefäßdegenerationen schließlich eintretende Kachexie, auf den Zusammenhang von Hirnschrumpfung einer- und Gefäßdegeneration im Hirn und seinen Hüllen andererseits" hin. Nach Henschen handelt es sich bei den gegen das Lebensende hin, im Endstadium sehr lange bestehender Herzinsuffizienzen, auftretenden Blutungen um *„durale Lokalisationen von Purpuraformen des thrombopenischen Typus"*.

Stauungszustände bei der durch *Arteriosklerose* bedingten *Hypertonie* zusammen mit Hirnschrumpfung und Gefäßdegeneration können ebenfalls Blutungen unter der harten Hirnhaut zustande bringen. Das häufige Vorkommen einer „Pachymeningitis haemorrhagica interna" gerade im *Alter* ist ja oft bemerkt worden.

Doch war nur bei 2 Fällen unseres Krankengutes (Fall 3 und 16) eine stärkere Hypertonie, über 200 mm Hg, vorhanden. Der erste war mit chronischem Alkoholismus kombiniert; der letztere erhielt seine Subduralblutung durch ein eindeutiges Trauma.

Nach Henschen ist ein Duralhämatom bei schweren sklerotischen oder atheromatösen Veränderungen der Meningealarterien unspezifischer Quelle selten; er erwähnt Beobachtungen von Jahrmärker und Nicholl.

e) Subdurale Blutungen bei Vitaminmangel.

Eine Gruppe, die ebensogut unter die Krankheiten mit hämorrhagischer Diathese hätte eingereiht werden können, ihrer Eigenart wegen aber eine besondere Behandlung erfordert, stellen die *subduralen Blutungen bei Avitaminosen* dar. Wir erwähnen sie hier nur kurz, da sie großenteils im kindlichen Alter vorkommen und wir auf die Subduralblutungen bei Kindern gesondert eingehen werden. *Rachitis* und *kindlicher Skorbut* gehen oft mit subduralen Blutungen, ja großen Subduralhämatomen, einher. Schon Doehle hat auf das nicht seltene Zusammentreffen von „Pachymeningitis" bei Kindern mit Rachitis hingewiesen; einige der älteren Beschreiber von subduralen Blutungen bei Skorbut waren Huguenin und Sutherland. Die Abb. 17 zeigt aus der Arbeit von Sutherland die Innenfläche des Schädeldaches eines solchen Falles mit einer Menge von Neomembranen.

Eine sehr interessante Hypothese vertritt Ingalls, der das chronische Subduralhämatom bei 5 Kindern untersuchte, von denen sich bei drei röntgenologisch skorbutische Knochenveränderungen nachweisen ließen. *Nach ihm ist das häufige Vorkommen derartiger Blutungen bei chronischen Alkoholikern und Geisteskranken ebenfalls im Grunde auf ein C-Vitamin-Defizit ihrer Nahrung zurückzuführen; die freie subdurale Blutung werde dann durch ein Trauma ausgelöst, das durchaus unbedeutend sein könne.* Solche Kranke sind ja Gelegenheitstraumen in bedeutend höherem Maße ausgesetzt wie normale Personen. Das Trauma führe zu einem Einriß der Arachnoidalzotten bei ihren Invaginationen in die Duralsinus oder zur Ruptur einer Brückenvene. Es könne besonders geringfügig auch deswegen sein, weil ja dem ganzen die hämorrhagische Diathese zugrunde liegt. *Die Organisation und Wegschaffung des Gerinnsels werde durch den skorbutischen Prozeß weiter behindert,* es entwickele sich eine Neomembran und der ganze Prozeß könne so weiter gehen, wie wir es hinsichtlich der reinen traumatischen Hämatome bereits schilderten.

Diese Hypothese von einer vielen und verschiedenartigen Blutungen zugrunde liegenden C-Hypovitaminose, vielleicht auch einem P-Faktor-Mangel, verdient ernsthaft beachtet zu werden. Leider sind vorerst die methodischen Möglichkeiten für die exakte quantitative Feststellung eines solchen Vitamindefizits noch recht bescheiden, trotz vieler Veröffentlichungen im Schrifttum. Aber *wir müssen solche Zusammenhänge im Auge behalten. Es ist auch durchaus möglich, daß sie bei anscheinend Gesunden, die ein traumatisch bedingtes Subduralhämatom erwerben, in dem oder jenem Fall begünstigend mitspielen.* Es wäre dann die Frage besser beantwortet, die bis jetzt noch nicht so recht gelöst ist, nämlich die, warum bei den so häufigen Kopftraumen, die täglich und stündlich sich ereignen, das subdurale Hämatom dennoch eine *relative* Seltenheit darstellt.

Die *primäre alleinige* Rolle eines Vitaminmangels, im besonderen des Skorbuts, ist wohl nicht besonders hoch einzuschätzen. Scherer berichtete 1913 über 13 Autopsien bei jungen Erwachsenen mit Skorbut; von diesen zeigten 25% intrakranielle Blutungen verschiedenen Typs. Bei keinem Fall sei ein Trauma oder eine sonstige, etwa entzündliche Ursache zu erheben gewesen — außer dem Skorbut. Gilman und Tanzer, die 1932 eine kurze, aber wertvolle Übersicht des Schrifttums intrakranieller und insbesondere subduraler Blutungen bei Skorbut gaben, urteilen, daß die 25% Scherers durch andere Be-

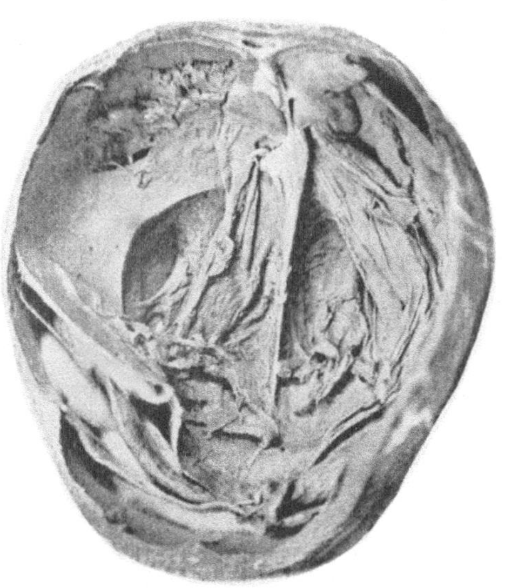

Abb. 17. Schädeldach eines Skorbutkindes mit vielen Membranen nach subduralen Blutungen auf beiden Seiten. Links sind die verschiedenen Lager durch Ausfüllung mit Watte gekennzeichnet. (Nach Sutherland.)

obachtungsserien nicht bestätigt werden. Die ausgedehnteste Autopsiesammlung skorbutischer Kinder, die sie fanden, die von Sheldon (1927), betraf 19 Fälle; bei keinem traf man auf eine intrakranielle Blutung.

Bemerkenswert ist, daß subdurale Blutungen im Schädelinneren bei Skorbut anscheinend häufiger mit gleichzeitigen Blutungen auch unter der Dura des *Rückenmarkkanals* einhergehen. Sutherland berichtete über einen derartigen Fall bei einem Kind. Aber auch *alleinige subdurale Hämatome des Rückenmarkkanals* scheinen vorzukommen.

Feigenbaum teilte 1917 einen Fall eines 30 Jahre alten Soldaten mit, bei dem sich nach einem Monat Skorbuterkrankung die Zeichen einer Querschnittsläsion des Rückenmarks entwickelten. Während unter geeigneter Diät die äußeren Blutungen verschwanden, gingen die neurologischen Krankheitszeichen nicht zurück; der Kranke starb an Sepsis. Die Sektion zeigte ein flaches, teilweise organisiertes subdurales Hämatom an der Vorderseite des Marks, es erstreckte sich vom 6. bis zum 10. Thorakalsegment. Eine ausgedehnte Blutung befand sich auch zwischen den Nervenwurzeln im Subarachnoidalraum. — v. Noorden und Prakken teilten je einen klinischen Fall mit, bei dem während der Skorbuterkrankung sich neurologische, auf das Rückenmark hinweisende Symptome entwickelten, die unter antiskorbutischer Behandlung wieder schwanden. Es wurde bei beiden Fällen eine Blutung um das Mark vermutet.

Man wird bei ätiologisch sonst unklaren Gehirn- und Rückenmarksbefunden von Kranken mit einwandfreier C-Avitaminose an das subdurale Hämatom zu denken haben, auch wenn es hier *primär* allem Anschein nach nicht häufig ist. Eine viel größere Bedeutung scheint einer Avitaminose bzw. Hypovitaminose als *prädisponierendem* Faktor zuzukommen.

f) Subdurale Blutungen infolge Insolation.

Subdurale Blutungen bei Insolationsschäden, im Anschluß an den hyperpyretischen Hitzschlag, sind in Form miliarer Blutungen und schließlich in der größerer Duralhämatome beobachtet worden (bei HENSCHEN). Das freie Intervall zwischen Schädigung und Auftreten deutlicher klinischer Symptome soll dabei viele Wochen betragen können.

Unter anderem hat SONNENFELD über 2 derartige klinische Beobachtungen berichtet. Doch sind diese Fälle durchaus nicht gesichert; eigenartig ist die Angabe von dem Vorhandensein eines sanguinolenten bzw. hämorrhagischen Liquors in beiden Fällen, Beschwerdefreiheit wurde durch Lumbalpunktion erreicht.

Auch *bei Verbrennungen im Schädelgebiet* aus anderen Ursachen, z. B. Starkstromverletzungen, können nach HENSCHEN hyperämische Zustände der Dura mit Blutungsneigungen zurückbleiben; auch epidurale Hämatombildungen sollen aus gleicher Ursache vorkommen.

g) Subdurale Blutungen bei Tumormetastasen der Dura.

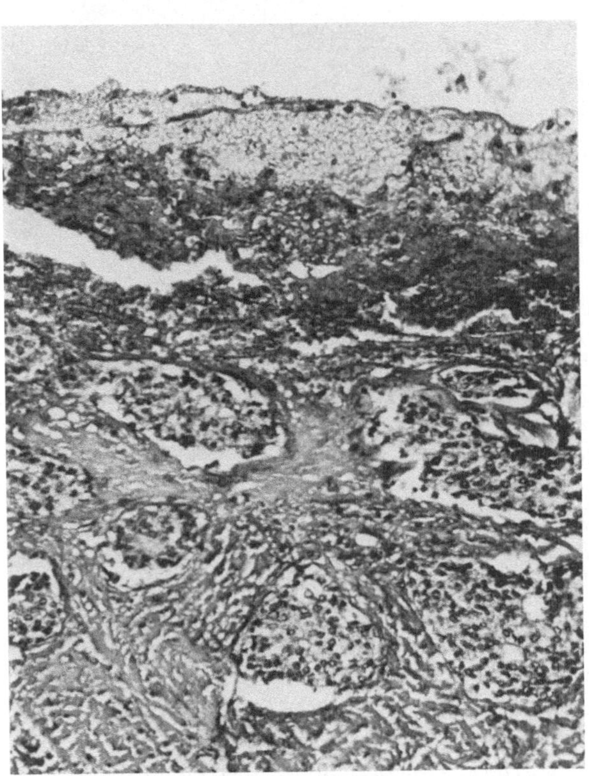

Abb. 18. Subduralblutung bei Durametastasen eines Prostatacarcinoms. Gefäße in der Tiefe der Membran durch Tumornester ausgefüllt; frischere Blutung an der Oberfläche. (Beobachtung von Doz. SCHAIRER, Pathologisches Institut Jena. Vergrößerung 120fach.)

Wir sprachen schon oben kurz von den *subduralen Blutungen bei Carcinomen.* Nicht immer handelt es sich dabei um Tumormetastasen. Sind diese vorhanden, so liegt mehr eine Mischung von metastatischer Gewebewucherung und Blutung vor, wobei die letztere wohl sekundärer Natur ist. Makroskopisch imponieren diese Fälle fast immer als Blutungen, und erst die histologische Untersuchung deckt das Vorhandensein krebsiger Metastasen auf. Metastatische Geschwülste sowohl der harten wie auch der weichen Hirnhäute können unter dem anatomischen und klinischen Bild einer „Pachy- oder Leptomeningitis" verlaufen (HENSCHEN). Ähnlich liegen die Verhältnisse bei der Sarkomatose und Melanose der Dura. Der Grund der Blutung, mit oder ohne Vorhandensein von Metastasen, ist meist, wie wir oben bereits anführten, in einer durch den Tumor bedingten hämorrhagischen Diathese zu suchen; bei vorhandener Metastase können wohl auch reaktive Capillarwucherungen einen Faktor darstellen (HENSCHEN). *Stauungsblutungen* bei tumorösen metastatischen Gefäßverschlüssen der Dura beobachteten CAIRNS und ROUSSEL (bei ZEHNDER).

Das Bild einer solchen Durametastase mit vorhandener Blutung möge Abb. 18 verdeutlichen, die ich Herrn Doz. Dr. SCHAIRER, Path. Inst. Jena, verdanke. Es handelte sich um einen 71 Jahre alten Mann mit Prostatacarcinom, bei dem sich außer Knochenmetastasen auch knotige Metastasen der Dura mit Gehirnkompression fanden. In der Abb. 18 sieht man die Gefäße in der Tiefe der Membran durch Tumornester ausgefüllt, an der Oberfläche frische Blutung.

3. Entzündlich bedingte Subduralblutungen ("Pachymeningitis haemorrhagica interna").

Nachdem wir im Vorstehenden die wesentlichen Krankheitszustände, die mit subduralen Blutungen einhergehen können, abgehandelt haben, wenden wir uns jetzt einer dritten Gruppe mit subduralen Blutungen zu, die wir auch als *"Pachymeningitis haemorrhagica interna"* bezeichnen können. Bei den bisher besprochenen zwei großen Krankheitsgruppen, dem traumatischen Subduralhämatom und den nicht notwendigerweise traumatisch bedingten Subduralblutungen verschiedener Herkunft, handelt es sich um ursprünglich *nichtentzündliche* Affektionen; die Blutung ist hier das Primäre, erst in ihrem Gefolge können "reparatorische" Entzündungserscheinungen auftreten. Auch wenn man später unter dem Mikroskop echte entzündliche Reaktionen sieht, so sind diese Prozesse ihrem Wesen nach keine entzündlichen, wir haben das ja bereits eindeutig hervorgehoben. Anders verhält es sich mit den jetzt zu behandelnden Blutungen, die nach außen hin ebenfalls nur als Blutungen imponieren können, *ihrem Wesen nach aber oft entzündliche Produkte* sind. Es möge nochmals betont werden, daß es *auch Übergänge* und Mischformen gibt. Eine Blutung unter der harten Hirnhaut kann auch bei einer Infektionskrankheit auf demselben Wege zustande kommen wie etwa bei einer Urämie, also rein toxisch. Sie wäre in dem Fall nicht als "Pachymeningitis" zu benennen. Derartige Unterscheidungen sind nur bei beginnenden Prozessen mit einiger Sicherheit möglich, in der späteren Entwicklung verwischt sich das Bild durch die hinzutretende reparative Entzündung. Man wird hinsichtlich solcher Stadien und, wenn wirklich entzündliche Prozesse auch anderswo im Körper zu finden sind, berechtigt sein, von einer "Pachymeningitis haemorrhagica interna" zu sprechen. *Klinisch allerdings ziehen wir die einheitliche Bezeichnung "Subduralblutungen" auch hier vor:* wenigstens bei Fällen, die mit klinischen Erscheinungen einhergehen. Denn diese werden wohl zu allermeist oder mehr durch die *Blutung* bedingt und nicht durch die Entzündung.

Das *histologische Bild* der echten Pachymeningitis haemorrhagica interna ist dem bei traumatischen Hämatomen wohl gleich oder aber doch zum Verwechseln ähnlich; wir wiesen bereits bei Besprechung der PUTNAMschen Befunde darauf hin. VIRCHOW hat es in klassischer, noch heute gültiger Form gezeichnet (s. o.). Das Anfangsstadium stellen oft nur vereinzelte, abwischbare, blasse, fibrinöse, wenig leukocytenreiche, spinngewebsartige Häutchen dar, oft an der basalen Dura (KAUFMANN). Das Primäre wäre also eine *fibrinöse Entzündung*, die nach MELNIKOW-RASWEDENKOW auf eine toxämische Schädigung der Dura zurückzuführen ist. Nach JORES und seinen Schülern wird allerdings der Prozeß häufiger durch eine eigentümliche Wucherung sehr gefäßreicher Membranen eingeleitet, als deren *Ausgangspunkt* sie die *Capillarschicht der Dura* annahmen. Auch WOHLWILL glaubt, daß die überwiegende Zahl von Fällen mit einer *Wucherung des subendothelialen Gewebes nach vorausgegangener Endothelschädigung* beginnt. Fibrinöse und seröse „Exsudationen" seien ebenso wie die Hämorrhagien nur akzidentelle Begleiterscheinungen des Prozesses. Wir sehen hier noch nicht ganz klar. Jedenfalls kommt es auf die eine oder andere Weise zu Membranbildungen und zu sehr reichlicher Vascularisation dieser Häute. Aus diesen weiten und dünnwandigen Blutgefäßen kann es in der Folgezeit leicht bluten. Neue Membranen entstehen, die wieder zu erneuten Blutungen Anlaß geben. Schließlich kann ein großes Hämatom entstehen. Meist allerdings schreiten diese entzündlich bedingten Prozesse nicht so weit fort. Obwohl sie im Grunde progressiver Natur sind, bleiben sie oft geringfügig, stellen mehr Nebenbefunde dar. — Auf die vielen umstrittenen Einzelfragen in der Histogenese der Pachymeningitis kann hier nicht eingegangen werden; die Grundlinien versuchten wir wiederzugeben.

a) Subdurale Blutungen („Pachymeningitis haemorrhagica interna") bei Infektionen der Nachbarschaft (Gehirn, Ohren, Nase und Nebenhöhlen).

Den Prototyp einer echten *Pachymeningitis haemorrhagica interna* stellen *die aus der Nachbarschaft fortgeleiteten* dar, falls sie nicht auf einer toxischen, sondern eindeutig *infektiösen Grundlage* entstanden sind. ROTH hat hier sehr eindrucksvolle Fälle mitgeteilt.

Bei seinem 1. Fall handelte es sich um einen 45 Jahre alten Mann, bei dem operativ in der Gegend des mittleren Frontallappens, neben der Falx, ein Hirnabsceß nachgewiesen war. Die Sektion zeigte auf der Innenseite der Dura, von der Umgebung der genau dem Absceß entsprechenden Trepanationsstelle, wo die Dura in weiterem Umfange schwartig verdickt und stark infiltriert war, ausgehend, nach allen Seiten ein feines, stellenweise dickeres, abstreifbares braunes Häutchen, das in unmittelbarer Nähe der Absceßhöhle am dicksten war und sich von hier aus nach allen Seiten verdünnte und allmählich verlor. *In dem Gehirnabsceß und in den pachymeningitischen Auflagerungen fanden sich in den Schnittpräparaten grampositive Staphylokokken.*

Bei zwei anderen Fällen von chronischer Otitis media purulenta fand sich in dem ersten Fall auf der entsprechenden Seite und nur hier, eine entsprechend dem Alter der Otitis ebenfalls alte, durch immerwährende Auflagerungen erheblich gewordene Duraverdickung, die ganz der Entfernung vom Ohre entsprechend allmählich abnahm und als Endresultat einer Pachymeningitis haemorrhagica interna aufzufassen war. In dem 2. Fall fand sich eine auf der stärker affizierten Ohrseite auch entsprechend stärker ausgebildete Pachymeningitis haemorrhagica interna. In diesen beiden Fällen waren keine Bakterien mehr festzustellen. ROTH urteilt aber sicher mit Recht, daß der enge lokale Zusammenhang der pachymeningitischen Veränderungen sehr dafür spricht, daß die Pachymeningitis haemorrhagica interna hier durch bakterielle bzw. bakteriotoxische Einwirkungen chronischer Natur hervorgerufen wurde.

In der ersten hier wiedergegebenen Beobachtung ROTHs fanden sich also auch in den pachymeningitischen Auflagerungen Bakterien, dieselben Staphylokokken wie in dem zugrundeliegenden Hirnabsceß. Damit ist der Prozeß an der Innenfläche der harten Hirnhaut eindeutig als echt entzündlicher erwiesen; es wäre gezwungen, ja falsch, eine andere Entstehung annehmen zu wollen. Auch die beiden Fälle, die mit chronischen Mittelohreiterungen verbunden waren, sprechen dem ganzen Bild nach durchaus für eine *bakterielle Entstehung*; bei rein toxischer würden die Herde verstreuter sein, sich nicht so stark an die Umgebung des primärentzündlichen Prozesses halten.

Als *Quellen solcher aus der unmittelbarenNachbarschaft fortgeleiteter hämorrhagischer Entzündungen* an der Innenfläche der harten Hirnhaut kommen *cerebrale Infektionen* (mit Einschluß der weichen Hirnhäute) *und weiter vom Ohr oder der Nase und ihren Nebenhöhlen ausgehende Infekte* in Betracht.

Streng genommen, würden die aus der Nachbarschaft fortgeleiteten hämorrhagischen „Entzündungen", die abakteriell, *toxisch*, entstanden sind, nicht als „Pachymeningitis" zu bezeichnen sein. HENSCHEN erwähnt Beispiele von mit otogenen Infekten zusammenhängenden, fortgeleiteten abakteriellen hämorrhagischen Toxinopachymeningitiden von Moos, MACEWEN, KÖRNER, HEINE, HÖLSCHER, ALEXANDER; die Prozesse sollen über eine eiterlose toxische intralamelläre Pachymeningitis zu ihrer internen und hämorrhagischen Form übergeleitet worden sein. Häufig wird aber wohl eine kombinierte, *bakteriell-toxische Genese* in Frage kommen.

b) Subdurale Blutungen („Pachymeningitis haemorrhagica interna") bei Infektionskrankheiten.

Durch hämatogene oder lymphogene Fortleitung kommen hämorrhagische innere Pachymeningitiden *bei den verschiedensten Infektionskrankheiten* vor. Grundsätzlich ist hier bezüglich Benennung dasselbe zu sagen wie oben: Streng genommen gehören in diese Gruppe nur Prozesse, bei denen die *bakterielle* Entstehungsart bewiesen ist. Aus praktischen Gründen wird man daher besonders klinisch *alle* diese Fälle besser als *Blutungen* oder *Restzustände* solcher bezeichnen.

Ein recht bekannt gewordener Fall, dessen bakterielle Genese klar nachgewiesen ist, wurde 1910 von SCHOTTMÜLLER mitgeteilt.

Bei der Sektion einer 28 Jahre alten, an Sepsis post partum verstorbenen Frau, bei der im Blut hämolytische und anäerobe Streptokokken in großer Zahl nachgewiesen worden waren, fand sich auf der Innenfläche der Dura, besonders an der Konvexität, beiderseits gleichmäßig eine dünne, abziehbare Membran, unter der die Dura zahlreiche, wie gespritzt erscheinende Blutungen erkennen ließ. Mikroskopisch waren in den perivasculär angeordneten Zellhaufen in der Pseudomembran an mit polychromem Methylenblau gefärbten Schnitten deutliche *Streptokokkenansiedlungen* nachzuweisen, die nirgends an die freie meningeale Fläche der Dura heraufreichten. In ihrer Umgebung lagen regelmäßig Haufen von roten Blutkörperchen.

Der Fall ist absolut beweisend, *die hämorrhagische Pachymeningitis wurde durch auf dem Blutweg verschleppte Streptokokken hervorgerufen.* — Eine ähnliche Beobachtung, bei der ebenfalls die Erreger in den Auflagerungen der harten Hirnhaut festgestellt wurden, stammt von ROTH.

Bei einem Fall, der klinisch und anatomisch das Bild einer perniziösen Anämie und einer Strangdegeneration des Rückenmarks zeigte, war außer Abscessen in den Nieren auf der Durainnenfläche beiderseits, entsprechend fast der ganzen Konvexität der Hemisphären, ein dünnes scharlachrotes, leicht abziehbares Häutchen vorhanden, das in der Richtung nach der Falx zu mehrere Schichten bildete und sich hier beträchtlich verdickte. *Dieselben grampositiven Streptokokken, die in den Abscessen der Nieren gefunden wurden, fanden sich auch in dem Häutchen unter der harten Hirnhaut.*

Nicht ausgeschlossen allerdings ist hier, daß die perniziöse Anämie zuerst subdurale Hämorrhagien bedingt hatte und daß sich dann sekundär die Bakterien ansiedelten, die darauf eine richtige Entzündung hervorriefen.

7*

Bei allen möglichen Infektionskrankheiten sind Veränderungen im Sinn der Pachymeningitis haemorrhagica interna gefunden worden, außer bei Allgemeininfektionen bei Pneumonie, Typhus, Rückfallfieber, Milzbrand, Variola, Masern, Scharlach, Diphtherie, Keuchhusten, Grippe, Malaria usw. Daß die Grundkrankheit nicht unbedingt in allen Fällen die Ursache der Pachymeningitis ist, hat WOHLWILL hervorgehoben. Doch muß man bei manchen einen ursächlichen Zusammenhang annehmen, auch wenn es, was meist der Fall ist, nicht gelingt, den Erreger nachzuweisen. Wie der Zusammenhang im einzelnen zu denken ist, weiß man auch jetzt noch nicht recht. WOHLWILL meinte 1913 eine *direkte* Wirkung der Erreger kaum annehmen zu dürfen. In der ROTHschen Arbeit (1920) wird jedoch der infektiösen Ätiologie eine große Bedeutung zugemessen. WOHLWILL ließ es dahingestellt, ob toxische Substanzen, mit dem Liquor oder dem Blut der Dura zugeführt, die Endothelschädigung hervorriefen oder ob Zirkulationsstörungen, die ja besonders bei den mit schweren Hustenanfällen einhergehenden Erkrankungen in der Schädelhöhle bestehen, den ursächlichen Faktor darstellten. Wir können *wahrscheinlich in vielen Fällen eine Kombination von infektiösen, toxischen und zirkulatorischen Einflüssen* annehmen.

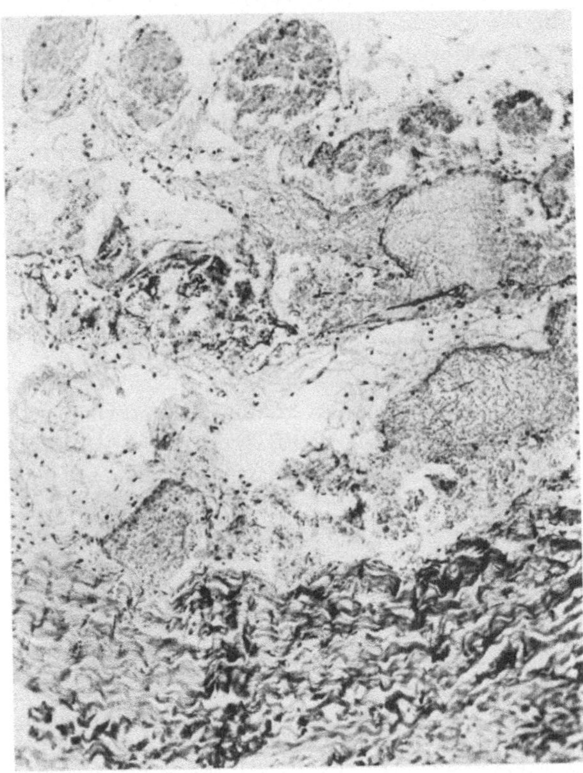

Abb. 19. Spritzerartig auf der Dura verteilte „Pachymeningitis haemorrhagica interna" bei Allgemeininfektion (8 Monate altes Mädchen). Membran mit ganz geringem bindegewebigem Grundgerüst, sehr weiten und strotzend mit Erythrocyten gefüllten Capillaren. Reichlich Fibrinnetze (besonders rechts außen); unten Dura. (Beobachtung von Doz. SCHAIRER, Pathologisches Institut Jena. Fibrinfärbung.)

Von Wert wäre es aber doch, wenn es gelänge, gerade den erstgenannten Faktor bei einer größeren Zahl von Fällen sicherzustellen. ROTH empfahl hierzu, Fälle von Pachymeningitis haemorrhagica interna durch *Anlegen von Kulturen* zu untersuchen. Das ist bisher nur in den wenigsten Fällen geschehen.

Das *histologische Bild* solcher, durch Infektionskrankheiten bedingter Pachymeningitiden sei an Hand zweier Abbildungen, die ich Herrn Doz. SCHAIRER, Pathologisches Institut Jena, verdanke, kurz beleuchtet.

Abb. 19 stammt von dem Fall eines 8 Monate alten Mädchen mit Allgemeininfektion (11 Tage nach Pockenschutzimpfung). Im Abstrich von den Ventrikeln und der Hirnbasis fanden sich nichthämolytische Streptokokken. Außerdem bestand eine zum Teil spritzerartig angeordnete „hämorrhagische Pachymeningitis interna". Die Abb. (Fibrinfärbung) zeigt unten die Fibrillen der Dura, über ihr die Membran mit ganz geringem, bindegewebigem Grundgerüst, mit reichlichen Fibrinnetzen und sehr weiten, strotzend mit Erythrocyten gefüllten Capillaren.

Die Entzündung war also 11 Tage alt. Von großem Interesse ist der Nachweis von *anhämolytischen Streptokokken aus dem Abstrich von Ventrikeln und Hirnbasis.*

Die Abb. 20 zeigt eine Fibrinmembran mit Blutungen bei einer etwa 10 Tage alten Pachymeningitis haemorrhagica interna infolge Sepsis nach Abort mit ulceröser

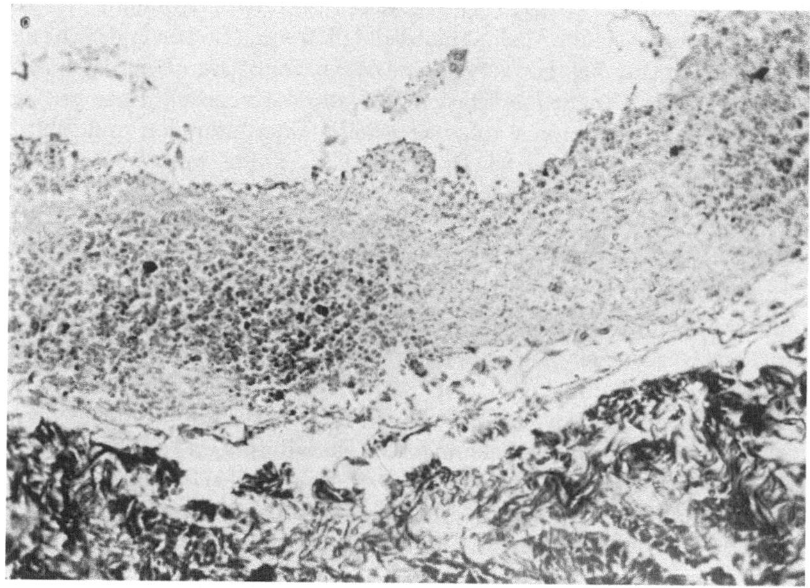

Abb. 20. Feine, nur zum Teil „hämorrhagische Pachymeningitis interna". Fibrinmembran mit Blutungen bei Sepsis nach Abort. Unten Duragewebe. (Beobachtung von Doz. SCHAIRER, Pathologisches Institut Jena. v. GIESON-Färbung. Vergrößerung 120fach.)

Endocarditis. Die Pachymeningitis war fein und nur zum Teil hämorrhagisch; an verschiedenen Stellen fand sich in der Fibrinmembran keine Blutung.

c) Subdurale Blutungen bei Tuberkulose („Pachymeningitis haemorrhagica interna tuberculosa").

Bei der *Lungentuberkulose* ist das Vorkommen von Blutungen unter der Dura öfter festzustellen. Zumeist wird es sich dabei um *toxisch* zustandegekommene Hämorrhagien handeln, die allerdings mechanisch, durch Stauung, Hustenstöße u. dgl. *mit*ausgelöst sein können. HUGUENIN schon hat auf den Faktor der Konstitution und Ernährung hingewiesen. Wir dürfen ihn, wie überall, so auch hier nicht aus den Augen verlieren (s. subdurale Blutungen bei Vitaminmangelkrankheiten).

In die Rubrik der echten *tuberkulösen Pachymeningitis haemorrhagica interna* gehören mehr Prozesse, bei denen die tuberkulöse Ätiologie histologisch oder auch bakteriologisch sichergestellt werden kann. Oft sind solche Prozesse recht gefäßarm und kaum als Pachymeningitis *haemorrhagica* zu bezeichnen. Nach HENSCHEN gibt es unter den (atypischen) Formen der Hirnhauttuberkulose Fälle von *selbständiger* isolierter umschriebener Pachymeningitis tuberculosa fungosa (GUSSENBAUER), die allerdings häufiger sekundär infolge einer Caries der Schädelknochen, besonders des Felsenbeins und des Siebbeins, entstehen, und weiter Fälle größerer, zur Vereiterung kommender isolierter duraler Konglomerattuberkel. Von feineren tuberkulösen Manifestationen sind die *isolierten miliaren hämorrhagisierenden tuberkulösen Pachymeningitiden* zu erwähnen, bei denen es zur Bildung *großer duraler Hämatome* kommen kann (HENSCHEN). Die Dura cerebralis ist dabei entweder allein oder zusammen mit der Dura spinalis und im Anschluß an eine akute Tuberkulose der Pia-Arachnoidea cerebralis und spinalis erkrankt. Durch operative Inangriffnahme des sekundären Duralhämatoms sollen Ausheilungen möglich sein (LORET und SABAREANU, PAUPE, BURR, CHIARI, bei HENSCHEN). Die anatomische Grundlage ist wohl in thrombosierenden Venentuberkulosen mit starker venöser Stase zu suchen. Ob es sich aber hier nicht mehr um *interstitielle* Entzündungen und Blutungen als um solche der *Innenfläche* der Dura handelt, müßte wohl noch näher und an größerem Material geklärt werden.

d) Subdurale Blutungen bei Lues („Pachymeningitis haemorrhagica interna syphilitica").

Auf die kongenitale Lues und ihre Beziehung zur Pachymeningitis haemorrhagica interna werden wir noch gesondert bei der Besprechung der kindlichen subduralen Blutungen eingehen. Hier seien in Kürze die verschiedenen Manifestationen einer *angeborenen Syphilis* an der Dura erwähnt. Es sind das nach HENSCHEN adhäsive duro-leptomeningeale Entzündungen (HORWITZ), ferner eigentliche *hämorrhagische Entzündungen der Durainnenfläche* (HEUBNER, KASTENS, TAYLOR, KÖBNER, WALDEYER, BONGARTZ, RODINI), weiter eine Pachymeningitis syphilitica serosa mit Bildung gelatinöser Massen über der Arachnoidea und Sklerose des unterliegenden Gehirns (CARR), ferner die Pachymeningitis gummosa multiplex und die Pachymeningitis syphilitica collateralis.

Die *erworbene Lues* kann sich ebenfalls in einer ganzen Reihe von Erscheinungsformen an der Dura abspielen. HENSCHEN führt an die adhäsiv-plastische Pachymeningitis mit Bildung fester Verwachsungen mit Knochen und weichen Hirnhäuten (SUCHY), ferner die Periostitis syphilitica cranii interna, die Pachymeningitis serosa und die uns besonders interessierende *Pachymeningitis haemorrhagica interna* (HAHN, MIRIEL, DUNLOP, VINCENT, BUVAT und MALLET, RENTSCH, BECK, GOUJAT, KERR).

Recht oft wurden subdurale Blutungen bei der *progressiven Paralyse* festgestellt. Früher stand die Paralyse an der Spitze der eine Pachymeningitis haemorrhagica interna verursachenden Erkrankungen, ihr Vorkommen bei vielen Paralytikern von Irrenanstalten war etwas ganz Gewöhnliches. Das gleichzeitige Vorhandensein von *Hirnatrophie* bei solchen Kranken (HUGUENIN, FÜRSTNER u. a) sollte begünstigend einwirken, degenerative Veränderungen der Gefäße sollten ebenfalls prädisponieren. Doch sind wohl manche der früheren Mitteilungen und Statistiken nicht sicher zu werten, da *traumatische* Faktoren oft zu wenig berücksichtigt worden sind. HENSCHEN sagt mit Recht, daß das gewöhnliche, nichtsyphilitische Durahämatom klinisch das Bild der progressiven Paralyse so restlos kopieren könne, daß die Diagnose auf eine Paralyse-Pachymeningitis nur aus dem Nachweis des Liquor-Wa.R. und des histologischen Spirochätenbefundes gestellt werden dürfe. Das ist früher kaum geschehen.

Auf den C-Vitaminmangelfaktor gerade bei chronisch psychotischen Kranken hat, wie wir erwähnten, INGALLS hingewiesen.

KAUMP und LOVE berichten in ihrer jüngst erschienen Arbeit über drei nicht traumatische Hämatome bei Kranken, die klinisch und serologisch Syphilitiker waren. Es handelte sich um Männer von 46 bis 59 Jahren. Bei zwei Fällen war die Läsion *beidseitig*, bei dem dritten einseitig vorhanden. Bei einem Fall waren die Hämatome klein und mehr oder weniger getrennt, bei den zwei anderen waren sie *groß, komprimierten das Gehirn* und enthielten 100—150 ccm Flüssigkeit. *Mikroskopisch* fand sich im wesentlichen dasselbe Bild wie bei traumatischen Hämatomen. Bei einem Fall bestanden multiple, kleine, perivasculäre Ansammlungen von Lymphocyten und Plasmazellen, die miliaren Gummen ähnelten; bei einem anderen waren kleine Bezirke interstitieller Blutung vorhanden.

Manche der in dieser letzten größeren Gruppe genannten Prozesse sind mehr entzündliche Affektionen als Blutungen. Nur soweit der „*hämorrhagische*" Faktor bei ihnen hervortritt, gehören sie in unser Thema. Rein pathologisch-anatomisch würden wir jetzt zu den, wie sie HENSCHEN nannte, „*nichtblutenden*" bzw. „*gefäßarmen*" *Pachymeningitiden* überzugehen haben. Wir könnten hier die von ORTH beschriebene „Pachymeningitis vasculosa" anführen, die ROESSLE neben der „Pachymeningitis serosa acuta et chronica" als „reine Form" bezeichnet hat. Doch würde das mehr in speziell pathologisch-histologisches Gebiet führen; die klinische Bedeutung dieser „selbständigen" Entzündungsformen ist gering. Zu erwähnen wäre nur, daß auch die Pathologen solche gefäßarmen Formen recht selten sehen. Zumeist liegen Mischformen vor: neben serösen Entzündungen sind auch serös-fibrinöse und sind auch Blutungen zu sehen.

HENSCHEN meint, daß sich infolge der besonderen Reaktionsweise der harten Hirnhaut die pathologisch-anatomischen Formenkreise der „blutenden Dura" übereinander und ineinander schieben könnten und daß es falsch wäre, nicht nur vom klinischen, auch vom anatomischen Blickpunkt aus, das traumatische Dauerhämatom von den spontanen Blutungen abzutrennen. Das ist wohl in gewisser Beziehung richtig. Das uns eindeutig traumatisch bedingt erscheinende Hämatom kann sicher gelegentlich auf dem Boden gewisser begünstigender krankhafter Zustände ausgelöst worden sein; wir wiesen darauf schon mehrmals hin. Dennoch glauben wir, daß das traumatische Hämatom *klinisch-ätiologisch* von anderen Formen subduraler Blutungen getrennt werden kann und oft werden muß; anatomisch ist das anscheinend nicht möglich. Und zweitens glauben wir gezeigt zu haben, *daß es kaum „spontane" oder „idiopathische" Blutungen unter der Durainnenfläche gibt*. Wir kennen jetzt so viele Krankheitszustände, die derartige Blutungen bedingen, daß wir auch hier ätiologisch einteilen müssen — soweit wir das vermögen. Eine solche ätiologische Betrachtung wird besonders der Klinik zugute kommen: sie erst schaffte und ermöglicht klare operative Indikationen, ein sicheres therapeutisches Handeln.

IX. Die experimentelle Erzeugung subduraler Blutungen.

Schon recht früh hat man angefangen, subdurale Blutungen bzw. die „Pachymeningitis haemorrhagica interna" im Tierexperiment zu erzeugen. So ergiebig die experimentelle Darstellung eines Krankheitsvorganges für Fragen der Ätiologie und Pathogenese sein kann, die Probleme des subduralen Hämatoms verdanken ihre Klärung, soweit wenigstens eine solche erreicht ist, nicht dem Experiment, sondern der Klinik und der pathologischen Anatomie. Die Ergebnisse der Versuche, das Bild subduraler Blutungen beim Tier zu reproduzieren, sind im großen und ganzen gesehen enttäuschende gewesen. Viele Untersucher haben über einander widersprechende Befunde berichtet, sichere Unterlagen konnten nicht geschaffen werden. Wir berichten daher im folgenden nur kurz über die wichtigsten angestellten Versuche.

Als einer der ersten hat KREMIANSKY Versuche zur Erzielung hämorrhagischer Membranen an der Innenfläche der Dura angestellt (1868). Er war der Ansicht, daß dem chronisch genossenen *Alkohol* eine besondere ätiologische Bedeutung bei der „Pachymeningitis" zukomme. In Versuchen an jungen Hunden, über die wir schon kurz berichteten, gelang es ihm, durch chronische Branntweinzufütterung, über Wochen und Monate fortgesetzt, hämorrhagische Auflagerungen der Durainnenfläche zu erzielen (bei 3 von 4 Hunden). Auch mikroskopisch zeigten diese an Umfang nicht besonders ausgedehnten Beschläge eine Beschaffenheit, die mit frischeren und älteren hämorrhagischen Neomembranen, wie sie beim Menschen vorkommen, zu vergleichen waren. Eine Ansammlung blutig-seröser Flüssigkeit wurde aber nur bei einem Hund gefunden, demjenigen, der am längsten, 5 Monate, im Versuch gewesen war. — KREMIANSKY schloß aus diesen Befunden auf eine direkte ätiologische Abhängigkeit der Pachymeningitis haemorrhagica von der Trunksucht. Doch stellte er selbst schon die Frage, warum nicht bei allen Tieren und nicht bei allen Potatoren der chronisch genossene Alkohol zu hämorrhagischen Entzündungen der Innenfläche der harten Hirnhaut führe. Viele Nachuntersucher konnten durch Alkohol keine „Pachymeningitis" erzielen. — Wir erwähnten bereits, daß diese Versuche KREMIANSKYs sehr beachtet wurden und die ursächliche Rolle des Alkohols für eine lange Zeit sicherstellten. Heute sind wir von der ätiologischen Bedeutung desselben sehr viel weniger überzeugt, wir messen ihm höchstens eine prädisponierende Rolle zu.

Zahlreich sind die Versuche, durch *Erzeugung einer Blutung unter der Dura* oder durch *Injektion von Blut unter die Dura*, auch die von reizenden Substanzen, eine hämorrhagische Pachymeningitis zu erhalten. LABORDE eröffnete bei ganz jungen Hunden und Katzen den Schädel neben dem Sinus longitudinalis, den er einschnitt. Die entstehende reichliche Blutung führte zu einer Blutgeschwulst, die der Innenfläche der Dura fest anhaftete. Doch wurden die Untersuchungen schon 24 Stunden nach dem Versuch vorgenommen; sie können daher kaum etwas besonderes aussagen. — SPERLING berichtete in seiner Dissertation (1872) über Experimente bei Kaninchen, denen er nach Eröffnung des Schädels unter die bloßgelegte und mit einem Scherenschlag eingeschnittene Dura frisches, gerinnungsfähiges Kaninchenblut einspritzte. Bei mehreren von 9 Tieren erhielt er deutliche Membranen, die von NEUMANN und ihm als vollständig übereinstimmend mit den bei Pachymeningitis gefundenen Pseudomembranen erklärt wurden.

Nach 8 Tagen zeigte das eingespritzte Blut Zeichen von Organisation, die nach 2 bis 3 Wochen beendet war; nach 3 Wochen konnte in allen Fällen Gefäßneubildung festgestellt werden. Das Blut wurde organisiert über der Konvexität des Gehirns, an der Innenfläche der Dura und ohne Adhärenz an der Arachnoidea.

Wichtig ist die Feststellung, daß die Bildung der Neomembran durch Organisation des in dem injizierten Blut enthaltenen Fibrins vor sich ging, nicht etwa durch eine infolge des Traumas entstandene Entzündung. Bewiesen hielt SPERLING dies dadurch, daß Parallelversuche mit Injektion defibrinierten Blutes oder reizender Flüssigkeiten (Jodtinktur, Essigsäure) nicht zu der Bildung von Neomembranen führten. Die Folgerung SPERLINGs, daß die hämorrhagische Pachymeningitis durchweg die Folge eines primären Blutergusses, nicht die einer Entzündung sei, wurde allerdings in der damaligen Zeit kaum beachtet.

Zu erwähnen ist noch, daß SPERLING seine Befunde durchaus mikroskopisch untersucht hat (entgegen VAN VLEUTEN, der auf angeblich fehlende histologische Befunde hinwies).

VAN VLEUTEN wiederholte 1898 diese Versuche, die er zum Teil reproduzieren konnte. Mit gewissem Recht sagt er, daß schon die bloße Trepanation beim Kaninchen sehr häufig eine Pachymeningitis hervorbringe. Es handle sich bei solchen Versuchen (auch Injektionsversuchen) um eine „traumatische Pachymeningitis".

SPILLER experimentierte 1899 an Katzen und Hunden. Er kerbte bei ihnen den Sinus longitudinalis soweit ein, daß eine subdurale Blutung entstand. Die Bildung des Hämatoms wurde in einem Zeitraum von 16 Stunden bis zu 5 Wochen untersucht. Die neu entstehende Membran war in wenigen Tagen zu bemerken, deutlich ausgebildet war sie nach 5 Wochen.

Besondere Beachtung fanden die Versuche von MARIE, ROUSSY und LAROCHE (1912). Sie wiederholten die Versuche SPERLINGs, VAN VLEUTENs und anderer, konnten aber mittels Einspritzung gerinnungsfähigen Kaninchenblutes unter die Dura von Kaninchen und Hunden kein positives Resultat bekommen, desgleichen auch so gut wie nicht mit erwärmtem, mit Staphylokokken versehenem Blut. Das Blut wurde vollständig resorbiert. Erst mit der Injektion eines reizenden Gemisches, das Fettsäuren und Natriumnucleinat, aber *kein* Blut enthielt, gelang es, bei sämtlichen 4 Hunden, nicht bei Kaninchen, positive Befunde zu erhalten. Zweimal entstand eine nicht hämorrhagische Pachymeningitis, einmal eine ganz typische Pachymeningitis haemorrhagica und einmal eine Verdickung der Dura, die ockerfarbig pigmentiert erschien (Eisenpigment). Die Autoren schlossen aus ihren Versuchen, daß das aseptische Blut keine Reizwirkung auf die Hirnhäute auszuüben imstande wäre, die zu einer entzündlichen hämorrhagischen Pachymeningitis führte. Erst die Beimischung wenig virulenter Mikroben zu Blut und besonders die Wirkung reizender Substanzen könnten Reaktionen auslösen, die an die hämorrhagischen Pachymeningitiden beim Menschen erinnerten.

Diese Versuche von MARIE, ROUSSY und LAROCHE sind weit überschätzt worden. Jedenfalls dürfte es nicht ihren Versuchsergebnissen entsprechen, wenn HENSCHEN sagt, daß diesen Autoren die regelmäßige Erzeugung eines Dauerhämatoms geglückt sei. Ein wirkliches Dauerhämatom, im Sinn und in der Form, wie wir es bei dem traumatischen Subduralhämatom des Menschen vor uns haben, ist bisher überhaupt noch nicht experimentell produziert worden.

Von vielen anderen negativ oder doch fast negativ ausgegangenen Versuchen wären wohl nur noch Experimente von BARRATT (1902) zu erwähnen, der Teile von menschlichen subduralen Membranen in den Subduralraum von Katzen und Hunden einbrachte. BARRATT sagte mit Recht, daß schon die Operation an sich einen positiven Befund verursachen könne. Aber auch mit der

Einpflanzung von Membranteilen kam es zu keinen besonderen Befunden außer mikroskopischen. In keinem Fall trat ein progressiver, von der Stelle der Implatation ausgehender Prozeß auf.

Über das *histologische Bild des experimentell erzeugten subduralen Hämatoms* berichtete PUTNAM. Er stellte es dem postoperativen Subduralhämatom beim Menschen gleich. Wesentliche Unterschiede zu den traumatischen Hämatomen, wie sie *ohne* Operation zustandekommen, bestehen nicht, nur gradweise Verschiedenheiten sind festzustellen. Wie schon erwähnt, weisen weder die experimentellen noch die postoperativen menschlichen Blutungen eine progressive Tendenz auf, im Gegenteil, sie werden resorbiert und organisiert und sind schließlich nur noch in der Gestalt bindegewebiger, pigmentierter Verdickungen der Durainnenfläche erkennbar.

Auch *nichttraumatische Blutungen* unter der Dura versuchte man experimentell zu erzeugen. Wir berichteten schon über die Alkoholversuche KREMIANSKYs. Auf anderem Wege, durch *Vitaminmangel*, sind außer degenerativen Veränderungen auch hämorrhagische erzielt worden: Blutungen in der harten Hirnhaut, die mit Vorliebe an der Basis lokalisiert waren, in der Gegend der Felsenbeine oder am Bulbus olfactorius, auch in den Scheiden der Optici. Betreffs der Einzelheiten der Veränderungen sei auf die Darstellung KIHNs verwiesen. Die Erklärung dieser Hämorrhagien ist eine naheliegende: die erhöhte Durchlässigkeit der Blutgefäße bringt sie zustande.

Bekanntlich werden durch *allergische Vorgänge* Gefäßschädigungen und Blutungsbereitschaft bedingt. Auf diesen Faktor hat neuerdings ZEHNDER hingewiesen, der bei Kaninchen $2^1/_2$ Monate nach subduraler Blutinjektion die Auslösung der allergischen Lokalreaktion im Sinne des SHWARTZMANN-Phänomens versuchte. Bei cerebralen Erscheinungen der Tiere erhielt er in 2 Fällen makroskopische bzw. mikroskopische Blutungen der Hirnhäute. Eingehendere Befunde wurden nicht mitgeteilt. Der „hämorrhagischen Gewebsreaktion" nach örtlicher Umstimmung im Sinne SHWARTZMANNs wurde für „pachymeningitische Späthämorrhagien" beim subduralen Hämatom eine mögliche Bedeutung zugeschrieben.

Überblicken wir all diese Versuche, so ist das Gesamtresultat ein recht geringes. Trotzdem wäre es falsch, hier zu resignieren. Es steht doch zu erwarten, daß das Experiment in der Zukunft mithelfen wird, einige der noch ungelösten Fragen in Ätiologie und Pathogenese von subduralen Blutungen ihrer weiteren Klärung entgegenzubringen.

X. Die Symptomatologie des subduralen Hämatoms.

Das klinische Bild des subduralen Hämatoms ist ein sehr vielfältiges und wechselndes, pathognomonische Zeichen weist es nicht auf. Die akuten traumatischen Blutungen haben ein anderes Gepräge als das chronisch-traumatische Subduralhämatom, und von diesen traumatischen Blutungen unterscheiden sich wieder die nicht traumatisch bedingten. Das, was akute und chronische Blutungen im klinischen Bilde voneinander trennt, sind aber nicht so sehr Art und Umfang der *Symptome* als deren *zeitliches Auftreten*. Während akute Blutungen, soweit sie traumatisch bedingt sind, meist im Anschluß an die Verletzung klinische Zeichen aufweisen, besteht bei den Kranken mit einem chronisch-traumatischen Hämatom ein langes zeitliches Intervall. Es kann viele Wochen und Monate, in vereinzelten Fällen Jahre umfassen. *Gerade dieses versteckte, verspätete Auftreten der krankhaften Symptome und ihre dann folgende allmähliche oder auch schnelle Zunahme charakterisiert so überaus deutlich das chronisch-traumatische Hämatom unter der Dura,* trennt es von den akuten Subduralblutungen und von der großen Masse anderer intrakranieller Blutergüsse, insbesondere von dem chirurgisch ja so bekannten epiduralen Hämatom mit seinem nur Stunden betragenden zeitlichen Intervall. Allmählicher noch und wechselnder verläuft, wenigstens im allgemeinen, das Bild, dem man bei Blutungen *nicht*traumatischer Genese begegnen kann. Hier kann ja von einem Intervall keine Rede sein. Das Auf und Ab der klinischen Erscheinungen ist womöglich noch ausgesprochener als bei den traumatischen Formen.

a) Das posttraumatische freie Intervall beim chronischen Hämatom.

Das *posttraumatische freie Intervall,* wie wir es meist verstehen, entspricht dem „latent interval" englischsprechender Autoren. Letztere unterscheiden noch ein „lucid interval" (Bower), mit dem sie den Zeitraum zwischen Anfangstrauma und der Entwicklung eines Coma bezeichnen. Das latente Intervall umfaßt die *Zeit zwischen Verletzung und Auftreten von Symptomen gestörter Hirnfunktionen.* Jelsma, der in seiner Arbeit einen Überblick über 42 Literatur- und zwei eigene Fälle subduralen Hämatoms gab, berechnete die durchschnittliche Dauer des „lucid interval" mit 35,3 Tagen (zwei besonders lange Fälle waren hier weggelassen); dieses Intervall zwischen Trauma und Beginn des Koma dauere 10 Tage länger als der Zeitraum zwischen Trauma und Einsetzen von Symptomen. Auf der anderen Seite gab es 17 Fälle, bei denen die Kranken bei Bewußtsein geblieben waren; ein *Koma* war *nur in 45% der Beobachtungen* feststellbar. — Bei Abbotts Serie (16 Fälle) betrug die kürzeste Periode 12 Tage und die längste 11 Monate, durchschnittlich war das Intervall $5^1/_2$ Monate lang. — Coleman ist der Ansicht, daß die Bedeutung des latenten Intervalls überschätzt werde: bei 13 von seinen 24 Fällen begannen Kopfschmerzen unmittelbar oder innerhalb zweier Tage nach der Verletzung. Es ist das sicher bis zu gewissem Grade richtig. Ist das Krankengut einer Klinik ein mehr gemischtes, umfaßt es also chronische und akute Subduralblutungen, — wie es anscheinend bei Coleman der Fall war —, so wird bei einer summarischen Betrachtung der Fälle die Dauer des Intervalls ziemlich zusammenschmelzen.

Von unseren 32 Stockholmer Fällen (davon 23 sicher traumatisch bedingt) begannen bei 3 *akuten* Fällen (operiert bis 10 Tage nach dem Unfall) die Symptome in unmittelbarem Anschluß oder doch Stunden nach dem Unfall (Fall 9, 13, 15). Bei 3 *subakuten* Fällen (operiert zwischen 11.—30. Tag nach dem Trauma) hatten bei zweien, Fall 20 und Fall 10, Symptome seit der Verletzung bestanden; bei dem 3., der erst 4 Wochen nach dem Trauma operiert wurde, also an der Grenze zu den „chronischen" Hämatomen stand, begannen Symptome einige Tage nach dem Unfall. Die übrigbleibenden *17 chronischen Fälle wurden in einem Zeitraum von 34 Tagen bis 13 Monaten nach dem vorausgegangenen Trauma operiert, bei ihnen begannen Symptome in einem Zeitraum unmittelbar nach dem Unfall bis über 1 Jahr nach ihm.* Die folgende Tabelle möge einen Überblick über die Dauer des Intervalls bei den einzelnen, *chronischen* Fällen geben:

Fall	Auftreten von Symptomen	Zeitpunkt der vorgenommenen Operation
14	gleich nach dem Unfall	3 Monate nach dem Unfall
21	,, ,, ,, ,,	$2^1/_2$,, ,, ,, ,,
24	,, ,, ,, ,,	6 ,, ,, ,, ,,
6	einige Tage nach dem Unfall	4 ,, ,, ,, ,,
28	,, ,, ,, ,, ,,	5 ,, ,, ,, ,,
17	2 Wochen nach dem Unfall	3 ,, ,, ,, ,,
31	1 Monat ,, ,, ,,	4 ,, ,, ,, ,,
19	1 ,, ,, ,, ,,	34 Tage ,, ,, ,,
23	38 Tage ,, ,, ,,	4 Monate ,, ,,
25	7 Wochen ,, ,, ,,	$2^1/_2$,, ,, ,, ,,
11	3 Monate ,, ,, ,,	5 ,, ,, ,, ,,
27	3 ,, ,, ,, ,,	4 ,, ,, ,, ,,
8	4 ,, ,, ,, ,,	6 ,, ,, ,, ,,
26	5 ,, ,, ,, ,,	6 ,, ,, ,, ,,
5	6 ,, ,, ,, ,,	7 ,, ,, ,, ,,
18	1 Jahr ,, ,, ,,	13 ,, ,, ,, ,,
29	7 Monate oder noch länger nach dem letzten Unfall (im ganzen 3 Unfälle)	12 ,, ,, ,, ,,

Aus der Tabelle geht hervor, daß sich bei 11 von 17 Kranken erst 1 Monat oder noch später nach der Verletzung klinische Symptome bemerkbar machten; *bei 7 von 17 Kranken dauerte das freie Intervall länger als 3 Monate!* Die 3 am Anfang der Tabelle stehenden *Fälle, bei denen kein freies Intervall vorhanden war, betrafen bemerkenswerterweise sämtlich Kinder*, die 3 unserer Serie, die ihre Blutung infolge eines Traumas erlitten haben (bei einem 4. Kind, Fall 7, war das Trauma nicht sichergestellt). Unsere Tabelle vermittelt auch einen Überblick über die Dauer des zwischen dem Beginn klinischer Erscheinungen und der Operation liegenden Zeitraums. Wenn er auch von manchen Zufälligkeiten abhängt, so ist es doch interessant, daß es bei den Fällen, die gleich oder doch bald nach dem Trauma Symptome zeigten, im allgemeinen recht viel länger dauerte, bis es zur Operation kam als bei Fällen, die ein langes freies Intervall aufwiesen.

Wie ist dieses in vielen Fällen zeitlich sehr ausgedehnte Intervall zu erklären? Hierauf sind wir schon bei Besprechung der formalen Entstehung des chronisch-traumatischen Subduralhämatoms ausführlich eingegangen. Wir müssen entsprechend der Dauer der symptomlosen Zeit eine latente Ausdehnung des primären Blutergusses unter der Dura annehmen. Erst wenn der zur Kompensation bereitstehende Raum im Schädelinnern verbraucht ist und nun ein das Hirngewebe schädigender Druck auftritt, beginnen sich Symptome bemerkbar zu machen. Wie es zu diesem Wachstum des Hämatoms kommt, war lange Zeit dunkel. Man dachte früher an Blutungen aus den „pachymeningitischen" Membranen oder auch, später, an sekundäre Blutungen aus den primär eingerissenen Venen des Subduralraums. Heute wissen wir durch die Experimente GARDNERs und anderer, daß es *osmotisch-onkotische Kräfte* sind, *die zu der allmählichen Ausdehnung des Blutsacks oder „Blutschwamms" führen.* Nur in der Minderzahl der Fälle mögen Blutungen aus den Capillaren der Membran mithelfen, nur in Einzelfällen kommen sie allein in Betracht. Es wird sich in diesen letzteren Fällen aber mehr um apoplektiforme Verschlimmerungen des ganzen Zustandes handeln.

Bei einigen Autoren finden wir ein sehr langes, *über Jahre ausgedehntes freies Intervall* verzeichnet. So berichtet FURLOW über einen Kranken mit einem latenten Intervall von 3 Jahren. In solchen Fällen ist man sicher berechtigt, wie das auch FURLOW tat, an irgend einen ungewöhnlichen Faktor zu denken, der eine *erneute Blutung* nach einem solchen langen Latenzintervall bewirkte. Es ist schwer zu glauben, daß es 3 Jahre erfordert, bis die Bluteiweißmoleküle in dem Sack zusammenbrechen und die Osmose sich auszuwirken beginnt. In einem Fall McKENZIEs lag der Unfall 4 Jahre zurück; da die Flüssigkeit in dem Blutsack als klar und gelb bezeichnet wurde, ist anzunehmen, daß hier ein Hygrom vorlag, über dessen vermutliche Entstehung wir oben bereits berichteten. Besonders wertvoll für die ganze ätiologische Beurteilung sind *autoptische Beobachtungen.* Wir kommen hier auf einen Fall WEGELINs zurück, den wir schon kurz erwähnt haben.

Ein bei seinem Tode 50jähriger Mann hatte sich 13 Jahre vorher an der linken Kopfseite durch einen aus einer Höhe von 10 m fallenden, 1 kg schweren Stein *verletzt* und war danach für 4 Wochen bettlägerig. Klopfen im Kopf. 2 Jahre später nochmals Kopfverletzung durch fallenden Stein. Eiterung der Wunde. 8 Tage bettlägerig. Seither arbeitsfähig, nur zeitweise Kopfschmerzen und Schwindel. Im Sommer 1933 Schwindelanfälle mit kurzem Bewußtseinsverlust, Kopfschmerzen besonders in der linken Schläfengegend. Am 12. 10. 34 Somnolenz, Lungenentzündung. Tod am 31. 10. — Bei der *Sektion* fand sich links am Schädel an der Grenze zwischen Schläfen- und Scheitelbein eine Impression von 2 cm Durchmesser. Dura stark gespannt. An der Innenfläche über dem linken Stirnlappen Sack mit dunkelbrauner Flüssigkeit, weiter hinten mächtige Auflagerungen von geronnenem Blut, nach innen zum Teil durch eine glatte dunkelbraune Membran begrenzt. Rechts keine Veränderungen. Linke Großhirnhemisphäre komprimiert. Der *mikroskopische Befund* der Dura ergab an ihrer Innenfläche neugebildetes, zellarmes Bindegewebe und unter diesem das übliche sehr gefäßreiche Granulationsgewebe, in das sehr dichte Lymphocyteninfiltrate und einige neutro- und eosinophile Leukocyten, sowie runde, hämosiderinhaltige Zellen eingelagert waren. Darauf ein mehr oder weniger dicker Belag von geronnenem Blut, in welches Fibroblasten eingesproßt waren.

WEGELIN, der von einer „Pachymeningitis haemorrhagica interna" spricht, urteilt, sicher mit Recht, daß diese „Pachymeningitis" mit großem Bluterguß den Tod des Kranken herbeigeführt habe. Bei der langen Latenz, 11—13 Jahre, müsse man sich fragen, ob nicht eine spontan, auf anderer Grundlage entstandene Pachymeningitis vorläge. Was aber sehr für die *traumatische Entstehung* spreche, sei die vollkommen einseitige Ausbildung der „Pachymeningitis", und zwar auf derjenigen Seite, auf welcher sich die Spuren einer geheilten Impressionsfraktur des Schädels fanden. Dazu komme noch das Vorhandensein leichter Brückensymptome (Kopfschmerzen, Schwindel) in den Jahren nach dem 1. und 2. Unfall. Auch der histologische Befund sei mit der langen Dauer gut vereinbar, indem unmittelbar auf der alten Dura altes Bindegewebe liege, das gegen die Oberfläche hin in Granulationsgewebe übergehe. — Diese genau untersuchte Beobachtung WEGELINs *beweist eindeutig, daß subdurale Hämatome ein viele Jahre umfassendes latentes Intervall aufweisen können.* Ob nicht auch bei dieser Beobachtung sekundäre Spätblutungen mit in Betracht gezogen werden müssen, ist eine zweite Frage. Jedenfalls kennen wir kaum eine Blutung an anderer Stelle des Körpers, die nach einer Symptomenfreiheit von Jahren Anlaß zu schwersten Krankheitssymptomen geben und zum Tode führen kann wie das Subduralhämatom. *Bei unklaren Erkrankungen mit cerebralen Symptomen ist immer auch die Möglichkeit des Vorliegens eines Hämatoms unter der Dura zu erwägen.*

b) Entwicklung des klinischen Bildes und die Ursachen seiner Variabilität.

Bevor wir zur Betrachtung der Einzelsymptome übergehen, möge ihre *Entwicklung*, so wie sie bei einer typischen chronischen Subduralblutung auf traumatischer Grundlage zu beobachten ist, kurz geschildert werden. Der Kranke, der nach dem oft nur leichten Trauma mit meist unbedeutenden, kurzdauernden Beschwerden (Kopfschmerzen für einige Stunden, leichter Schwindel, auch momentane oder etwas länger andauernde Benommenheit oder Bewußtlosigkeit) sich für viele Wochen frisch und arbeitsfähig fühlte, erkrankt mehr oder weniger plötzlich mit Kopfschmerzen, die an Stärke bald zunehmen und dann sehr schnell ein schweres Krankheitsbild bedingen. Mit diesen Kopfschmerzen können Störungen des Gedächtnisses und der Psyche verbunden sein; der Kranke verliert das Interesse an seiner Arbeit, die er bald nicht mehr geordnet verrichten kann. Die Kopfschmerzen und, wenn sie vorhanden, auch die psychische Abstumpfung und Benommenheit können zeitweise fast ganz wieder verschwinden, um dann aber bald und meist gesteigert wieder zu erscheinen. Nach solchen immer kürzer werdenden *Remissionen*, aber auch ohne sie, können dann corticale Reizsymptome erscheinen, wie epileptiforme Anfälle und leichtere Hemiparesen. Die Kopfschmerzen erreichen ihren Höhepunkt, die Benommenheit nimmt rasch zu, es tritt Sopor und tiefes Koma ein. Schließlich erscheinen Störungen des Atemrhythmus (CHEYNE-STOKESsches Atmen), und die allgemeine Lähmung führt bald zum tödlichen Ende.

Das hier kurz skizzierte Bild kann nun außerordentlich variieren. Von einem konstanten Vorhandensein bestimmter Symptome kann nicht gesprochen werden. Im Gegenteil: gerade die Ungeordnetheit der Symptome — man hat von einem „Mischmasch" derselben gesprochen — und ihr oft zu beobachtender Wechsel ist das Kennzeichnendste in der ganzen Symptomatologie des Subduralhämatoms. Es können alle möglichen lokalen Zeichen auftreten und dies in den verschiedensten Kombinationen. Allerdings haben wir doch einige Hauptsymptome, die wir bei der großen Mehrzahl der Kranken wiederfinden: *Kopfschmerzen, geistige Störungen* mit *Benommenheit* und *Koma.*

Welches ist der Grund dieser extremen Variabilität und dieses eigenartigen Auf und Ab? Wir müssen bei dem sich langsam ausdehnenden Blutsack einmal an *lokale Druckwirkungen* denken, und diese werden verständlicherweise je nach der Lokalisation verschiedenartige sein: ein Hämatom, das mehr vorn, zum Frontallappen hin liegt, wird andere Symptome bedingen als eines, das am stärksten über dem Occipitallappen entwickelt ist. Da die Mehrzahl der Blutsäcke sich über nahezu die Gesamtheit der Hemisphäre ausdehnen, ihre größte Tiefe allerdings im allgemeinen über dem Parietallappen und in der Fissura Sylvii-Gegend aufweisen, kann es zu einer Kompression auch kontralateraler Hirnteile, insbesondere des kontralateralen Hirnschenkels, der gegen den kontralateralen freien Tentoriumrand gedrängt wird, kommen. Die hierdurch bedingten *homolateralen Paresen* haben schon zu den gröbsten Täuschungen hinsichtlich der Seitenlokalisation des Prozesses geführt. Hierzu kommt, daß wir es ja gar nicht so selten mit *beidseitigen Hämatomen* verschiedener Dicke und Ausdehnung zu tun haben, sie können das Symptomenbild zu einem gänzlich verwirrenden gestalten.

Neben den lokalen Druckwirkungen kommen mit dem Fortschreiten der Läsion auch *allgemeine Hirndruckerscheinungen* zur Beobachtung, insonderheit Stauungspapillen und Pulsverlangsamung, schließlich Störungen der Atmung und weiterer zentraler Funktionen.

Doch wie sind die Anfangssymptome, vor allem die Kopfschmerzen, weiter das Erbrechen, die Benommenheit und Verwirrtheit zu erklären? Wir haben schon oben auf die starke Eintrocknung und eigentümliche Derbheit des lange komprimierten Hirns hingewiesen. Diese durch Kompression und Osmose bewirkte *Entwässerungs-* oder *Entquellungsschrumpfung der Hirnsubstanz* (HENSCHEN) hat zweifellos physikochemisch tiefgreifende Änderungen im Gefüge des Gewebes zur Folge; und diese bedingen wieder funktionelle Störungen, die sich in den erwähnten Allgemeinerscheinungen äußern.

Mit dieser Entwässerungsschrumpfung der durch das Hämatom komprimierten Hirnhemisphäre kann eine gleichzeitige, meist jedoch weniger hochgradige der anderen Seite verbunden sein. Aber es sind auf der Gegenseite auch *Hirnschwellungen* festgestellt worden (CUSHING, BOSTROEM-SPATZ u. a.). Das Auf und Ab in der Symptomatik so mancher Hämatome ist durch diese verschiedenen Zustandsmöglichkeiten sehr wohl zu erklären; für den Einzelfall kann die Deutung natürlich recht schwierig sein.

Hier muß noch eine andere Möglichkeit erwogen werden, die einer *cerebralen Toxikose.* Verschiedene Autoren, so besonders HENSCHEN, denken an eine toxische Wirkung der in manchen Hämatomen enthaltenen, durch Umwandlung des Blutfarbstoffes entstandenen Gallenfarbstoffe und Gallensäuren. Wir erwähnten schon die so kennzeichnende grünliche Verfärbung des Innern mancher Hämatome, der Membran, der Dura usw. Auch die weichen Häute und die Hirnrinde können gelblich-grünlich verfärbt sein. Neben dem Biliverdin, das diese Farbumwandlung bedingt, entsteht bei dem Zerfall des Hämoglobins Bilirubin. Seine Konzentration kann nach HENSCHEN über das 20fache des Bilirubingehaltes des Herzblutes betragen; VAN DEN BERGH fand in einem Subduralhämatom Gallenpigment in gleicher Konzentration wie in der Gallenblase.

Auch bei Fällen unseres Krankenguts konnte das Vorkommen von Gallenpigmenten in der Hämatomflüssigkeit nachgewiesen werden. So waren beispielsweise bei Fall 11 reichliche Mengen von Gallenfarbstoffen festzustellen, außerdem auch Gallensäuren (1,3 mg-%). Hervortretende Symptome waren in diesem Fall Kopfschmerzen und psychische Symptome.

HENSCHEN führt verschiedene Versuche über die Toxizität von Galle an: so konnten BUNTING und BROWN bei intraperitonealer Einverleibung reiner Blasengalle örtlich Gewebsnekrosen, am Myokard degenerative Zustände auslösen; MELTZER und SALANT sahen durch intravenöse Injektion von Fremdgalle schon bei wenigen Kubikzentimetern den Tod des Tieres unter Konvulsionen, KING und STEWART stellten ein anfängliches Steigen des Blutdruckes fest, der dann aber bis zum Tode rasch abfiel; mit sinkendem Blutdruck erschien dabei eine Bradykardie mit nachfolgender Arrhythmie. Höhere als 20%ige Lösungen von Biliverdin sollen die Giftwirkung der Gesamtgalle entfalten, und Hochkonzentrationen von Biliverdin in der meningealen Bildungsstätte nach HENSCHEN aus all diesen Gründen wohl eine *örtliche* (Gehirn) und eine *allgemeine* (Herzmuskel) *Giftwirkung* entfalten.

Es ist schwer zu sagen, ob einer solchen vom Zerfall des Hämatoms herrührenden toxischen Wirkung wirklich eine größere Bedeutung für Schwere und Art des Krankheitszustandes bei subduralen Hämatomen zukommt. PRITZKER und BORIS (bei ZEHNDER) haben versucht, durch Einbringung von Gallenstoffen in den Subduralraum deren Toxinwirkung auf das Gehirn zu prüfen, um so irgendwelche Anhaltspunkte für eine „cerebrale Toxikose" zu gewinnen. Doch urteilt ZEHNDER, daß das cerebrale Bild wahrscheinlich durch die Drucksymptome und nicht durch eine toxische Wirkung bedingt werde. Vielleicht werden weitere Untersuchungen in der Zukunft eine größere Klarheit über die Reichweite solcher Gallengiftwirkungen schenken; bis dahin muß an ihre Möglichkeit gedacht werden.

So sind es *zahlreiche Faktoren, die für den Reichtum an klinischen Bildern und Einzelsymptomen ursächlich in Betracht kommen:* der wechselnde Sitz, die verschiedene und wahrscheinlich phasenweise sich ändernde Größe der Hämatome, die so vielfache Abstufung ihres inneren Schädigungsradius nach dem Gehirn hin, die Möglichkeiten weitgehender, individuell aber doch wohl verschieden starker Kompensation seitens einer noch wachsenden oder nachgiebigen Schädelkapsel und von seiten des komprimierten Gehirns, schließlich die pathologisch-physiologischen Eigentümlichkeiten, sie alle dürften, wie es HENSCHEN ausgesprochen hat, eine durchaus hinreichende Erklärung abgeben.

HENSCHEN hat versucht, aus diesem Wirrwarr an Bildern und Symptomen bestimmte *klinische Typen* herauszuschälen. Er hat unterschieden eine „Gruppe der stillen Fälle", einen cephalgischen Typus, einen apoplektiformen Typ, des weiteren einen „neurologischen" und als besonders wichtig einen psychotischen, sodann einen besonders den Pädiatern bekannten akuten meningitischen Typus, ferner einen „bilitoxischen" Typ, eine Gruppe „unter der Maske des akuten, subakuten oder chronischen Hirndrucks, unter dem Bilde der Leptomeningitis oder des Hirntumors oder eines Hirnabscesses", schließlich einen okularen Typ und eine otologische Gruppe. — Ob eine solch weitgehende Differenzierung für praktisch-klinische Zwecke brauchbar ist, möge dahingestellt bleiben. Die Schwierigkeit, der bunten Mannigfaltigkeit der klinischen Bilder und Symptome Herr zu werden, zeigt eine derartige Einteilung deutlich.

Nicht anders dürfte es sich mit einer *Stadieneinteilung*, wie sie z. B. HOLMES vornahm, verhalten. Die Entwicklung des Krankheitsbildes kann zu stark variieren, um in Stadien eingeteilt werden zu können. *Unsere Einteilung in akute, subakute* und *chronische Blutungen* ist eine rein zeitliche (s. o.).

c) Einzelsymptome und Befunde.

Wir werden im Folgenden die Symptomatik des subduralen Hämatoms *schlechthin*, ohne besondere Trennung der Symptome der chronischen Blutungen von denen der akuten, besprechen, jedoch auf Unterschiede und Besonderheiten der *akuten* Hämorrhagien hinweisen. Die subduralen Hämatome des *Kindesalters*, soweit sie nicht auf äußeren traumatischen Einflüssen beruhen, mögen in einem besonderen Kapitel behandelt werden.

Wohl das am häufigsten zu beobachtende Einzelsymptom sind **Kopfschmerzen.** JELSMA fand sie bei 79% der von ihm gesammelten Kranken, bei 48% bildeten sie das erste krankhafte Zeichen. Auch bei GARDNER, MCKENZIE, ABOTT, RAND, SACHS und FURLOW stellen die Kopfschmerzen das häufigste Symptom dar. Sie sollen in einer heimtückischen Weise auftreten, dauernd vorhanden sein, aber allmählich an Stärke zunehmen, bis einige Kranke fast bis zur Verzweiflung getrieben würden. Sie würden selten durch Medikamente gebessert, selbst bei Gebrauch größter Quantitäten. Oft wird berichtet, daß verschiedene Kranke den Kopfschmerz *auf die Seite der Läsion* lokalisierten; besonders bei der ersten Kopfschmerzattacke unmittelbar nach dem Trauma sei das der Fall (McKENZIE). Doch besteht keinerlei *Regelmäßigkeit*. Nach BARRÉ und MASSON kann der Kopfschmerz beidseitig sein, auch wenn das Hämatom nur einseitig ist. Er kann ferner sein Maximum in der Stirngegend haben, selbst wenn das Blutgerinnsel vor allem die Temporoparietalgegend komprimiert.

In *unserem Krankengut* waren Kopfschmerzen fast immer festzustellen, *von 32 Kranken gaben wenigstens 29 sie an. Bei 22 von 32 bildeten sie das erste krankhafte Symptom.* Die *Lokalisation* wechselte. Oft wurden sie auf derselben Seite angegeben, auf der sich das Hämatom befand. Doch ist das kein zuverlässiges Zeichen. Sie können auch auf die andere Seite überspringen, wie in Fall 17, wo die Schmerzen erst am Scheitel saßen, dann in der linken Stirnhälfte und später in der rechten Kopfhälfte verspürt wurden; das Hämatom saß aber nur links. Oft wurde angegeben, daß die Schmerzen besonders in der Stirngegend säßen, die Lokalisation am Scheitel war etwas weniger häufig zu finden; gelegentlich waren auch der Hinterkopf und die Nackengegend schmerzhaft; auch Stirn und Nacken oder Hinterkopf und später Stirngegend konnten betroffen sein. Die Schmerzen erstreckten sich bei einigen Kranken über den ganzen Kopf. Bei beidseitigen großen Hämatomen war die Lokalisation keine andere als bei einseitigen. So gab ein Kranker (Fall 28), der ein ziemlich großes Hämatom rechts und ein außerordentlich großes links hatte, seine Kopfschmerzen in Stirn- und Scheitelgegend, aber auch im Nacken an. Die Kopfschmerzen waren *meist sehr schweren Charakters*, bohrend, *oft anfallsweise*. Die Tendenz zum Stärkerwerden ist sehr oft festzustellen. Sie kommen mit Vorliebe oder am stärksten morgens, nach dem Aufwachen, und vormittags. Recht kennzeichnend ist das zeitweilige Freisein von Kopfschmerzen und von anderen Beschwerden. So können Kopfschmerzen plötzlich auftreten und tagelang andauern, um dann für Tage oder Wochen zu verschwinden und erst später wieder einzusetzen.

Weniger häufig als Kopfschmerzen kommen **Veränderungen der geistigen, intellektuellen und psychischen Sphäre** vor. Sie sind aber wohl kennzeichnender als die ja recht vieldeutigen Kopfschmerzbeschwerden. Nach JELSMA findet man derartige „mental changes" in 86% von 44 Fällen, die er überblickte. Andere Autoren geben niedrigere Zahlen an, so McKENZIE (11 Fälle) 18%, RAND (7 Fälle) 56%, SACHS und FURLOW (16 Fälle) 50%. Wir selbst sahen *bei etwa 11 von unsern 32 Fällen, also bei* $^1/_3$, *Zeichen geistiger Störungen.* Sie sind oft nicht ganz leicht abzutrennen von beginnenden komatösen Zuständen, Benommenheit, Sopor u. dgl. Doch können sie recht charakteristisch und auffallend sein. Ein Kind, das früher lebhaft und fröhlich gewesen war, beginnt müde und unlustig zu werden, gleichzeitig schläft es mehr als sonst (Fall 7). Bei Erwachsenen ist eine Gedächtnisabschwächung und eine Verschlechterung des Denkvermögens festzustellen (Bradyphrenie); sie können ihre Angelegenheiten nicht mehr wie vorher geordnet besorgen, sie fühlen sich außerdem müde, matt und stumpf. Auch Symptome, die an schwere Frontallappenerkrankungen denken lassen, kommen vor, so Zustände von Reizbarkeit, ja Gewalttätigkeit. Oder aber die psychische Abstumpfung geht über in Idïotie; die Kranken werden läppisch, albern, völlig ungeordnet, konfabulieren. Einer unserer Kranken (Fall 23), mit typischem Trauma in der Vorgeschichte, ein früher arbeitsamer und strebsamer Mensch, konnte sich nicht mehr rasieren, aß mit dem Mund direkt aus dem Teller, schwatzte und lachte. Doch sind so ausgesprochene Symptome geistiger Verwirrung und eines totalen Persönlichkeitsverlustes nicht gerade häufig — wenigstens nicht im „chirurgischen" Krankengut —, meist sind es weniger ausgeprägte Zeichen, die oft unmerklich aus der Abstumpfung in Benommenheit und Koma übergehen. Nur 2mal standen solche psychischen Symptome am *Anfang* der krankhaften Entwicklung (nach dem Trauma); das eine Mal (Fall 11) traten sie gleichzeitig mit den Kopfschmerzen auf, das andere Mal (Fall 25) waren sie das alleinige Anfangssymptom. In diesem letzteren Fall war das Hämatom am tiefsten über dem Frontallappen entwickelt, und etwa gleichzeitig mit der psychischen Abstumpfung und der Müdigkeit traten lokalisatorisch recht bedeutsame andere Symptome auf: Polydipsie und Polyurie. Sonst kann man aus solchen psychischen Veränderungen nicht viel bezüglich des Sitzes der Blutung schließen.

HENSCHEN hat diesen Veränderungen eine besonders große Bedeutung zugeschrieben. Nach ihm schaffen die unter der blutenden Dura sich einstellenden schweren Veränderungen der Nervensubstanz und der Hirngefäße, das Leerdrücken der Flüssigkeitskanäle des Nervensystems und die Entwässerungsschrumpfung des Gehirns anatomische Veränderungen, die sich unter einem Bilde „der progressiven Paralyse oder der präsenilen oder senilen Demenz" darböten. Solange der metaluische Ursprung einer Paralyse nicht sicher gestellt sei, müsse in jedem Fall von „Dementia paralytica" an die „pachymeningitische Pseudoparalyse" gedacht werden. Eine „schizophrenoide Untergruppe" zeige einen mit „moral insanity" (obszön-laszives Wesen) und Reizbarkeit verknüpften Negativismus.

Es ist zweifellos, daß besonders früher nicht wenige auch echttraumatische subdurale Hämatome in Irrenanstalten und allgemeinen Krankenhäusern für Paralysen gehalten wurden. HOMBURGER berichtete 1905 über einen ganz typischen Fall von subduralem, taumatisch bedingtem Hämatom, bei dem ein häufig benommenes Sensorium, zeitweise delirante Verwirrtheit und Konfabulationen vorhanden waren; der Kranke verblödete allmählich völlig. Derartiger Beispiele finden sich in der früheren Literatur nicht wenige. — Nach PETTE, der allerdings wohl mehr nichttraumatische „Pachymeningitiden" überblickte, das Trauma in seiner ätiologischen Betrachtung an letzter Stelle und sehr einschränkend erwähnt, ist das Bild der Krankheit, wenn es schleichend mit allgemeiner Apathie, die von mehr oder weniger ausgesprochenen Erregungszuständen motorischer wie psychischer Art unterbrochen wird, beginne, „nichts weniger als charakteristisch und könnte ebensogut Ausdrucksform einer progressiven Paralyse oder einer cerebralen Sklerose bzw. einer Encephalomalacie sein".

Wie schon erwähnt, hängen derartige Zustände psychischer Störungen leicht mit solchen der **Somnolenz** und eines zunehmenden **Bewußtseinsverlustes** zusammen. Von den Kranken, über die JELSMA berichtete, klagten 79% über Schläfrigkeit, die sich bei 57,1% zu Koma vertiefte. McKENZIE fand unter 11 Fällen Schläfrigkeit bei 90%, *Koma* bei 28%; RAND (7 Fälle) fand Schläfrigkeit und Koma bei 56%, SACHS und FURLOW (16 Fälle) bei 50 bzw. 30%. Wir konnten *in unserem Krankengut von 32 Fällen bei etwa 21, also* $^2/_3$, *Zeichen von*

Schläfrigkeit bis leichter Benommenheit feststellen, ein eigentliches *Koma bestand nur bei 9 Kranken* (die akuten Blutungen hier mitberechnet). Der eigentümliche lethargische Zustand, in dem sich viele Kranke befinden, ist recht charakteristisch. Er imponiert nicht als besonders schwer, wenigstens nicht in der Mehrzahl der Fälle, und vor allem, *auch hier kann nach Tagen oder auch nur Stunden das volle Bewußtsein wiederkehren*, sogar eine gewisse Frische, bis nach mehr oder weniger langer Zeit wieder solch ein stuporöser Zustand eintritt. Gelegentlich bestehen richtige Umnachtungszustände mit völliger Desorientiertheit. Eigenartig verlief ein solcher Zustand bei einem unserer Kranken (Fall 28), bei dem er plötzlich auftrat und gleichzeitig mit schweren Kopfschmerzen, Erbrechen und Schwindel verbunden war; der Kranke antwortete ja und nein auf Zurufe, wußte aber nicht, wo er sich befand. Nach 2 Tagen war er wieder gut bei sich, es bestand jedoch Amnesie; in der Folgezeit kam dann kein solcher Zustand mehr vor.

Eine *plötzlich stärker werdende Schläfrigkeit* kann Ausdruck eines mehr *basal*, in der vorderen Schädelgrube liegenden Hämatoms sein. Voss berichtete über einen solchen Fall (subakute Blutung).

Kaplan erwähnt, daß solche Kranke wie unter dem Einfluß eines Narkoticums zu stehen scheinen. Er weist darauf hin, *wie leicht derartige Zustände mit einer akuten Encephalitis verwechselt werden* können.

Barré und Masson betonen (für „nichttraumatische Hämatome"), daß diese eigenartige tiefe und beständige Somnolenz, diese Art von leichtem und prolongiertem Stupor, die von einem Tage zum anderen wechselt, und zwar bis zur letzten Periode der Erkrankung, sich nicht bei den anderen gewöhnlichen intrakraniellen Neubildungen wiederfindet. Sie messen diesen Erscheinungen einen positiven, differentialdiagnostischen Wert zu. Er sei so groß, daß sogar eine sehr erfahrene Abteilungsschwester daraus und aus den Kopfschmerzattacken die Diagnose auf das Vorhandensein einer Ansammlung von Blut und nicht das eines wahren Tumors stellen könne.

Gardner erwähnt mit Recht, daß eine Somnolenz, wenn vorhanden, ganz außer Verhältnis zu dem Grad des intrakraniellen Drucks stehen kann.

Wir sprachen schon oben von dem Begriff des „lucid interval", den Bowen eingeführt hat. Er sollte den Zeitraum kennzeichnen, der zwischen dem anfänglich erlittenen Trauma und dem Beginn des Koma liegt. Nun kommt es aber nur bei der Minderzahl der Kranken, die ein subdurales Hämatom aufweisen, zu einem Koma. Wir können daher dem „lucid interval" keine allgemeinere Bedeutung zusprechen (mit Rand u. a.), der gewöhnliche Begriff des latenten Intervalls, das mit freiem Intervall gleichzusetzen ist, dürfte wohl zur Kennzeichnung der Haupteigenart des traumatischen chronischen Subduralhämatoms genügen. Das *Koma* ist in der Mehrzahl eine Erscheinung des letzten Stadiums und dann oft mit anderen Lähmungszeichen, insbesondere Cheyne-Stokesschem Atmen, verbunden. Als *einleitendes* Symptom fanden wir es in unserem Krankengut bei Fall 4 (ohne nachgewiesenes Trauma).

Weniger häufig als die bisher besprochenen Zeichen sind **Schwindel** und **Erbrechen** festzustellen. Unter 22 Fällen Gardners war Schwindel 3mal, Erbrechen 7mal vorhanden. Abbott berichtete, daß bei 11 seiner 16 Fälle Erbrechen auftrat. Jelsma sah Erbrechen bei 29% seiner Fälle, McKenzie bei 54%, Rand bei 42%, Sachs und Furlow bei 44%. Wir selbst konnten bei 32 Fällen mindestens 6mal Klagen über Schwindel hören, bei 14 Fällen bestand Erbrechen. Ganz leichtes *Schwindelgefühl* mag öfter vorkommen, stärkeres ist sicher seltener. Doch können diese Schwindelerscheinungen gelegentlich so stark werden, daß der Kranke vollkommen die Balance verliert und hinfällt (Fall 27). Der Schwindel kommt oft anfallsweise, ab und zu findet man die Angabe eines Rotationstyps. Wenn der Kranke zu Bett liegt, tritt er nur selten auf; bei aufrechter Stellung und besonders bei schnellen Bewegungen ist er häufiger. Sehr oft tritt er im Verein mit Kopfschmerzen und Erbrechen auf.

Letzteres, das *Erbrechen*, das meist mit Übelbefinden verbunden ist, kommt zweifellos häufiger vor als Schwindel. Wir konnten es, wie angegeben, etwa *bei 40—45% unserer Kranken* feststellen. Zumeist ist es mit dem anfallsweisen Kopfschmerz vergesellschaftet, jedoch nicht immer; manchmal hörten wir, daß es nach Mahlzeiten, „sobald man esse", auftrete. Häufiger aber tritt es doch in der bekannten Weise *morgens*, vor dem Frühstück, auf. In mehreren Fällen bildete es mit den Kopfschmerzen die Einleitung zu der ganzen Entwicklung der Erkrankung (nach dem Trauma).

Als absolut *erstes* Symptom trat es uns bei Fall 3 entgegen, einem chronischen Alkoholiker, bei dem sich kein deutliches Trauma nachweisen ließ. Hier begann die Erkrankung mit einem Brechanfall. Am nächsten Tag wiederholte sich dieser, er war mit Bewußtlosigkeit verbunden. Am Abend desselben Tages und am nächsten Tag traten dann schwere lokale Zeichen in Gestalt epileptischer Krämpfe auf.

Auch bei unserem letzten Kranken (Fall 34) bildeten plötzliche Übelkeit und Erbrechen das erste Symptom 10 Wochen nach dem Unfall.

Wir gehen nun von den Allgemeinerscheinungen mehr subjektiver Art zu den *lokalen, objektiven Zeichen* über.

Die von einigen Autoren angegebene Möglichkeit der Verdachtsdiagnose eines Hämatoms durch Unterschiede der Perkussion, verbunden mit Auskultation, ist wohl an Wert gering einzuschätzen. In zwei unserer Fälle, 18 und 27, wurde aber ein *Schmerzgefühl bei Perkussion* der über dem Hämatom liegenden Schädelgegend geäußert.

Von größerer Wichtigkeit sind eindeutige *Zeichen gestörter Gehirnfunktionen*, auch wenn sie an sich kaum als irgendwie charakteristisch für das subdurale Hämatom zu gelten haben. *Kennzeichnender* sind die beschriebenen Allgemeinerscheinungen und die Art ihrer Entwicklung (Intervall, Remissionen). Kranialnervenschädigungen fanden JELSMA bei 47%, MCKENZIE bei 9%, RAND bei 56% und SACHS und FURLOW bei 50% ihrer Kranken. Wir glauben, daß eine Betrachtung der einzelnen zu findenden Zeichen noch mehr aussagt.

Störungen in der Funktion des *Olfactorius* werden kaum je in wirklich objektiver Weise auftreten. Kommen sie einmal vor, so wird man mehr eine atypische, basale Lage des Hämatoms anzunehmen haben.

Viel wichtiger ist der Augenbefund und besonders der des Augenhintergrundes. *Klagen über Sehverschlechterung,* objektiv **Stauungspapillen,** sind als Ausdruck gesteigerten *allgemeinen Hirndrucks* bei der subduralen Blutung gar nicht selten. Meist wird aber kein sehr hoher Grad erreicht. Der Prozentsatz des Vorhandenseins von Stauungspapillen schwankt im Schrifttum zwischen 40 und 91% (JELSMA, MCKENZIE, RAND, SACHS und FURLOW). GARDNER sah unter 22 Kranken deutliche Stauungspapillen bei 3, leichtes Ödem ebenfalls bei 3, eine Unschärfe der Ränder bei 4 Fällen; 12mal waren die Papillen normal. In unserem Stockholmer Krankengut waren Veränderungen im Sinne von Stauungspapillen mindestens *bei 18 Kranken, also bei etwa* $^3/_5$, feststellbar. Bei über der Hälfte der Fälle handelte es sich um beginnende oder ganz leichte

Stauungen, nur bei wenigen Fällen erreichten sie stärkere Grade. 4 Dioptrien wurden nur 2mal, bei Fall 25 und 30, beobachtet. Für eine Seitenlokalisation sind die Veränderungen nicht verwertbar, ebensowenig wie das bei Hirngeschwülsten der Fall zu sein pflegt. Bei einseitigen Hämatomen können beidseitige Stauungspapillen vorhanden sein, und andererseits können sie auch bei einem beidseitigen Hämatom fehlen (wie in Fall 18). Das Hämatom (oder das größere Hämatom) braucht nicht auf der Seite der stärkeren Stauung zu sitzen. Recht bemerkenswert ist, daß gelegentlich aus den Veränderungen des Augenhintergrundes der Verdacht auf das Vorliegen eines subduralen Hämatoms geäußert werden kann.

So waren bei einem unserer Kranken (Fall 30) beiderseits Stauungspapillen und ein Ödem der Maculae vorhanden, ferner auf der rechten Seite weiße Degenerationsherde zwischen Macula und Papille. Auf den Papillen fanden sich reichliche Blutungen; das Bemerkenswerte war aber, daß kleine runde Blutungsherde neben den Venen saßen und bis in die Peripherie verfolgt werden konnten. Schon vom Augenarzt wurde der Verdacht auf subdurale Blutung geäußert. Bei der Operation fand sich ein großes rechtsseitiges Hämatom. 16 Tage nach dem Eingriff, als der Kranke entlassen wurde, betrugen die Stauungspapillen 3—4 dptr., die kleinen Blutungen in und um die Papille waren noch zu sehen, ebenso Exsudatflecken in den Maculae. Die kleinen runden Blutungen neben den Venen hatten aber an Zahl abgenommen!

Es sei auch auf den kennzeichnenden Augenhintergrund bei unserem letzten, anhangsweise angeführten Fall 34 verwiesen.

Man muß demnach außer der Stauung der Papille auch dem Vorhandensein von Blutungen in und an der Papille sowie neben den Venen des Augenhintergrundes eine besondere Aufmerksamkeit schenken. Doch, wie gesagt, *ein subdurales Hämatom kann auch ohne jede Veränderung des Augenhintergrundes vorliegen!* COLEMAN betont, daß in einigen seiner größten Hämatome Stauungspapillen fehlten.

Eine besondere Bedeutung ist von jeher dem Vorhandensein von **Augenmuskellähmungen** bei intrakraniellen schweren Verletzungen und Blutungen zugemessen worden. Vor allem die erweiterte und lichtstarre Pupille auf der Seite der Läsion wurde und wird von vielen Autoren als ein wertvolles diagnostisches Zeichen angesprochen. Jedoch sind immer wieder auch gegenteilige Stimmen laut geworden. Wie ist es beim subduralen Hämatom? Augenmuskelparesen verschiedenster Art, besonders des Abducens, kommen vor; irgendwelche Regelmäßigkeit lassen sie aber, wie zu erwarten, vermissen. Immerhin fanden wir in unserem Krankengut derartige Störungen, *Doppelsehen, Strabismus, Pupillendifferenzen usw. bei 20 von 32 Kranken, also etwa bei* $^2/_3$. Oft handelte es sich um flüchtige Zeichen; so wurde betreffs des Doppelsehens von einigen Kranken ein Zusammenhang mit den Kopfschmerzattacken angegeben. Aber man konnte auch mehr konstante Zeichen feststellen, so eindeutige Blickparesen. Derartige Kranke können dann den Verdacht auf einen raumbeschränkenden Prozeß im hinteren Abschnitt des 3. Ventrikels, auf ein Pinealom oder dgl. (s. Fall 21) erwecken.

Veränderungen in der Größe der Pupillen waren bei unseren Stockholmer Kranken achtmal vorhanden (Fall 9, 12, 13, 15, 19, 20, 21, 31), also bei genau $^1/_4$. Bei Fall 9 waren beide Pupillen lichtstarr, die linke war weiter als die rechte. Das Hämatom — es handelte sich um eine ganz frische Blutung — saß links, auf der Seite der erweiterten Pupille. — Bei Fall 12 war die linke Pupille etwas weiter als die rechte, beide reagierten auf Licht. Das Hämatom saß aber rechts. — Bei Fall 13 war die rechte Pupille die weitere, beide reagierten. Das Hämatom — es handelt sich um ein akutes — saß rechts, auf der Seite der erweiterten Pupille. — Dasselbe Verhalten bei Fall 15, ebenfalls einer akuten Blutung. — Bei Fall 19, mit ein wenig weiterer Pupille auf der rechten Seite, fand sich das Hämatom auf der anderen, linken Seite. — Bei Fall 20 saß das Hämatom auf der Seite der etwas erweiterten Pupille, rechts. — Dasselbe zeigte sich bei Fall 21. — Bei Fall 31 schließlich saß das Hämatom ebenfalls auf der Seite der etwas erweiterten, träge auf Licht reagierenden rechten Pupille.

Gleich große, aber lichtstarre Pupillen wurden bei Fall 18 festgestellt. Hier handelte es sich um ein beidseitiges Hämatom.

Im ganzen ist auf Grund unserer Erfahrungen (Pupillendifferenzen bei $^1/_4$ aller Fälle, 6mal Sitz des Hämatoms auf der Seite der weiteren, 2mal auf der Seite der engeren Pupille) zu sagen, daß *eine lichtstarre und erweiterte Pupille immer ein Verdachtsmoment für das Vorliegen einer intrakraniellen Blutung* darstellt, weiter, daß zwar in der Mehrzahl der Fälle das Hämatom auf der Seite der erweiterten Pupille gefunden wird, *jedoch nicht immer.* Bei einem subduralen Hämatom müssen stets *beide Seiten* exploriert werden. Die Pupillenveränderungen stellen ein zwar wertvolles, aber keineswegs zuverlässiges Krankheitszeichen dar.

Auch im Schrifttum wird diese Ansicht zumeist vertreten. KAPLAN betont, daß die Pupillenveränderungen besonders bei Kopfverletzungen vorübergehende sind und nur durch sorgfältige und wiederholte Beobachtungen zu verläßlichen Informationen werden. Während des Reizstadiums, wenn die eine Hälfte des Hirns in ihrer Funktion gestört ist, könne die Pupille auf der Seite der Läsion kleiner sein als auf der nichtaffizierten Seite; sei aber die Funktion einer Hirnhälfte total aufgehoben, so werde die Pupille auf der affizierten Seite erweitert und fixiert. Doch dürfte es nicht *immer* so sein, daß, wie KAPLAN sagt, während früher Phasen infolge Drucks eine Reizung des Nervus oculomotorius und dadurch eine *kleine* Pupille auf der korrespondierenden Seite bedingt wird. Gerade bei akuten Blutungen, wie auch in unseren Fällen, findet man oft eine erweiterte Pupille auf der Seite der Blutung.

Man darf weder bei dem chronischen Hämatom noch bei der akuten Subduralblutung ein *zu* großes Gewicht auf Pupillenveränderungen legen. KENNEDY und WORTIS fanden z. B. bei 72 Fällen akuter subduraler Blutung (bis zum 21. Tag nach der Kopfverletzung) 42mal Ungleichheiten der Pupillen. Hierbei saß die Läsion bei 30 auf der Seite der erweiterten Pupille, bei 12 auf der dieser entgegengesetzten Seite, bei 30 weiteren Fällen waren die Pupillen stets gleich groß. Jeder Chirurg wird außerdem Fälle kennen, bei denen trotz erweiterter Pupille keine Blutung unter (oder über) der Dura im Bereich der Hemisphäre zu finden war. Auch die Augensymptome, sowohl die Lähmungen extra- wie die intraoculärer Muskeln, müssen im Rahmen des *gesamten* klinischen Befundes gewertet werden.

Nach SCHÖRCHER soll die Pupillenerweiterung beim örtlichen und einseitigen Hirndruck durch ein sub- (wie epi)durales Hämatom zunächst und vorwiegend durch eine Reizung des zentralen Sympathicus hervorgerufen werden, also eine Dilatator pupillae-Wirkung darstellen. Eine Schädigung des peripheren Oculomotorius wird als Ursache abgelehnt. SCHÖRCHER meint, daß es auffallend sei, daß bei der Häufigkeit einer Pupillenerweiterung durch sub- oder epidurales Hämatom nur sehr selten eine Lähmung der äußeren Augenmuskeln vorkomme. Finde sich aber eine solche, so sei fast stets auch eine grobe und sichtbare Schädigung des Oculomotorius, Zerreißung desselben oder Verletzung durch Knochensplitter, vorhanden. Wir können das nicht bestätigen, wenigstens nicht für das subdurale Hämatom. Lähmungen der äußeren Augenmuskeln sind, wie wir anführten, beim subduralen Hämatom durchaus nichts Seltenes, vor allem auch nicht in Kombination mit Pupillenerweiterung. Und eine grobe Schädigung des Oculomotorius ist kaum je vorhanden. Wir möchten also doch eher an eine Oculomotoriusschädigung durch Druck denken, wenigstens beim *subduralen* Hämatom. Eine Mitwirkung des Sympathicus ist damit nicht ausgeschlossen. Betreffs der Zuverlässigkeit des Symptoms der einseitig erweiterten Pupille zur Bestimmung der Trepanationsseite, von der SCHÖRCHER spricht, verweisen wir auf die obigen Ausführungen. Wir halten das Symptom für wertvoll, keineswegs aber für zuverlässig.

Ergänzend sei erwähnt, daß auch unsere beiden letzten Fälle 33 und 34 Veränderungen der Pupillenweite aufwiesen. Jedoch nur bei Fall 34 entsprach die weitere Pupille dem Sitz der Blutung, bei Fall 33 war es umgekehrt.

Lähmungen oder Funktionsbeeinträchtigungen des *Trigeminus* sind, wenigstens in stärkerem Ausmaß, selten. Bei einem unserer Kranken (Fall 22) fanden sich etwas trägere Cornealreflexe auf der linken als auf der rechten Seite. Das Haupthämatom saß links, doch bestand ein dünneres auch auf der rechten Seite.

Häufiger sind Lähmungen oder Schwächen des **Facialis.** JELSMA bezifferte sie auf 57% der Fälle, die Störungen in der Funktion der Cranialnerven zeigten. KENNEDY und WORTIS sahen bei 50 Fällen mit Hemiparesen (unter 72 Fällen *akuter* Subduralhämatome) ein Befallensein des unteren Facialis. Wir fanden in unserem Stockholmer Krankengut eine zentral bedingte Lähmung oder Schwäche des Facialis in 11 Fällen, also *bei etwa* $^1/_3$. 6 mal lag das Hämatom auf der der Lähmung entgegengesetzten Seite, 2 mal auf der gleichen, 3 mal war bei einseitiger Lähmung ein beidseitiges Hämatom vorhanden. Auch dieses Zeichen besitzt daher keine Zuverlässigkeit, es ist lediglich als Verdachtsmoment zu werten.

Störungen der Funktion des *Cochlearis* werden selten beobachtet. Auch die *Vestibularis*prüfungen ergeben meist nichts Besonderes. — Die *übrigen Hirnnerven* zeigen ebenfalls in der Mehrzahl nichts verwertbar Pathologisches. Gelegentlich fanden wir Schwächen des Glossopharyngeus oder des Hypoglossus.

Wenn wir jetzt zu den eigentlichen *cerebralen Zeichen* übergehen, so stehen vornean die Veränderungen auf geistigem und psychischem Gebiet. Wir verweisen hierzu auf die oben gemachten Ausführungen.

Ein besonderes Interesse wird den **Störungen der motorischen Funktionen** entgegengebracht, nicht aber, weil sie das subdurale Hämatom besonders kennzeichnen, sondern im Gegenteil verwirrend wirken und zu Täuschungen in der Seitendiagnose Anlaß geben können. Störungen der motorischen Sphäre fanden JELSMA bei 70%, McKENZIE bei 55%, RAND bei 28% und SACHS und FURLOW bei 36% ihrer Kranken. JELSMA nahm noch eine Unterteilung vor; er stellte eine spastische Lähmung bei 29%, eine Schwäche bei 32% und eine komplette Paralyse bei 16% fest. Sehr instruktiv sind die Angaben GRANTs. Bei seinen 16 Hämatomkranken waren bei 6, also bei mehr als $^1/_3$, Blutung und Hemiparese auf derselben Seite vorhanden, was bei 2 Kranken zu einer Exploration auf der falschen Seite und zu letalem Ausgang führte. GRANT folgert daraus und aus der häufigen Beidseitigkeit der Läsion mit vollem Recht die Notwendigkeit einer beidseitigen Trepanation.

Wir fanden in unserem Krankengut Störungen der motorischen Sphäre und entsprechende Reflexveränderungen, sowie epileptiforme Anfälle bei 21 Fällen, also *bei etwa* $^2/_3$. Bei 12 von diesen Kranken waren hemiparetische Zeichen oder Tonusveränderungen (in der Mehrzahl spastischer Art) feststellbar, die aber meist nur Teile einer Körperhälfte betrafen und oft nur angedeutet waren. In manchen Fällen war eher von einer „*Hemibradykinesie*" (ANTONI) als von

einer echten Hemiparese zu sprechen. Mit solchen Zeichen konnten Reflexsteigerungen auf der entsprechenden Seite verbunden sein. Doch waren solche
Reflexsteigerungen oder pathologische Reflexe — in der Mehrzahl handelte es
sich lediglich um positive BABINSKIsche Zeichen — auch allein zu finden, oder
aber in Kombination mit epileptiformen Anfällen. Letztere waren im ganzen
bei 8 Kranken vorhanden, also bei $^1/_4$. Nur 3 mal fanden sich allgemeine Krämpfe,
im übrigen handelte es sich um Zuckungen einzelner Gliedmaßen. Die Veränderungen waren oft vorübergehender Natur und meist in Zusammenhang
mit anderen Krankheitszeichen vorhanden. Von einer Regelmäßigkeit oder gar
einer Übereinstimmung mit dem Sitz des Hämatoms kann nicht gesprochen
werden.

Allein bei 4 von den 12 Fällen mit Paresen oder Tonusveränderungen saß das Hämatom
auf derselben Seite, und auch aus der Lokalisation der Anfälle oder den Reflexveränderungen
konnte man nicht mit Sicherheit auf den Sitz der Läsion schließen. Dies war besonders
dann nicht möglich, wenn es sich um allgemeine Krämpfe oder um nur recht schwache
und vorübergehende Reflexsteigerungen handelte; ein positives BABINSKISCHES Zeichen
fand sich gelegentlich auf beiden Seiten

*Wie ist diese Inkongruenz betreffs Sitz des Hämatoms und Vorhandensein von
Störungen der motorischen Sphäre zu erklären?* Wir kennen sie ja auch bei
Hirntumoren, aber beim subduralen Hämatom ist sie ungleich häufiger
zu beobachten. Die Erklärung ist relativ leicht bei Fällen mit *beidseitigen*
Hämatomen, die ja nicht selten sind. In anderen Fällen soll eine *Hirnschwellung
der Gegenseite* der Grund sein (Fälle von CUSHING-BOSTROEM-SPATZ). In vielen
Fällen wird es sich aber um eine *Kompression des gegen den freien Tentoriumrand der Gegenseite gedrängten kontralateralen Hirnschenkels* handeln. Beim subduralen Hämatom wird ja viel mehr als bei einem Tumor die ganze Hemisphäre
nach der Gegenseite hin verdrängt.

Auch beim *akuten* Hämatom sehen wir derartige zu Täuschungen Anlaß
gebende homolaterale Paresen und Zeichen. KENNEDY und WORTIS berichten
von ihren 72 akuten Hämatomfällen, daß sich bei 50 (also auch bei $^2/_3$) lokale
Zeichen im Sinn einer Hemiparese oder einer Hemiplegie fanden. Bei 20 wurde
die Läsion auf der der motorischen Schwäche entgegengesetzten Seite festgestellt,
bei 20 anderen auf derselben Seite, bei 10 wurden beidseitige subdurale Hämatome gefunden. 14 weitere Kranke zeigten allgemeine Schwäche, 4 allgemeine
Spastizität, und nur bei 4 bestand weder eine Parese noch eine Paralyse.

Auf Grund solcher zu Täuschungen Anlaß gebenden Befunde, die zudem
oft ein flüchtiges und wechselndes Verhalten aufweisen, ist eine Seitendiagnose
des Hämatoms klinisch nie mit Sicherheit zu stellen. Die Hemiparesezeichen
sind noch unsicherer als die Pupillenveränderungen. Findet man eine erweiterte
Pupille auf einer Seite und eine Hemiparese auf der anderen, so steigt allerdings
die Wahrscheinlichkeit, daß das Hämatom auf der Seite der dilatierten Pupille
sitzt, und man ist berechtigt, hier zuerst zu trepanieren. Nicht aber ist man
damit von der Vornahme einer *beidseitigen Trepanation* enthoben.

Störungen der Oberflächen- wie der Tiefensensibilität sind viel seltener als
die eben besprochen Veränderungen der motorischen Sphäre. JELSMA gibt ihre
Häufigkeit mit 12,5% an. Wir fanden derartige Symptome, subjektiver oder
objektiver Art, ebenfalls nur bei einigen wenigen Kranken (so z. B. in Fall 8,
hier leichte rechtsseitige Hypästhesie bei linksseitigem Hämatom).

Häufiger kommen **aphasische Störungen** vor. Sie werden im Schrifttum weniger erwähnt; wir fanden sie in unserem Krankengut mehr oder weniger ausgesprochen aber doch bei 9 Kranken, also *bei mehr als* $^1/_4$. Zumeist handelt es sich um gemischt motorisch-sensorische Aphasien. Reine Dysarthrien oder reine Wortfindungsschwierigkeiten kommen jedoch auch vor. Solche Störungen können mit Schreib- und Lesestörungen vergesellschaftet sein. Aber auch diese aphasischen Symptome sind für eine Seitendiagnose nicht sicher verwertbar. Dieselbe Erfahrung machten Kennedy und Wortis bei akuten Hämatomen. Von 44 auf Aphasie untersuchten Fällen zeigten diese 6, und zwar 3 in Verbindung mit rechtsseitigen Hämatomen, weitere 3 in Verbindung mit linksseitigen.

Gesichtsfeldausfälle sind recht selten. In unserem Krankengut war einmal eine linksseitige Hemianopsie festzustellen (Fall 2), einmal ein konzentrisch eingeengtes Gesichtsfeld. Gardner berichtete, daß 2 seiner 22 Kranken einen homolateralen homonymen Gesichtsfelddefekt aufwiesen, nach seiner Ansicht bedingt durch Dislokation des Gehirns mit resultierender Kompression des Corpus geniculatum laterale gegen die Incisura tentorii. Dandy sah bilaterale Blindheit bei einem posttraumatischen Hämatom in der Sella turcica.

Cerebelläre Zeichen sind etwas häufiger. Jelsma stellte einen *Nystagmus* in 11% fest, McKenzie in 0%, Rand in 14% und Sachs und Furlow in 18%. Wir fanden in 4 Fällen, also bei $^1/_8$, Nystagmus, horizontalen oder rotatorischen Charakters. Andere Kleinhirnzeichen sind ebenfalls festzustellen, so gar nicht selten *Gangstörungen*. Sind sie mit weiteren cerebellären Symptomen verbunden, mit Nackenstarre, Adiadochokinese oder Dysmetrie, so kann bei der meist kurzen Vorgeschichte und der oft vorhandenen Armut an lokalen Symptomen der Verdacht auf eine Kleinhirnaffektion erweckt werden (u. a. auch bei unserem anhangsweise erwähnten Fall 34). Ausgeprägt sind diese Kleinhirnsymptome aber meist nicht. Oft haben die Kranken die letzte Zeit im Bett zugebracht; man weiß dann nicht, ob die vorhandenen Störungen im Gehen und in der Balance und die anderen cerebellären Symptome wirklich echte Krankheitszeichen darstellen oder mehr auf Inaktivität zurückzuführen sind. Oft sind sie Ausdruck der allgemeinen Hirndrucksteigerung. Sie können zum Teil wohl auch auf der durch das Hämatom bedingten Kompression des Stirnlappens bzw. der Stirnlappen beruhen. Ähnliche Störungen sehen wir auch bei Stirnhirngeschwülsten. Fassen wir alle Kleinhirnsymptome zusammen, Nackenstarre (die streng genommen mehr Ausdruck allgemeiner Drucksteigerung ist), Nystagmus, Gang- und Balancestörungen, Dysmetrie usw., so kommen wir bei unserem Krankengut immerhin auf einen *Prozentsatz von 50* (16 von 32 Kranken).

Wir haben bei der Besprechung der umschriebenen subduralen Hämatome auf die *Möglichkeit eines cerebellären subduralen Hämatoms* hingewiesen und auch den Sachsschen, von Peet mitgeteilten derartigen Fall erwähnt. Hier hatten klare, auf eine Kleinhirngeschwulst hindeutende Symptome vorgelegen, bei der Operation fand sich ein suboccipitales Hämatom. Man wird also auch an eine solche Möglichkeit zu denken haben.

Grundsätzlich das gleiche gilt von *anderen*, fast pathognomonisch zu wertenden *Symptomen*. So sahen wir bei einem unserer Kranken (Fall 25) eine posttraumatische **Polydipsie** und **Polyurie**. Die Operation deckte ein subdurales

Hämatom auf, das am tiefsten über dem Frontallappen entwickelt war. Sicherlich hatte es zu einer Druckschädigung des Zwischenhirns Anlaß gegeben.

Puls und Temperatur sind in manchen Fällen gegenüber der Norm verändert. Von JELSMAs Kranken zeigten 18,6% eine Pulszahl unter 60, 9% über 100. Wir fanden in 5 Fällen von 32, also bei *etwa* $^1/_6$, einen deutlich ausgeprägten *Druckpuls* unter 60. Er ist als Ausdruck allgemeiner Drucksteigerung bei einem akuten wie bei dem Endstadium eines chronischen Hämatoms nichts Seltenes. — Die Temperaturkurve kann etwas unruhig verlaufen, auch subfebrile Werte erreichen. Hohes Fieber ist wohl meist ein Zeichen irgendwelcher Komplikationen (Bronchopneumonie u. dgl.).

Die **Atmung** war bei 4 unserer Kranken, also bei $^1/_8$, gestört. Es handelte sich dann um eine tiefe, schnarchende Atmung oder um eine solche von CHEYNE-STOKESschem Typ. Sie ist bei ganz akuten Blutungen und im Endstadium chronischer Hämatome vorhanden und stets ein ernst zu bewertendes, weil beginnende allgemeine Lähmung andeutendes Zeichen.

Wie oft finden sich bei einem traumatisch bedingten subduralen Hämatom **primäre Bewußtseinsverluste** und andere objektiv nachweisbare Zeichen, besonders **Verletzungen des knöchernen Schädels und des Gehirns?** Wir müssen hier zwischen den akuten und chronischen Blutungen unterscheiden. Wie wir schon in früheren Kapiteln ausführten, findet man bei der akuten Subduralblutung in einem recht hohen Prozentsatz komplizierende Schädel- und Gehirnläsionen mit Bewußtseinsverlust, ganz im Gegensatz zum chronischen Hämatom, das, wenn traumatisch, oft durch Bagatelltraumen bedingt wurde. In unserem Krankengut (23 traumatische Hämatome) konnten *bei 4 Fällen röntgenologisch Frakturen des Schädels nachgewiesen werden:* 3 von ihnen betrafen akute Blutungen, 1 ein subakutes Hämatom. *In 5 weiteren Fällen ließen sich die röntgenologischen Zeichen eines vermehrten Hirndrucks feststellen* (Suturdiastasen, Entkalkungen besonders an der Schädelbasis usw.). Unter 23 eindeutig traumatisch bedingten Hämatomen hatte der Unfall *eine momentane oder länger dauernde Bewußtlosigkeit im ganzen bei 10 Fällen* hervorgerufen (bei 3 akuten Hämatomen 2mal, bei 3 subakuten 1mal und bei 17 chronischen 7mal). *Das chronische traumatische Hämatom wird also nach unseren Erfahrungen zu etwa 60% durch ein kommotionsloses Trauma hervorgerufen, das keine röntgenologisch nachweisbaren (oder mehr nachweisbaren) Schädigungen des knöchernen Schädels bedingte.* JELSMA konnte bei seinen gesammelten 44 Fällen nur in 4,5% Angaben über sichtbare Frakturen finden. Natürlich hängt ein solcher Prozentsatz sehr von der Art und Weise der röntgenologischen Untersuchung ab. Ein in der Schädeldiagnostik geübter Röntgenologe wird oft positive Befunde erheben können, wo anfangs angeblich negative vorlagen.

Auf die *Liquorbefunde* gehen wir hier nicht ein; diese Frage möge bei der Besprechung der Diagnose behandelt werden. Nur sei schon hier gesagt, daß man überwiegend und besonders beim chronischen Hämatom einen klaren, nicht blutigen Liquor findet.

Wenn wir aus dieser Aufzählung von zu findenden Symptomen eine Schlußfolgerung ziehen wollen, so können wir auf das anfangs Gesagte zurückkommen. *Es gibt in der Hirnpathologie keine Affektion, die mit solch bizarren, wechselnden klinischen Bildern und Einzelsymptomen einhergeht wie die subdurale Blutung.* Es gilt das ebenso für das akute wie für das chronische Hämatom. ABBOTT hat Recht, wenn er von einem „veritable hodge-podge" spricht. Dennoch wird derjenige, der einige Erfahrungen in dieser Hinsicht besitzt, das Vorliegen eines subduralen Hämatoms aus verschiedenen Eigenarten seiner Symptomatologie vermuten können; *sichergestellt* aber wird es immer erst durch die Trepanation. Kurz zusammengefaßt kennzeichnen das chronische Hämatom das in vielen Fällen nachzuweisende *Kopftrauma* und das an dieses sich anschließende unregelmäßig lange, meist aber Wochen oder Monate betragende *freie Intervall*. Einmal vorhanden, schreiten die Symptome in der Mehrzahl fort, oft schubweise, mit Einschaltung immer kürzer werdender Remissionen. Die Dauer des eigentlichen Krankheitszustandes kann verschieden lang sein, in einigen Fällen Tage, in anderen Monate betragen. Sind ernstere Symptome einmal vorhanden, so ist die Prognose *ohne* operative Behandlung eine schlechte: die Entwicklung führt fast immer zum tödlichen Ausgang. Die einzelnen Symptome selbst können, wie ausgeführt, außerordentlich verschiedenartig sein. Am regelmäßigsten finden sich *Kopfschmerzen*, recht oft in Form von Anfällen. Sehr charakteristisch sind die schon bald sich bemerkbar machende leichte *Benommenheit* und *Abstumpfung*, die mit tiefergehenden *Änderungen der Persönlichkeit* verbunden sein können; am Ende dieses Syndroms steht das *Koma*. Die Regellosigkeit der Entwicklung dieser Symptome und die ihrer Verknüpfung mit verschiedensten anderen lokalen Zeichen, das Auf und Ab aller Erscheinungen, das ist das Kennzeichnendste.

d) Besondere Formen (Nichttraumatische Blutungen, „Formes frustes", akute Blutungen, subdurales Hygrom).

Wir sagten schon, daß es aus dem klinischen Verlauf heraus *kaum möglich* ist, *nichttraumatisch bedingte Hämatome von echt traumatisch ausgelösten zu unterscheiden*. Bei nichttraumatischen Blutungen kann die ganze Entwicklung oft eine noch schleichendere sein als bei traumatischen. Im allgemeinen aber ist nur zu sagen, in dem Fall ist kein Trauma nachzuweisen, ohne daß man damit das Recht hat, einen solchen Fall mit Sicherheit als nichttraumatisch zu klassifizieren. Dieses kann man auch nach erfolgter Operation oder Autopsie oft nicht, wir sprachen hierüber bereits ausführlich (s. Ätiologie).

Ob es „*Formes frustes*" gibt, wie ALAJOUANINE, TH. DE MARTEL, THUREL und GUILLAUME auf Grund einer Beobachtung glauben, bleibe dahingestellt.

Diese Autoren sahen bei einem Schädelverletzten nach einem freien Intervall von 6 Wochen die Entwicklung einer rechtsseitigen Hemiparese innerhalb zweier Tage. Einen Monat später war alles wieder zur Ordnung zurückgekehrt. Durch die Encephalographie ließ sich jedoch ein subdurales Hämatom feststellen, das dann operiert und geheilt wurde.

Wir glauben, daß diese spontane Remission von einem Monat nichts hinsichtlich der weiteren Entwicklung aussagt. Sehr wohl hätten bald wieder Symptome einsetzen können, die dann durch ihre progrediente Form eindrücklich das Vorliegen eines raumbeschränkenden Prozesses manifestiert haben würden.

Wir haben im Vorhergehenden keine besondere Unterscheidung zwischen akuten und chronischen Hämatomen vorgenommen, nur an verschiedenen Stellen auf Besonderheiten in der Symptomatologie der *akuten Blutung* hingewiesen. Ihr fehlt, wenn die Beschwerden ganz akut, nach dem Trauma einsetzen, das freie Intervall. Setzen sie etwas später ein oder ist die Blutung eine subakute (vom 11.—30. Tag nach dem Trauma), so kann das Intervall verschieden lang sein, immer aber, wie auch beim chronischen Hämatom, können sich die Symptome in unmittelbarem Anschluß an das Trauma entwickeln. Klassifikationen sind hier keine scharfen Trennungslinien. Auch beim ganz akuten Hämatom kann eine recht verschiedenartige Sammlung von Einzelsymptomen vorliegen und die Erkennung kann infolge komplizierender Gehirnverletzungen noch schwieriger werden; es wird davon noch im Kapitel „Diagnose" zu sprechen sein. Im großen ganzen finden wir auch bei akuten Hämatomen die besprochene, kennzeichnende Unregelmäßigkeit und Inkongruenz der Symptome.

Zum Schluß sei noch auf etwaige Besonderheiten in der Symptomatologie des *chronischen subduralen Hygroms und der Meningitis serosa* hingewiesen. Wir haben hinsichtlich unserer Fälle keinen Unterschied zwischen Hämatom und Hygrom gemacht, wie das auch in der Literatur meist nicht geschieht. Das Wesen beider Prozesse ist wohl kaum ein grundsätzlich verschiedenes. DANDY trennt allerdings das „Hydrom" vom Hämatom, wenngleich auch er es als dem Hämatom sehr ähnlich bezeichnet. Nach ihm sind vor allem Traumen und extradurale (gewöhnlich mastoide) Infektionen die Ursache. Das einzige hervortretende und charakteristische Symptom bei der akuten und bei der frühen chronischen Form des subduralen Hydroms seien Kopfschmerzen, die gewöhnlich scharf halbseitig auf die befallene Seite lokalisiert würden. Doch sollen Kopfschmerzen auch auf der Gegenseite und im Hinterkopf auf beiden Seiten bestehen können. Andere lokal-neurologische Zeichen fehlten, im übrigen seien die gewöhnlichen Zeichen von Hirndruck vorhanden (Stauungspapille, Erbrechen, Schwindel, Doppelsehen, Bradykardie, Verlust des Sehvermögens). Sehr charakteristisch sei der Verlauf der Temperaturkurve. Wochen oder auch Monate bestehe meist eine kleine tägliche Temperaturerhöhung, ähnlich wie bei Hirnabscessen oder bei der Resorption von Blut. Eine ziemlich hohe Leukocytose (15000—20000) sei nicht selten.

Bei einem Fall von subduralem Hygrom unserer Serie, einem 8jährigen Mädchen, waren außer Kopfschmerzen und Erbrechen auch deutliche Sinnesveränderungen festzustellen (s. Fall 7).

Weitere Erfahrungen hinsichtlich symptomatologischer Besonderheiten des subduralen Hygroms wären wohl noch zu sammeln.

XI. Die Diagnostik und Differentialdiagnose des subduralen Hämatoms.

Die Diagnostik subduraler Blutungen baut sich in erster Linie auf deren klinischen Symptomen auf. Bei der so besonders reichen Mannigfaltigkeit und Variabilität dieser klinisch-neurologischen Zeichen wird jedoch eine rein *neurologische Diagnostik* selten ausreichen; im Gegenteil, sie würde in vielen Fällen zu verhängnisvollen Trugschlüssen kommen. Hier ist uns die Röntgenologie eine große Hilfe, viel weniger allerdings die Schädelröntgenologie als die moderne *Hirnröntgenologie* in Form der Ventrikulo- bzw. Encephalographie und Arteriographie. Doch auch sie kann uns das Letzte nicht aussagen, die Differentialdiagnose zwischen einem Hämatom und einem andersartigen raumbeschränkenden Prozeß im Schädelinnern — wenigstens im allgemeinen — nicht stellen. Die exakte und endgültige Diagnose liefert uns erst der *autoptisch-operative Befund.* Es ist besonders günstig, daß diese autoptische Sicherstellung in der Mehrzahl der Fälle mittels eines sehr geringfügigen operativen Eingriffs, einer Probebohrung des knöchernen Schädels, ausgeführt werden kann, und weiter, daß wir die immerhin nicht risikolose röntgen-diagnostische Methode oft nicht benötigen. Wir sind hinsichtlich des Subduralhämatoms also weit besser gestellt als bezüglich der großen Mehrzahl anderer raumbeschränkender intrakranieller Läsionen, vor allem der Hirngeschwülste.

a) Klinische Diagnostik und Differentialdiagnose.

Wenn wir zuerst über die *klinische Diagnostik und Differentialdiagnose* sprechen wollen, so müssen wir hier eine mehr gesonderte Behandlung *chronischer* und *akuter* subduraler Blutungen durchführen, gesonderter als es bei Besprechung der Symptomatologie notwendig war. Weniger zu trennen sind traumatische von nichttraumatischen chronischen Blutungen. Über die Diagnostik der Blutungen bei Säuglingen und Kleinkindern (soweit sie nicht durch von außen stammende traumatische Ursachen bedingt sind) werden wir in Zusammenhang mit den anderen pathogenetischen und symptomatologischen Besonderheiten dieser Gruppe in einem eigenen Kapitel berichten.

1. Chronisches Hämatom. Das *chronische subdurale Hämatom* ist klinisch besonders bemerkenswert durch das bei *traumatischen* Fällen vorhandene *freie Intervall*. Eine Vorgeschichte, in der verläßliche Angaben über ein *Trauma* gemacht werden, muß immer den Verdacht auf eine Subduralblutung erwecken. Allerdings, es ist das ja allbekannt, können wir nicht jedes Trauma werten. Das Kausalitätsbedürfnis ist bei vielen Menschen so groß, daß wir auch bei Tumorkranken usw. von irgendwelchen Unfällen, die den Kopf betroffen haben, hören. Auf der anderen Seite erfahren wir bei einem wirklichen traumatischen Subduralhämatom wohl nie in 100% von dem für den ganzen Prozeß verantwortlich zu machenden Unfall, ganz abgesehen davon, daß bei einer ganzen Anzahl von Kranken erst *nach der Operation*, oft erst im vorgeschrittenen Rekonvaleszenzstadium, die Erinnerung an den oft sehr geringfügigen früheren Kopfunfall wiederkehrt, der ihnen mit dem Eintritt der eigenartigen geistigen und Gedächtnisstörungen entschwunden war. Also *auch ohne Trauma in der Vorgeschichte ist an die Möglichkeit eines Hämatoms unter der Dura zu denken*, ganz gleich, ob letzteres vielleicht später noch ursächlich aufgeklärt werden kann oder nicht. Findet man kein Trauma in der Anamnese, so ist nach unseren Erfahrungen im allgemeinen wenig mehr in kausaler Hinsicht herauszubringen. Nur bei 2 von unseren 32 Kranken, die chronische Alkoholiker waren, hätte man auf Grund des Alkoholgenusses an eine subdurale Blutung denken können, und bei dem einen (Fall 3) geschah dies auch. Von der sehr großen Wahrscheinlichkeit, daß der Alkohol nur ein prädisponierendes Moment darstellt und daß auch diese Fälle, wie manche anderen traumatisch nicht sichergestellten, wirkliche *traumatische* Hämatome sind, sprachen wir oben. Das Intervall beträgt, wenn vorhanden, *meist Wochen bis Monate*, gelegentlich Jahre! Ein Einsetzen der Symptome *gleich nach dem Unfall* kommt aber auch vor.

Mit und ohne Intervall ist es dann *das gesamte klinische Bild mit seinen oft periodischen, mit Remissionen einhergehenden Erscheinungen und mit seinen so bizarren Einzelsymptomen und Zeichen*, das den Verdacht auf das Vorliegen einer Subduralblutung stärker werden läßt. Anfallsweise *Kopfschmerzen*, mit ihnen oft *Erbrechen*, dann die Entwicklung *eigenartiger geistiger und psychischer Störungen*, eine *zunehmende Schläfrigkeit und Benommenheit*, oft unterbrochen durch Perioden ganz erstaunlich klaren Bewußtseins und guten Befindens, schließlich das *Koma*, sie kennzeichnen ein Subduralhämatom sehr. Die Verdachtsdiagnose eines solchen wird naturgemäß um so häufiger und sicherer gestellt werden, je größere Erfahrung zu Gebote steht. Doch kann das klinische Bild so vielgestaltig und auf andere Prozesse hinweisend sein, daß auch dem Erfahrensten Fehldiagnosen und Überraschungen unterlaufen. Es ist das in praxi gar nicht selten.

Wir brauchen an dieser Stelle auf den Wert der einzelnen Symptome nicht eingehen, haben wir dies doch anläßlich der Besprechung der Symptomatologie bereits in ausreichendem Umfang getan. Man darf *nie ein einziges Symptom überbewerten*, wenngleich stark abweichende und aus dem Rahmen fallende Einzelbefunde auf eine besondere, atypische Lage eines Hämatoms hinweisen können. Hypothalamische Zeichen z. B. oder ganz ausgesprochene cerebelläre Symptome vermögen in derartigen Fällen wegweisend zu sein.

Eine schwierige Aufgabe liegt oft vor bei der Bestimmung der *Seite der Läsion*, mag letztere nun geklärt sein oder nicht. Die Täuschungen, die in dieser Hinsicht vorkommen, sind an Zahl kaum geringer als die Fehldiagnosen im allgemeinen. Fast alle Einzelbefunde können zu Irrtümern Anlaß geben: Hemiparesen, Aphasien, Facialislähmungen und nicht zuletzt das von vielen als so sicher bezeichnete Symptom der erweiterten, starren Pupille. Derjenige, der auf Grund angeblich sicherer, ja übereinstimmender derartiger Befunde operieren würde und es unterließe, bei einem dennoch negativen Befund auch die andere Seite zu explorieren, könnte die schwersten Nackenschläge erleben. Ja, dies ist sogar der Fall, wenn man das Hämatom auf der diagnostizierten Seite vorfindet: auch in diesem Fall kann ein Hämatom auf der Gegenseite sitzen und unter Umständen, unentdeckt, einen ungünstigen Ausgang bedingen.

Unter 22 Fällen GARDNERs stimmte die rein neurologische Seitenbestimmung des Sitzes der Läsion nur bei 8. Bei 5 weiteren Fällen waren keine lokalisierenden Zeichen vorhanden. Wieder bei 5 wiesen die neurologischen Befunde auf die falsche Seite, und bei 4 Kranken mit einseitigen Läsionen zeigten die neurologischen Zeichen eine beidseitige Schädigung an.

Die häufigsten Fehldiagnosen sind der Hirntumor und der Hirnabsceß. Aber auch alle möglichen anderen cerebralen und nichtcerebralen Erkrankungen können diagnostiziert werden, wo es sich tatsächlich um eine subdurale Blutung handelt. In unserem Krankengut (32 Fälle) wurde bei 16 Kranken, also *bei genau der Hälfte, die klinische Diagnose auf subdurales Hämatom gestellt*; in 6 Fällen von diesen 16 wurde daneben auch an andere Läsionen (Tumor oder Absceß) gedacht. Nicht oder aber falsch wurde die Diagnose bei der anderen Hälfte der Fälle gestellt.

Bei 12 von diesen Fällen dachte man an einen Tumor, meist an ein Gliom, vor allem des Frontallappens, aber auch des Hirnstamms (Fall 6), des Kleinhirns (Fall 14), an ein Pinealom (Fall 21), an einen Tumor des 3. Ventrikels (Fall 28), an einen 4. Ventrikeltumor (Fall 29) oder auch bei den beiden letzten Fällen, 28 und 29, an ein Kleinhirnangiom, schließlich, bei Fall 30, an ein parasagittales Meningeom. Von den übrigbleibenden 4 Fällen schien einer (Fall 1) auf einen Schläfenlappenabsceß hinzuweisen; ein anderer (Fall 20) ließ klinisch an ein chromophobes Hypophysenadenom, möglicherweise ein intraselläres Carotisaneurysma mit Subarachnoidalblutung denken, tatsächlich bestand hier neben der (traumatischen) subduralen Blutung auch ein Hypophysentumor; bei zwei weiteren Fällen wurde keine besondere klinische Diagnose gestellt.

Die Verwechslung eines Subduralhämatoms mit einem *Gehirntumor* ist also leicht möglich. Besonders wenn kein Trauma in der Vorgeschichte erhebbar ist und die beschriebenen geistigen Störungen stark im Vordergrund stehen, kann rein klinisch die Stellung einer sicheren Diagnose unmöglich werden. Wir können hinzufügen, daß auch ventrikulographisch das Bild eines Frontallappen- oder eines anderen Tumors so deutlich werden kann, daß erst die Operation (falls keine Probebohrung gemacht bzw. durch sie keine Klarheit erreicht wurde) den wahren Sachverhalt klarlegt. Auch beim Hirntumor kennen wir akute Verschlimmerungen des Krankheitsbildes: man denke an Blutungen in Gliome. Es kann dann sehr wohl der ganze Zustand (Hemiplegie, Aphasie, Koma) einem solchen gleichen, wie er beim subduralen Hämatom zu beobachten ist. Stauungspapillen sprechen dann mehr für Tumor; doch ist das kein sicheres Zeichen. Sie können beim Hämatom vorhanden sein und andererseits beim Tumor fehlen.

An einen *Gehirnabsceß* wird differentialdiagnostisch weniger zu denken sein als an einen Tumor. Bestehen hohe Temperaturen und sind primäre Infektions- herde im Körper nachweisbar, so kommt ein Hämatom weniger in Frage; auch eine hohe Leukocytose im Blut spricht gegen Blutung. Bei nicht erkennbarem Primärherd aber, bei subfebrilen Temperaturzacken und einer Bradykardie, die ja beide auch beim Hämatom vorkommen können, ist eine Unterscheidung gelegentlich recht schwierig.

In neurochirurgischen Kliniken wird man an eine *„posttraumatische Neurose“* immer zuletzt denken, nach Ausschluß anderer Möglichkeiten. In nicht chirur- gisch eingestellten Anstalten und in der allgemeinen Praxis wird diese Fehl- diagnose öfter gestellt. DANDY sagt sicher mit Recht, daß unfraglich viele Kranke, ohne operiert zu werden, sterben, weil sie für posttraumatische Psycho- neurotiker gehalten werden. Sind Zeichen gesteigerten Hirndrucks (Stauungs- papillen, Druckpuls usw.) vorhanden, so sollte auch beim Fehlen irgendwelcher lokaler Zeichen diese Diagnose unmöglich sein. Allerdings, auch eine Stauungs- papille kann fehlen und sie fehlt sogar recht oft.

DANDY unterscheidet vom subduralen Hämatom das *subdurale „Hydrom“*. Bei diesem sollen die Kopfschmerzen das einzige charakteristische Symptom darstellen, sie würden scharf halbseitig auf die befallene Seite lokalisiert. Differentialdiagnostisch sei gegenüber dem Hämatom eine meist zu findende kleine tägliche Temperaturerhöhung wichtig, ferner eine ziemlich hohe Leuko- cytose des Blutes (15000—20000). Selbst wenn man, wie DANDY, einen Unter- schied zwischen Hämatom und Hygrom macht, so dürfte diese „Fehl“diagnose nicht viel bedeuten: die Behandlung ist beim Hygrom die gleiche wie beim Hämatom.

Die sog. *Meningitis serosa* (QUINCKE) ist, wie PETTE sagt, ein „Sammel- topf“ mannigfachster ätiologisch unklarer Formen von Meningitis geworden. „Meningopathien nach Trauma“, arachnitische Prozesse, meningeale Symptome bei allgemeinen Infekten oder bei Entzündungen der Nachbarschaft, sie alle wurden als seröse Meningitiden bezeichnet. DANDY lehnt den Begriff ebenfalls ab. Nach ihm sollte er nur dann gebraucht werden, wenn tatsächlich eine ver- mehrte Flüssigkeitsmenge im Subarachnoidalraum vorhanden sei. Hierzu müsse man das Bestehen vermehrten Hirndrucks festgestellt haben und weiter wissen, daß keine Ventrikeldeformierung bestehe. Diese seien manchmal erweitert. — Im allgemeinen wird man gut tun, die Diagnose einer „serösen Meningitis“ wirklich nur ganz ausnahmsweise zu stellen.

Eine *Leptomeningitis* ist gewöhnlich von einem subduralen Hämatom gut zu unterscheiden. Die Nackenstarre eines Hämatoms ist selten so ausgeprägt wie bei einer Leptomeningitis, die Temperatur ist bei letzterer meist eine hohe, oft sind Schüttelfröste vorhanden gewesen. Klar abgegrenzt wird aber die Meningitis vom subduralen Hämatom durch den Liquorbefund (auf den wir im einzelnen noch nachher zu sprechen kommen): bei der Meningitis ist immer eine deutliche Pleocytose mit starker Leukocytose und Bakterien festzustellen, ganz im Gegensatz zum Hämatom mit seinem zellarmem Liquor.

Auch eine *Sinusthrombose* wird meist zu unterscheiden sein. Bei ihr sind primäre Krankheitsprozesse vorhanden, wie Eiterungen des Mittelohrs oder der Nasennebenhöhlen. Das septische Fieber, die Schüttelfröste, metastatische Eiterherde an anderen Stellen des Körpers, vor allem der Nachweis von Eitererregern im Blut grenzen, wie auch Pette ausgeführt hat, die Sinusthrombose wohl hinreichend vom Hämatom ab.

Früher sind viele Hämatome fälschlich für *progressive Paralysen* gehalten worden. Ja, man war der Meinung, daß diese Erkrankung eine „Pachymeningitis haemorrhagica interna" nicht nur begünstige, sondern hervorriefe. Wir sind auf diese Frage bereits früher eingegangen. Heute können wir eine Paralyse vor allem durch die Liquor- und Blutuntersuchung hinlänglich von einer Subduralblutung unterscheiden, auch oder gerade gegenüber Hämatomfällen, die stark psychotische und tatsächlich paralyseverdächtige Symptome aufweisen. Allerdings, eine subdurale Blutung ist auch bei einer Paralyse möglich! Diese Kranken sind durch ihren Zustand Traumen noch mehr ausgesetzt als normale Personen, und auch ohne Traumen scheinen bei ihnen Blutungen unter der Durainnenfläche vorzukommen. Bei Auftreten irgendwelcher lokaler cerebraler Zeichen wird man daher im Zweifelsfall an eine Blutung zu denken und dementsprechend zu handeln haben.

Andere cerebrale Prozesse, insbesondere eine *Gehirnblutung* oder eine *Encephalomalacie auf arteriosklerotischer Basis*, können im Anfangsstadium oft kaum von einer subduralen Blutung unterscheidbar sein. Die Vorgeschichte (Trauma!) wird nicht immer die Sachlage klären, erst die weitere genaue Beobachtung ist dazu imstande. Wie Pette ausführte, sind schwerere Allgemeinerscheinungen wie Kopfschmerzen und Stauungspapille der echten Hirnblutung im allgemeinen fremd. Während für diese der akute Beginn mit einer gewissen Neigung zu Rückbildung der Lähmungserscheinungen kennzeichnend ist, verläuft im Gegensatz hierzu die subdurale Blutung progredient. Ein deliröses Vorstadium mit allgemeiner motorischer Unruhe könne in gleicher Weise die Encephalomalacie, d. h. einen primär gefäßbedingten Prozeß, wie die subdurale Blutung kennzeichnen.

Es ist besonders daran zu denken, daß es außer gefäßbedingten, auf Arteriosklerose beruhenden Blutungen in die Gehirnsubstanz *auch solche auf eindeutig traumatischer Basis* gibt (u. a. Naffziger und Jones, Craig und Adson). Die Symptome sollen sich ziemlich plötzlich nach dem Trauma entwickeln. Es wird sich hier also mehr um die Differentialdiagnose gegenüber der *akuten* Subduralblutung handeln. Die chirurgische Behandlung derartiger intracerebraler Blutungen ist „relativ einfach und sehr befriedigend" (Naffziger).

Blutungen in den Subarachnoidalraum infolge *Trauma* sind in Verbindung mit anderen Verletzungen (des Gehirns, auch einer Subduralblutung) nichts

Seltenes; eine alleinige, auf den Subarachnoidalraum *beschränkte* traumatische Blutung kommt relativ selten vor. Sie wird dann recht bald Symptome verursachen. Die Lumbalpunktion, die allerdings mit Vorsicht auszuführen ist, wird derartige Fälle klären. Gehen die Symptome nach der Punktion oder nach wiederholten Punktionen bald zurück, so dürfte die Blutung als ausschließlich den Subarachnoidalraum betreffende gelten dürfen, wenigstens für praktische Zwecke, schreitet die weitere Entwicklung fort, so muß man stets an ernstere komplizierende Verletzungen denken, auch an die Subduralhämorrhagie.

Gelegentlich kann aber auch eine sog. *spontane Subarachnoidalblutung* zu differentialdiagnostischen Erwägungen führen. Wir wissen ja, daß ein chronisches Subduralhämatom ohne anamnestisch nachweisbares Trauma und dazu ziemlich akut auftreten kann. Die unter anderen von BRAMWELL 1886 klassisch beschriebene spontane Subarachnoidalblutung wird meist durch die Spontanruptur eines Blutgefäßes verursacht. EHRENBERG unterscheidet *primäre spontane* Subarachnoidalblutungen, die ganz unvorbereitet bei früher anscheinend Hirngesunden auftreten, und *sekundäre* Blutungen, wo während einer schon manifesten, das Gehirn oder seine Hüllen betreffenden Krankheit (bei basalem Aneurysma, bei Paralyse oder einer akuten Cerebrospinalmeningitis) die Blutung das Endstadium der Krankheit ausmacht bzw. als akzidentelle Erscheinung auftritt. Ein basales Aneurysma ist auch bei der primär spontanen Blutung recht oft nachzuweisen. Die *Symptome* derartiger Blutungen sind kennzeichnend. STRAUSS, GLOBUS und GINSBURG haben sie vor einigen Jahren auf Grund von Erfahrungen an 34 Fällen recht eingehend beschrieben: relativ kurze Prodromalperiode, in der Kopfschmerzen, Schwindel, Nausea, Nackenstarre die hervorstechendsten Symptome sind. Diese Periode wird gefolgt von abruptem und explosivem Einsetzen des aktiven Stadiums, das sich in heftigem Kopfschmerz, teilweise oder völligem Bewußtseinsverlust und gelegentlich in Konvulsionen äußert. Die Untersuchung ergibt dann Zeichen von meningealer Reizung und solche gesteigerten intrakraniellen Druckes, oft auch Lähmungen der äußeren Augenmuskeln. Entscheidend ist der Befund des Liquors: dieser ist gewöhnlich blutig, gelegentlich xanthochrom und selten klar. Der klinische Verlauf kann kurz sein, der Kranke erholt sich innerhalb einiger Tage; er kann aber auch stürmisch und protrahiert sein und sich über Wochen hinziehen. Während dieses Verlaufs ist die Entwicklung verschiedener neurologischer Zeichen möglich: intellektuelle und emotionelle Störungen, die unter Umständen sogar zu psychoseartigen Zuständen führen, weiter Stauungspapillen, stärkere meningeale Zeichen und Hirnnervenlähmungen. Temperaturerhöhungen, Leukocytose usw. können als allgemeine Symptome hinzutreten. Immer ist daran zu denken, daß die Blutung wiederkehren kann. Die Prognose ist meist ernst; doch kann man oft befriedigende Erholungen durch Lumbalpunktionen erreichen.

Wir haben das Bild der Subarachnoidalblutung hier etwas ausführlicher gezeichnet, weil es eine wohl umschriebene Krankheitseinheit bildet, die dem Neurochirurgen gar nicht selten entgegentritt, die aber dem allgemeinen Chirurgen meist weniger bekannt ist. Oft, wie schon gesagt, steckt hinter dem Ganzen ein basales Aneurysma, ein solches der Carotis selbst oder eines ihrer Äste (DANDY, OLIVECRONA, TÖNNIS u. a.). Meist wird man dann auch Lokalzeichen, die auf Druck zurückzuführen sind, finden. Schwere neuralgiforme

Schmerzen im 1. Trigeminusast, eine homolaterale Ophthalmoplegie, der Verlauf mit akuten Exacerbationen und nachfolgenden Remissionen stellen z. B. ein recht zutreffendes Syndrom von Aneurysmen des infraclinoidalen Teils der Arteria carotis dar (Sjöqvist).

Derartige Fälle können gelegentlich differentialdiagnostische Schwierigkeiten bereiten, und andererseits denkt man an sie (z. B. bei unserem Fall 20), wo es sich tatsächlich um ein echtes subdurales Hämatom handelt. Eine sorgfältige Erhebung der Vorgeschichte und die des gesamten Befundes, vor allem aber die *Lumbalpunktion* werden im allgemeinen eine Unterscheidung ermöglichen. Ist sie klinisch nicht möglich, so hilft die Arteriographie und, beim subduralen Hämatom, die Probebohrung weiter.

Beim Kinde ist der *Hydrocephalus internus* von einem Subduralhämatom abzugrenzen, wir werden darauf in einem besonderen Kapitel eingehen.

2. Akute Blutung. Müssen wir bei einem chronischen subduralen Hämatom mancherlei differentialdiagnostische Möglichkeiten erwägen, so haben wir es bei einer *akuten Blutung* in dieser Hinsicht leichter: alle mehr chronischen Erkrankungen fallen weg. Doch liegen die Schwierigkeiten auf anderem Gebiet: wir haben zu entscheiden, ob die Blutung intra- oder extracerebraler Natur ist und, falls letzteres, ob es sich um ein subdurales oder epidurales Hämatom handelt. Die Fragestellung erweitert sich aber bei akuten Schädeltraumen oft zu der, *inwieweit* eine etwa vorhandene Hämorrhagie in den Subduralraum Ursache der ganzen Erscheinungen ist.

Das *Epiduralhämatom* ist klinisch schon seit langem gut bekannt. Es ist besonders ausgezeichnet durch das kurze „freie Intervall", das meist Stunden beträgt, aber auch nur eine Viertelstunde oder noch kürzer dauern kann. Selten währt es länger als 24 Stunden (in 7% der Fälle), bei 36% aller Fälle fehlt es aber ganz (Custodis, bei Smidt). Es ist, wenn vorhanden, zweifellos von recht großer diagnostischer Bedeutung; manchmal wird man aber auch nicht wissen, ob ein derartiges Intervall vorgelegen hat oder nicht. In solchen Fällen und dort, wo es wirklich fehlt, kann die Unterscheidung gegenüber einer subduralen Blutung eine schwierige werden. Aber auch das subdurale Hämatom kann mit nur kurzem freien Intervall einhergehen. Auch ist es durchaus nicht *immer* so, daß beim extraduralen Hämatom im Gegensatz zum intraduralen das Krankheitsbild besonders in Hinsicht auf die Herdsymptome markanter hervortritt. Ein Druckpuls und andere markante Symptome können beim Subduralhämatom ebenso wie bei der Epiduralblutung bestehen.

Einer unserer Kranken mit akuter Blutung (Fall 9) war unmittelbar nach dem Trauma bewußtlos, cyanotisch, hatte allgemeine Krämpfe, Erbrechen und tiefe schnarchende Atmung. Es bestand ein ausgesprochener Druckpuls zwischen 40—50; die linke Pupille war weiter als die rechte. Bei der 3 Stunden nach der Verletzung ausgeführten Operation fand sich nach Eröffnung der Dura ein Mantelhämatom über der ganzen linken Hemisphäre.

Auch beim epiduralen Hämatom kann eine recht vielgestaltige und lokaldiagnostisch täuschende Symptomatologie bestehen. Ebenso wie bei der Subduralblutung ist z. B. eine Differenz in der Weite der Pupillen kein sicheres lokaldiagnostisches Zeichen. Foster Kennedy und Wortis sahen bei 17 Fällen epiduraler Blutung 11 mal eine erweiterte Pupille: 7 mal saß das Hämatom auf der korrespondierenden Seite, 4 mal auf der der erweiterten Pupille entgegengesetzten.

Es ist nach all dem nicht verwunderlich, daß auch beim epiduralen Hämatom Fehldiagnosen vorkommen. Von 17 Fällen KENNEDYs und WORTIS' wurden 10 als epidurale Blutung diagnostiziert, 2 als extracerebrales (epidurales oder subdurales) Hämatom, 3 als subdurales Hämatom, 2 wurden erst post mortem geklärt. Im allgemeinen wird man, falls nicht ganz klassische Symptome für das Vorhandensein eines Epiduralhämatoms sprechen, eher an das Subduralhämatom zu denken haben, das ja, wie man jetzt weiß, 4—5 mal so häufig vorkommt wie das epidurale.

Von der *Subarachnoidalblutung*, der spontanen wie der *traumatischen*, haben wir bereits bei der Differentialdiagnose des chronischen Hämatoms gesprochen. Hier kann die Lumbalpunktion von Wert sein.

Auch die *traumatische intracerebrale Blutung* haben wir schon erwähnt. Bei dieser und bei der spontanen Form sollen sich die Symptome meist recht schnell entwickeln, die Blutung wird in der Mehrzahl der Fälle von Attacken von Bewußtlosigkeit und von progressiver Lähmung begleitet (CRAIG und ADSON). NAFFZIGER sah bei seinen (Trauma-)Kranken keine Zeichen einer diffusen Kontusion des Gehirns; die Blutung war in allen seinen Fällen, traumatischen wie spontanen, posterotemporal bzw. posterooccipital lokalisiert. Nach diesem Autor muß man, falls Defekte in den Gesichtsfeldern und andere Zeichen auf temporo-occipitale Lokalisation hinweisen, die Möglichkeit solitärer intracerebraler Hämorrhagien erwägen.

Wir haben bislang von umschriebenen oder solitären Blutungen im Schädelinnern gesprochen, mögen sie nun intra- oder extracerebral liegen. Sehr oft aber tritt an uns die Frage heran: *Besteht überhaupt eine auf einen bestimmten Raum beschränkte Blutung bzw. besteht sie allein, oder wieweit hat sie an dem ganzen klinischen Bild Anteil?* Eine epidurale Blutung ist gelegentlich, bei gleichzeitigem Einriß der Dura, mit der Ansammlung von Blut im Subduralraum verbunden (Zwerchsackhämatom) und umgekehrt. KENNEDY und WORTIS heben mit Recht hervor, daß „Epiduralblutung" und „Blutung der Meningea media" keine synonymen Begriffe sind, obgleich sie gewöhnlich zusammen auftreten; die epidurale Hämorrhagie kann mitunter durch einen Einriß der venösen Sinus des Schädels zustande kommen. MUNRO zeigte, daß die epiduralen Gerinnsel fast immer mit irgendeinem Grad von Schädigung des unterliegenden Gehirns vergesellschaftet sind und daß diese Tatsache von hoher prognostischer Bedeutung ist. All dies gilt auch von der subduralen Blutung, sie kann mit einer epiduralen einhergehen oder auch mit einer subarachnoidalen, in welch letzterem Fall der Liquor blutig ist. Und weiter kann sie, gerade die akute Blutung im Gegensatz zum chronischen Hämatom, mit schwereren Verletzungen des knöchernen Schädels wie des Gehirngewebes selbst verbunden sein. Jeder Chirurg kennt diese ja fast alltäglich werdenden Fälle. Die Entscheidung, ob und wann therapeutisch-operativ eingegriffen werden soll, kann hier eine überaus schwierige sein. Sie hängt in hohem Maße von der Möglichkeit der Erkennung des Umfangs der Verletzung ab. Hat die Subdural- (oder die Epidural-)blutung den größten Anteil an dem Geschehen, so wird man mit ganz anderer Erfolgsaussicht eingreifen können wie bei Fällen, in denen die Hämorrhagie in den Subduralraum nur eine ziemlich unbedeutende Zugabe einer ausgedehnten Verletzung der Gehirnsubstanz selbst, mit unter Umständen Blutungen in die Ventrikel usw., darstellt. So schwierig es ist, hier allgemeinere Richtlinien für das therapeutische Vorgehen zu geben, so schwierig ist dies auch hinsichtlich der Diagnose. Jeder Fall stellt ein besonderes klinisches Problem dar. Der Allgemeinbefund wie das Vorhandensein lokaler Zeichen müssen gewertet werden. Besonders letztere sind von diagnostischer Bedeutung, weisen sie doch zumeist auf das Vorliegen eines mehr *lokalen Druckes* hin. Von Wichtigkeit ist auch der Befund des Liquors: eine *stark* blutige Cerebrospinalflüssigkeit wird zumeist eine schwerere Verletzung oder Quetschung des Gehirngewebes selbst anzeigen. Aber der Liquorbefund darf nicht, wie es oft geschieht, überbewertet werden. Auch beim mehr oder weniger solitären Epiduralhämatom kann man einen blutigen Liquor erhalten: von 15 Kranken KENNEDYs und WORTIS' hatten 11 einen blutigen Liquor; und von der akuten Subduralblutung schreiben diese Autoren auf Grund von Erfahrungen an 72 Fällen, daß die Spinalflüssigkeit „bei der Aufnahme gewöhnlich blutig ist, obgleich sie xanthochrom oder auch klar sein kann." Die Lumbalpunktion sei in diesen Fällen von keinem Wert hinsichtlich der eindeutigen *Diagnose* eines subduralen Hämatoms; sie solle aber ausgeführt werden, weil der Typ der Spinalflüssigkeit einen Anhalt für die *Prognose* eines gegebenen Falles von Kopftrauma abgebe und man manchmal durch sie auch *therapeutisch* einwirken könne. Sicher ist, daß auch die Lumbalpunktion nur einen Faktor hinsichtlich der Beurteilung der diagnostischen und sonstigen Verhältnisse bei akuten Schädeltraumen darstellen kann. Oft wird nur die Probebohrung, auf die kürzlich auch KIRSCHNER bezüglich dieser Fälle hingewiesen hat, Klarheit verschaffen.

Zur sog. Meningitis serosa nahmen wir bei der Besprechung der Differentialdiagnose des chronischen Hämatoms Stellung. Die akute Blutung ist bisweilen vom *akuten traumatischen Hirnödem* abzugrenzen. Ein solches bleibt entweder auf das Gehirngewebe selbst, vor allem die weiße Masse, beschränkt, oder aber es kann, bei gleichzeitigen Verletzungen der Rinde und der Hirnhäute, seinen Ausdruck in einer *Flüssigkeitsansammlung im Subduralraum* finden. Nach DANDY sind bei schweren Verletzungen manchmal enorme Flüssigkeitsmengen im Subduralraum zu finden. Infolge der gleichzeitigen Verletzung des Gehirns kann die Flüssigkeit mehr oder weniger blutig gefärbt sein. Häufig wird auch der Subarachnoidalraum erweitert. Die Symptome eines akuten Hirnödems ähneln meist denen, die eine Contusio cerebri verursacht. Eine stärkere Ansammlung von Flüssigkeit im Subduralraum wird entsprechende Drucksymptome bedingen, im Vordergrund steht aber meist die eigentliche Hirnverletzung. Nach der Entleerung der Flüssigkeit aus dem Subduralraum bleibt das Gehirn meist geschrumpft, und die Symptome ändern sich kaum (DANDY). Der Schritt zum späteren subduralen Hygrom ist, wenn keine oder nur eine teilweise Entleerung des Subduralraums stattgefunden hat, ein kleiner. Es wird oft recht schwierig sein, rein klinisch das akute traumatische Hirnödem von einer akuten Subduralblutung abzugrenzen. Die Liquoruntersuchung führt hier diagnostisch nicht weiter. In Zweifelsfällen bleibt nichts übrig, als die Probebohrung vorzunehmen, bei der man öfter das Vorhandensein sowohl eines (unter Umständen nur minimalen) subduralen Blutgerinnsels wie das einer nachquellenden mehr serösen Flüssigkeit feststellen können wird.

3. Wert der Liquoruntersuchung. Abschließend wäre noch der *Wert der Liquoruntersuchung für die Diagnose subduraler Blutungen* zu besprechen. Soweit die *akute* Blutung in Frage kommt, haben wir bereits das Wesentliche gesagt;

der Liquor kann bei allen möglichen Verletzungen des Schädelinnern mit Blut vermischt sein, das subdurale und sogar das epidurale Hämatom eingeschlossen. Ein *stark* blutiger Liquor wird allerdings mehr für eine in den Subarachnoidalraum infolge Verletzungen des Gehirns erfolgte Blutung sprechen, und andererseits schließt ein klarer Liquor eine solche schwerere Verletzung meist aus. Nicht immer, sie kann sehr wohl mehr das Innere des Gehirns betroffen haben, ohne daß das Blut dabei an die Oberfläche der Hemisphäre gelangt. Feststeht, daß bei einer akuten Subduralblutung der Liquor meist etwas blutig oder auch xanthochrom ist, er kann jedoch absolut klar sein. Eine diagnostische Entscheidung lediglich durch den Liquor ist nicht möglich, der ganze Zustand muß gewertet werden.

Beim typischen *chronischen* Hämatom ist die Sachlage weit eindeutiger. Zu allermeist ist hier *die Cerebrospinalflüssigkeit eine klare* und nicht blutige. Der Blutsack ist ja durch die Arachnoidea gegen den Subarachnoidalraum abgegrenzt. Mit fast völliger Sicherheit können wir daher ein chronisches Subduralhämatom von einer subarachnoidalen Blutung abgrenzen. Auch im übrigen ist der Liquor normal; nur selten ist eine, dann nur geringfügige, Pleocytose nachzuweisen. Nicht anders verhält es sich mit dem Eiweißgehalt; nur gelegentlich ist eine Vermehrung der Globuline vorhanden (BRODIE); auch die Kolloidproben fallen normal aus.

Gelegentlich kann jedoch eine *xanthochrome Verfärbung des Liquors* auch beim chronischen Subduralhämatom angetroffen werden (PUTNAM, KAPLAN, FLEMING und JONES, GARDNER, GRANT u. a.). Sie soll durch einen Pigmenttransport von der Hämatomflüssigkeit durch die Arachnoidea hindurch bedingt sein können, zumeist wird man aber wohl einen bei der Verletzung erfolgten Einriß auch der Arachnoidea vermuten dürfen.

Die Angaben über den *Liquordruck* beim Hämatom des Subduralraums sind uneinheitlicher. Oft ist er zweifellos nicht gesteigert. Ja, FISCHER und DE MORSIER betonen, daß der Druck trotz der Hirnkompression *niedrig* sei, dieses Symptom sei von kapitaler differentialdiagnostischer Bedeutung und habe noch nicht die gebührende Aufmerksamkeit gefunden. Auch GARDNER betont, daß, wenn man bei Zeichen gesteigerten intrakraniellen Druckes einen normalen Spinaldruck fände, immer an die Möglichkeit einer subduralen Blutung zu denken sei. Stimmt man mit der Anschauung überein, daß das Wachsen des Blutsacks zum großen Teil auf osmotisch-onkotische Austauschprozesse zu beziehen ist, so muß der normale oder gar herabgesetzte Liquordruck ebenfalls durchaus verständlich erscheinen. Doch ist der Liquordruck nicht immer normal. PUTNAM, COLEMAN und BAILEY sprechen von gewöhnlich gesteigertem Druck, GARDNER stellte bei 12 von 20 lumbalpunktierten Fällen traumatischen Subduralhämatoms einen normalen oder subnormalen Druck fest, bei 8 einen gesteigerten; GRANT fand nur bei 3 von 10 Fällen eine Steigerung. — In der *Mehrzahl der Fälle von chronischem Subduralhämatom* wird man wohl einen *normalen oder unternormalen Liquordruck* feststellen. Die Tatsache, daß er auch gesteigert sein kann, zeigt, daß die Druckmessung differentialdiagnostisch nicht so viel aussagt.

In unserem Stockholmer Krankengut fanden wir, soweit lumbalpunktiert wurde, bei akuten Hämatomen einen blutigen Liquor; bei chronischen war er fast immer klar, nur gelegentlich leicht xanthochrom verfärbt. Der Druck war selten gesteigert.

Sind beim chronischen Hämatom Stauungspapillen stärkeren Grades vorhanden, wie das gelegentlich der Fall ist, so muß die Vornahme einer Lumbalpunktion unbedingt unterbleiben. Es entspricht das ja bekannten neurochirurgischen Grundsätzen.

b) Röntgenologische Diagnostik.

Aus den bisherigen Ausführungen mag hervorgegangen sein, wie schwer in vielen Fällen, etwa der Hälfte aller, die Diagnose eines subduralen Hämatoms rein klinisch - neurologisch zu stellen ist. Oft können wir nur das Vorhandensein eines raumbeschränkenden

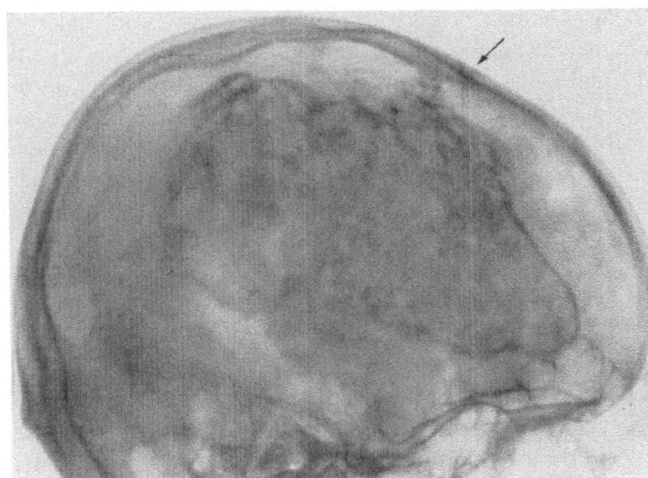

Abb. 21. Verkalktes subdurales Hämatom. 26 Jahre alter Mann mit beidseitiger Sehnervenatrophie nach Stauungspapille. Erblindung soll im 2. Lebensjahr nach einem Schädeltrauma unter starker Zunahme des Kopfumfanges aufgetreten sein. Scharfe, unregelmäßige Begrenzung der etwa die Hälfte der Schädelkalotte einnehmenden Schattenmasse. (Nach E. HERMAN, bei SCHÜLLER.)

Prozesses im Schädelinnern feststellen, ohne daß mehr als Vermutungen über die nähere Natur dieses Prozesses möglich sind. Rein klinisch ist ferner die Seitenbestimmung der Läsion, selbst wenn sie als subdurale Blutung diagnostiziert werden konnte, sehr unsicher. Wir brauchen also weitere diagnostische Hilfen. Sie werden einmal durch die Röntgenologie, dann aber durch die Probetrepanation geliefert.

1. **Schädelröntgenologie.** Die reine *Schädelröntgenologie* führt uns wenig weiter: besonders beim chronischen Subduralhämatom können wir, wie schon erwähnt, außer etwaigen Zeichen vermehrten Hirndrucks

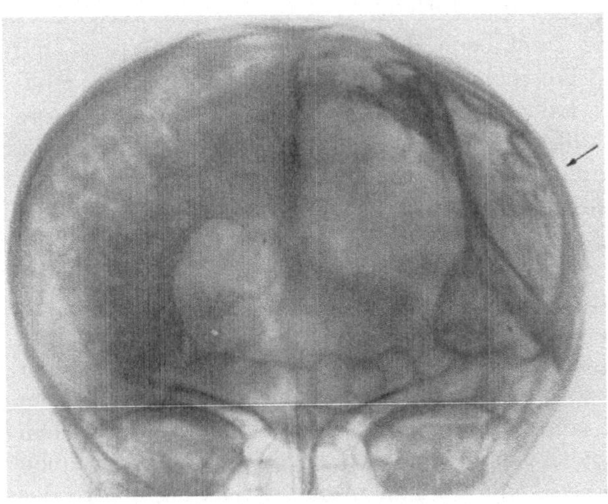

Abb. 22. Derselbe Fall wie in Abb. 21. Anteroposteriore Aufnahme. Die Schattenmasse liegt schalenförmig der Innenwand der linken Schädelhälfte an. Frontaler Durchmesser bis zu 3 cm. Das Innere der Knochenschale ausgefüllt von fleckigen und streifigen Schatten.

(Entkalkungen am Dorsum sellae und der Schädelbasis, Nahtsprengungen bei Kindern) nicht viel mehr feststellen. Bei allen unseren chronischen Hämatomen waren Frakturlinien nicht vorhanden, lediglich bei akuten und subakuten

Blutungen. Auch das Symptom der Corpus pineale-Verschiebung („pineal shift"
NAFFZIGERs) sagt nicht allzuviel. In einem unserer Fälle z. B. (31) lag die
Corpus pineale-Verkalkung lediglich auffallend weit nach hinten; die Operation
ergab ein rechtsseitiges Hämatom und eine linksseitige, der Innenfläche der
Dura anhaftende Membran. In anderen Fällen kann allerdings die verkalkte
Zirbel hochgradig seitlich verschoben sein.

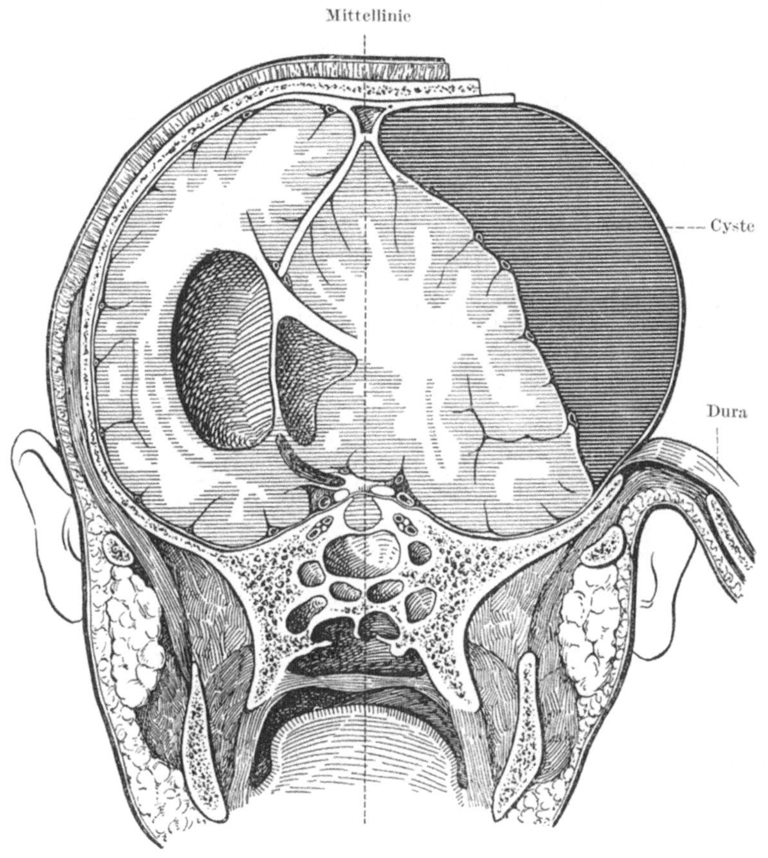

Abb. 23. Schematischer Hirnquerschnitt, der die relative Größe und Lage des subduralen Hämatoms, sowie
die mechanischen Wirkungen auf das Ventrikelsystem zeigt. (Nach DANDY.)

Ausnahmsweise kann man schon durch ein einfaches Schädelröntgenogramm
eine sichere Diagnose auf ein — wenigstens früher vorhandenes — Hämatom
stellen, wenn dieses *verkalkt* ist. SCHÜLLER und andere haben derartige Bilder
veröffentlicht (s. Abb. 21 und 22).

2. Encephalographie und Ventrikulographie. Dagegen sind die *Encephalographie* und die *Ventrikulographie* wertvolle diagnostische Verfahren, nicht so
sehr allerdings, was die Bestimmung der Art der Läsion betrifft, mehr bezüglich
der Lokalisation des Hämatoms. Auf die ihnen meist überlegene Diagnostik
mittels der Probebohrung gehen wir unten ein.

*Ein negatives Encephalo- bzw. Ventrikulogramm schließt das Vorhandensein eines
subduralen Hämatoms aus.* Nach DANDY kann man die Diagnose „Subdurales

Hämatom" manchmal allein auf Grund der Ventrikulographie stellen. Als kennzeichnende Befunde gibt er an: 1. Eine Veränderung der oberen, äußeren und unteren Begrenzung des Ventrikels im anteroposterioren Bild, 2. eine Verkleinerung des Vorderhorns und meistens auch des Körpers eines Seitenventrikels. Zu solchen charakteristischen Befunden kämen Veränderungen als Folge örtlichen Hirndrucks hinzu (s. Abb. 23).

1. Verschiebung des ganzen Ventrikelsystems nach der kontralateralen Seite.

2. Schiefstehen des 3. Ventrikels.

3. Deformierung und Verkleinerung des Ventrikels auf der Seite der Störung.

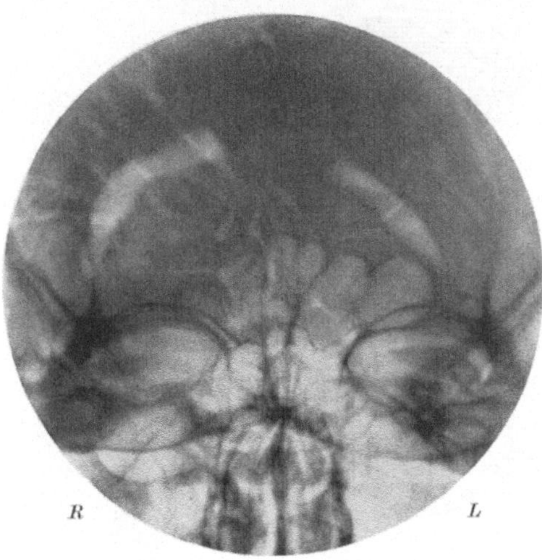

Abb. 24. Sagittalaufnahme in Stirnlage (Fall 22).

4. (Gelegentlich) Obliterierung des ganzen betroffenen Ventrikels.

5. (Zuweilen) Füllungsdefekt in einem großen Teil des Körpers des gegenüberliegenden Seitenventrikels (Seitenaufnahme).

Wir möchten im folgenden und in Ergänzung dieser DANDYschen Angaben auf die encephalo- bzw. ventrikulographischen Erfahrungen eingehen, die an unseren Fällen gesammelt werden konnten. Sie wurden durch die enge Zusammenarbeit der OLIVECRONAschen Klinik mit dem Röntgeninstitut des Stockholmer Serafimerlasarettet und insbesondere seinem Leiter, Dozent Dr. LYSHOLM, ermöglicht.

Bei 14 unserer 32 Fälle wurde eine Encephalographie bzw. Ventrikulographie vorgenommen. Fast stets war hierdurch eine recht genaue Lokalisationsdiagnose möglich. Wenn auch nach unseren Erfahrungen das subdurale Hämatom *keine pathognomonischen Ventrikulogrammbefunde* aufweist, so ist es doch, wenn einmal der klinische Verdacht besteht, mit ziemlich großer *Wahrscheinlichkeit* aus dem Ventrikelbild zu diagnostizieren. Man kann sagen, daß *eine stärkere Ventrikelverschiebung ohne Fortfallsymptome recht sicher für subdurales Hämatom spricht.* Besonders wenn diese Verschiebung eine sehr starke, ja ganz auffallende und in die Fläche gehende ist, gewinnt die Diagnose Hämatom an Sicherheit. Ein gutartiger Tumor macht außer einer Verschiebung meist weiche Eindrücke der Ventrikelkonturen, ein Gliom bewirkt umschriebene Einbuchtungen, bei einem Hämatom ist die Verschiebung des Ventrikels meist gleich und über eine große Fläche verteilt. Doch sind dies keine für jeden Fall gültige Richtlinien. Manchmal stellten wir bei sehr starker und gleichmäßiger Verschiebung der Ventrikelkonturen die Diagnose auf Subduralhämatom, ohne daß die Operation ein Hämatom bestätigte, vielmehr ein Meningeom oder ein Gliom ergab, — und umgekehrt.

Ein recht charakteristisches Bild eines Hämatoms möge Abb. 24 zeigen (Encephalogramm, Sagittalaufnahme in Stirnlage). In diesem Fall (22) stand das Septum pellucidum nahezu 1 cm nach rechts von der Mittellinie und dieser ziemlich parallel. Die obere Kontur beider Seitenventrikel stand fast 1 cm tiefer als gewöhnlich. Im übrigen fand sich keine Deformierung der Seitenventrikel oder des 3. Ventrikels. Die röntgenologische Diagnose lautete: Linksseitiger expansiver Prozeß (von dem Typ, wie man ihn bei Tumoren in oder bei der Fissura Sylvii findet). — Die Operation ergab ein in der diagnostizierten Gegend besonders stark ausgebildetes Hämatom über der linken Hemisphäre. Der Kranke kam später zum Exitus, bei der Sektion fand sich auch rechts ein allerdings kleines subdurales Hämatom. — Vielleicht hätte in diesem Fall der Tiefstand der oberen Konturen beider Seitenventrikel einen Hinweis auf die Beidseitigkeit des Prozesses liefern können.

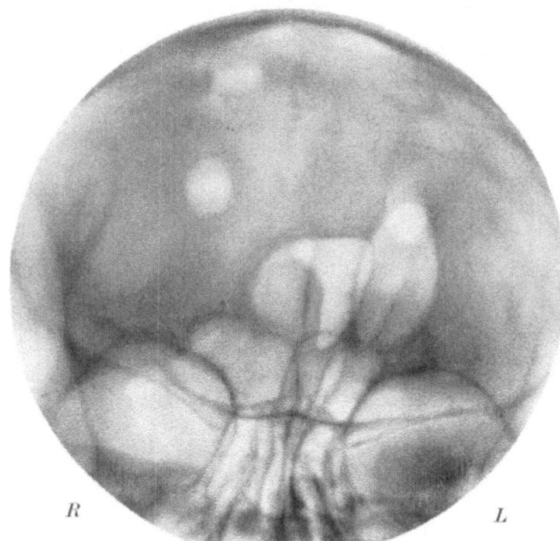

Abb. 25. Sagittalaufnahme in Hinterhauptslage (Fall 30).

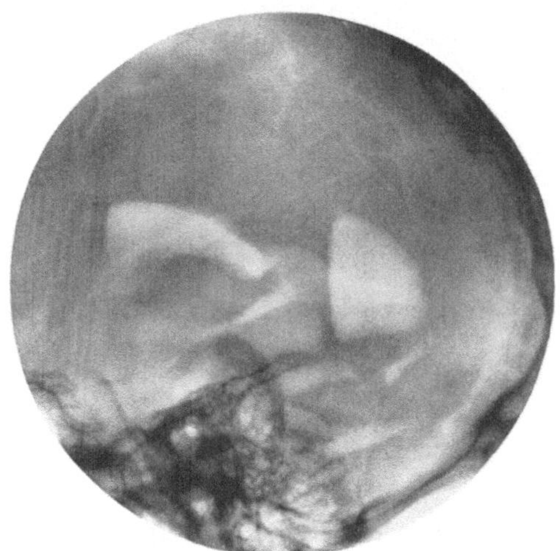

Abb. 26. Seitenaufnahme in Stirnlage (Fall 30).

Bei anderen Fällen kann zu der allgemeinen starken Seitenverschiebung eine deutliche, jedoch gleichmäßige Verschiebung oder Deformierung eines Ventrikels in vertikaler Richtung hinzutreten. So zeigt die Sagittalaufnahme bei Fall 30 (Abb. 25, Ventrikulogramm) eine Verschiebung des Ventrikelsystems nach links um 2 cm, dazu eine Ventralverschiebung des rechten Seitenventrikels. Das Septum pellucidum steht schief. Das Seitenbild in Stirnlage (Abb. 26) läßt eine Verschiebung des rechten Seitenventrikels unter die Falx, im übrigen aber keine Deformierung erkennen. Das rechte Temporalhorn liegt an normalem Platz. Die röntgenologische Diagnose lautete: Ausgebreiteter, hauptsächlich lateral liegender expansiver Prozeß rechts. — Man dachte in diesem Fall an ein parasagittales Meningeom. Bei der Operation fand sich jedoch ein besonders im hinteren Teil der Fissura Sylvii-Gegend befindliches, sehr tiefes subdurales Hämatom.

Die wiedergegebenen röntgenologischen Bilder kennzeichnen raumverdrängende Prozesse der Konvexität, die mehr *lateral* liegen und unter die auch echte Tumoren der Gegend der Fissura Sylvii fallen könnten. Da wir wissen, daß sich subdurale Hämatome mit Vorliebe in die SYLVISche Fissur erstrecken, sind bei ihnen auch die für Fissura Sylvii-Tumoren kennzeichnenden Bilder zu erwarten: außer der erwähnten seitlichen Verschiebung und verhältnismäßig geringen Deformierung ist für sie die *fehlende Dislokation des Temporalhorns* charakteristisch.

Eine 2. röntgenologische Gruppe von subduralen Hämatomen läßt nun eine ziemlich deutliche *Verschiebung des Temporalhorns* erkennen, die *meist in medialer Richtung*, gelegentlich auch nach oben oder unten erfolgt. Doch auch hier handelt es sich um Hämatome, die am stärksten über der SYLVIschen Fissur entwickelt sind. Die Abb. 27—30 mögen diesen Typ verdeutlichen.

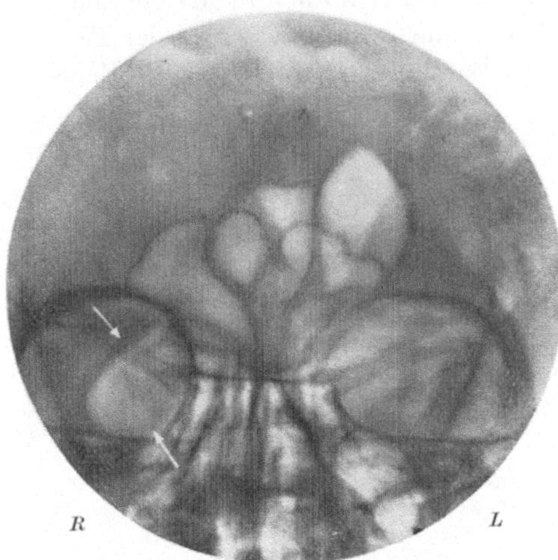

Abb. 27. Sagittalaufnahme in Hinterhauptslage (Fall 11). ↑ Rechtes Temporalhorn.

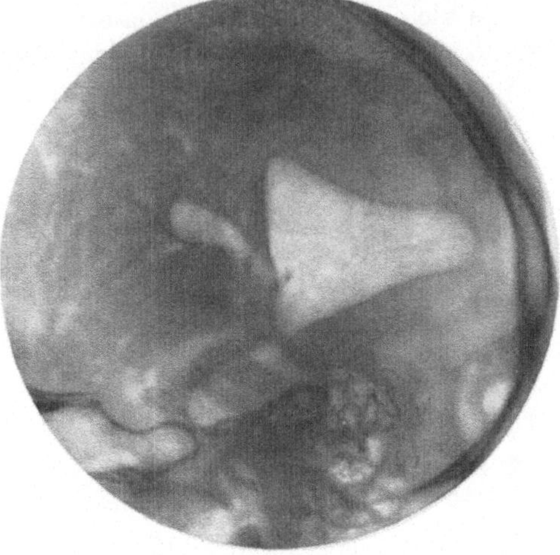

Abb. 28. Seitenaufnahme in Stirnlage (Fall 11).

Sie stellen die encephalographischen Befunde von Fall 11 dar, die bereits von LYSHOLM in seinem Ventrikulogrammatlas veröffentlicht wurden. Das sagittale Bild in Hinterhauptslage zeigt eine mäßige Seitenverschiebung beider Seitenventrikel nach links, am stärksten ausgeprägt hinten. Das Septum pellucidum

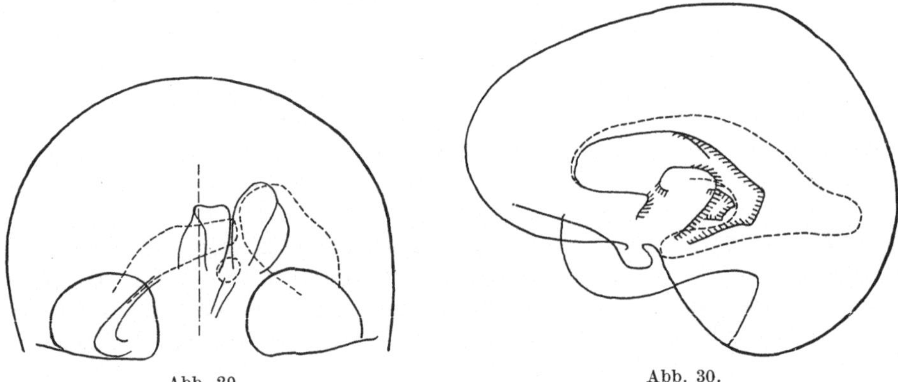

Abb. 29.

Abb. 30.

Abb. 29 u. 30. Kombinationszeichnungen der encephalographischen Befunde bei Fall 11.

steht vertikal. Der rechte Seitenventrikel ist basalwärts verschoben, besonders stark ist diese Ventralverschiebung und Deformierung im hinteren Teil und im Trigonum ausgeprägt (s. Seitenbild in Stirnlage). Das Temporalhorn ist nach medial und nach vorn disloziert. Die röntgenologische Diagnose lautete: Expansiver Prozeß rechts mit dem Maximum in der Fissura Sylvii und hinter derselben. Die Operation bestätigte den Befund.

Wenn wir diese beiden Gruppen, die mit und die ohne Dislokation des Temporal-horns, zusammenfassen und als beiden gemeinsam die oft starke und flächenhaft

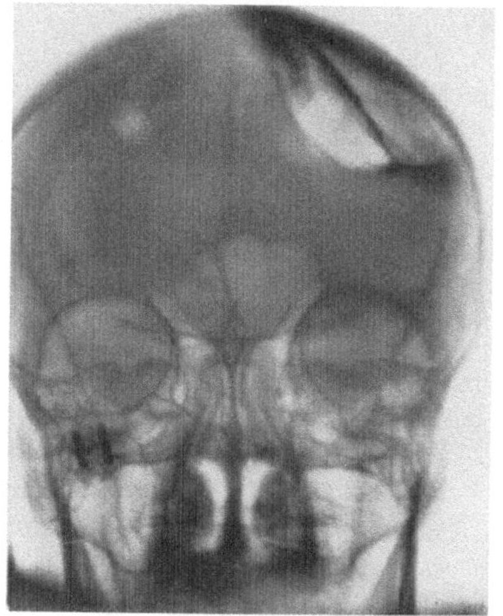

Abb. 31.

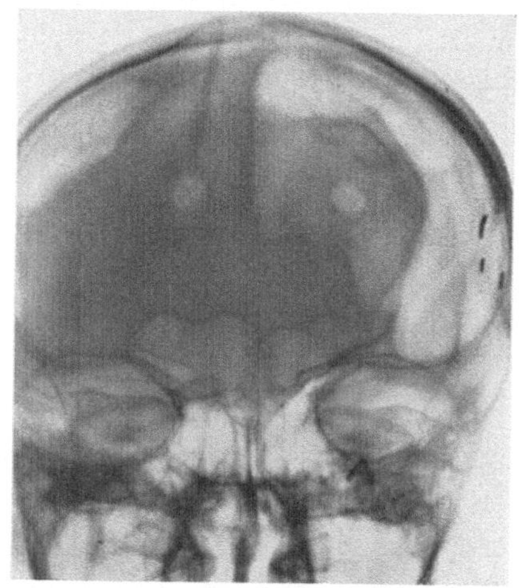

Abb. 32.

Abb. 31. Röntgenologische Darstellung der äußeren Hämatommembran (Fall 25).
Abb. 32. Luftkappe über den beidseitigen Hemisphären. Aufnahme sofort nach Entleerung der Hämatome. Hirnschrumpfung! (Fall 28.)

ausgedehnte, aber gleichmäßige Verschiebung der Seitenventrikel bezeichnen, so ist damit nicht gesagt, daß ein subdurales Hämatom nicht auch ein recht anderes Bild zeigen kann. Es gibt hier keine Regelmäßigkeit, und es ist nicht möglich, vom Ventrikulogramm eine *Artdiagnose*

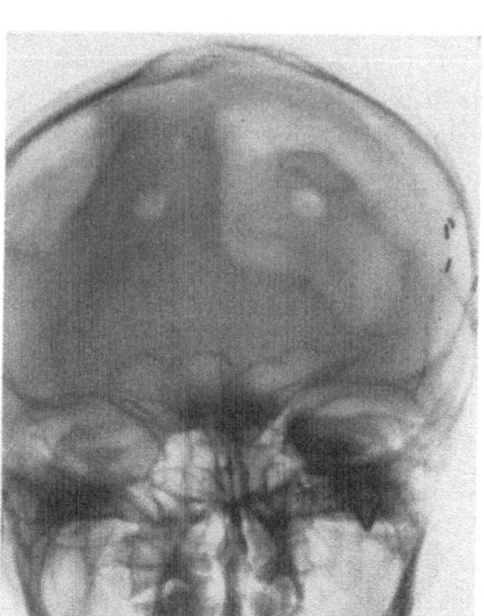

Abb. 33.

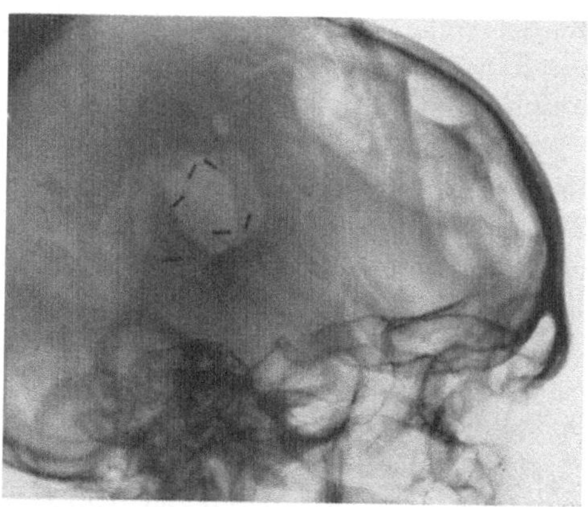

Abb. 34.

Abb. 33. Luftkappe über den beidseitigen Hemisphären. Aufnahme 8 Tage nach Entleerung der Hämatome: Hirnschrumpfung besteht immer noch. (Fall 28, s. Abb. 32.) Abb. 34. Seitenbild zu Abb. 33.

zu fordern. Eine solche ist nur in *Ausnahmefällen* möglich, wenn bei einer encephalographischen Lufteinblasung die Luft in den potentiellen Raum zwischen Blutsack und Arachnoidea gelangt. DYKE hat hierauf hingewiesen und ein instruktives derartiges Bild mitgeteilt. Die Tatsache, daß unter 3500 Encephalographien sich nur einmal ein solcher Befund erheben ließ, weist auf seine ausgesprochene Seltenheit hin. — Auch HOLT und PEARSON haben durch Luft einen Umriß der Wandung der subduralen Blutcyste erhalten. Sie benutzten hierzu die lumbale Encephalographie und spritzten Luft in einer Menge von 260 bis 140 ccm ein, sicherlich eine nicht so risikolose Methode.

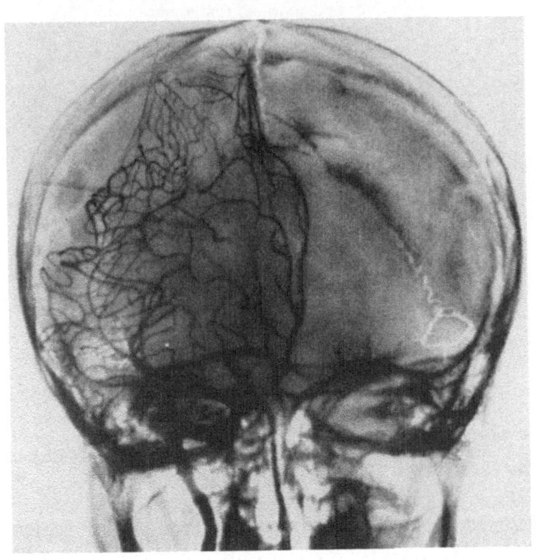

Abb. 35. Subdurales Hämatom, mittels Thorotrast arteriographisch dargestellt. 14jähriger Junge. Die Gefäße der Hirnoberfläche sind von der Schädelkalotte abgedrängt. Auch starke Verdrängung der A. cerebri anterior. (Nach ZEHNDER.)

Wir waren in der Lage, bei einem unserer Fälle (25) die äußere *Hämatommembran röntgenologisch darzustellen*. Die Diagnose Hämatom war bereits durch die Bohrung gestellt worden, bei der gleich große Teile des Hämatoms ausgesogen wurden. Die darauf vorgenommene Röntgenung zeigte, daß sich das Hämatom, das jetzt mit Luft gefüllt war, über den größeren Teil der Hemisphäre erstreckte: ein größeres tieferes Loch lag frontal und parietal, nach hinten zu und occipital kam eine weitere Luftschicht. In der vorderen größeren Höhle erschien am deutlichsten im vorderen Teil eine mehrere Millimeter dicke Membran

(s. Abb. 31). Ein derartiger Befund ist natürlich von einer nicht mehr zu überbietenden diagnostischen Eindeutigkeit. In unserem Fall wurde daraufhin das Hämatom nochmals über der Fissura Sylvii angegangen und die Membran entfernt.

Anhangsweise seien noch einige Bilder wiedergegeben, die nicht von rein diagnostischem Interesse sind, aber die beim subduralen Hämatom vorhandene *Hirnschrumpfung* in äußerst kennzeichnender Weise verdeutlichen. Die Abb. 32 zeigt das unmittelbar nach erfolgter Entleerung eines beidseitigen Subduralhämatoms vorgenommene Röntgenbild von Fall 28. Die jetzt luftgefüllte Hämatomhöhle erstreckt sich links rund um die ganze Hemisphäre, sie reicht von der Sutura sagittalis bis zur Basis und von der Frontalgegend bis zum Occipitalpol. Die Tiefe der Höhle beträgt 3 cm. Die entsprechende Hemisphäre ist stark geschrumpft. Auf der rechten Seite ist die Höhle kleiner, 2 cm tief, und über den oberen Teil der Konvexität ausgebreitet. *Noch nach 9 Tagen war der größte Teil der Luft vorhanden*, wie die Abb. 33 und 34 deutlich zeigen. So langsam dehnt sich in manchen Fällen das lang geschrumpfte und gedrückte Gehirn bei einem subduralen Hämatom wieder aus!

3. Arteriographie. Außer der Encephalo- bzw. Ventrikulographie kommt die *Arteriographie* für die Diagnose subduraler Hämatome in Frage. Sie wurde hierzu besonders von LÖHR und TÖNNIS benutzt. Man kann durch sie das subdurale Hämatom gegenüber Abscessen und multiformen Glioblastomen abgrenzen und gelegentlich sehr charakteristische Bilder erhalten. Die Abb. 35 gibt ein von ZEHNDER mitgeteiltes Arteriogramm von einem subduralen Hämatomkranken der TÖNNISschen Klinik wieder. Man erkennt deutlich die Abdrängung der Gefäße der Hirnoberfläche von der Schädelkalotte; auch die Arteria cerebri anterior ist stark verdrängt. — Eine ähnliche Beobachtung teilte WANKE mit.

Zusammenfassend sind die Methoden der modernen Hirnröntgenologie als für die Erkennung eines subduralen Hämatoms sehr wertvolle anzusprechen. Wenn auch besonders das Ventrikulogramm keine sichere Artdiagnose gestattet (eher das Arteriogramm), so vermittelt es doch weitgehende Anhaltspunkte und ermöglicht dazu die genaue Bestimmung der Lokalisation.

c) Probebohrung.

Die endgültige und sichere Diagnose eines Hämatoms liefert zu allermeist der *autoptisch-operative Befund.* Er wird erhoben auf Grund einer *Probebohrung,* einer kleinen Trepanation, die entweder, bei begründetem Verdacht auf subdurales Hämatom, in der *Temporalgegend* durchgeführt wird und bei positivem Befund gleich mit der therapeutischen Ausräumung des Blutsacks verbunden werden kann, oder aber, falls kein oder nur ein geringer Verdacht auf Hämatom besteht, über den *Hinter- oder Vorderhörnern der Seitenventrikel* vorgenommen wird.

Bei einer Anlage der Bohrung in der *Temporalgegend* wird man mit ganz wenigen Ausnahmen immer auf das subdurale Hämatom stoßen, da es ja mit Vorliebe in der Fissura Sylvii-Gegend entwickelt ist oder zumindest bis dorthin reicht. Dasselbe gilt, wenn die Bohrung über den typischen Stellen zur Punktion der *Vorderhörner* vorgenommen wird: auch hier wird das Hämatom bzw. seine Membran fast immer zu sehen sein. Nicht ganz so sicher ist die Treffsicherheit bei Bohrung über den *Hinterhörnern.* Auch hier allerdings wird ein Erfahrener zu allermeist das Hämatom oder die Hämatommembran erkennen oder aber auf Grund etwa einer Schrumpfung des Hirns weiter forschen. Doch kann es vorkommen, wie auch DANDY anführt, daß das Hämatom gerade vor der occipitalen Punktionsstelle endet. Es gibt Blutsäcke, die nicht bis zum Occipitalpol reichen, sondern mehr frontal entwickelt sind. Dasselbe gilt von den seltenen Fällen, bei denen die Blutung mehr basal sitzt.

In unserem Krankengut haben wir bei den Fällen, die unter anderer oder unsicherer klinischer Diagnose liefen, mit sehr wenigen Ausnahmen mittels der Probebohrung über den Hinterhörnern die Diagnose stellen können. Bei den Ausnahmefällen wurde ventrikulographiert und auf Grund des positiven Ventrikulogramms die Diagnose eines raumverdrängenden Prozesses oder gleich die eines Subduralhämatoms gestellt.

Bei der Vornahme einer Probetrepanation ist es notwendig, durch genügende Spaltung der Dura einen hinreichenden Überblick über die Verhältnisse zu erhalten. Oft ist die Diagnose schon vor Eröffnung der Dura sicher: die dunkle, grün durchschimmernde harte Hirnhaut zeigt das unter ihr befindliche Hämatom an. Nach Incision der Dura und der ihr anhaftenden Hämatommembran fließt dann die Hämatomflüssigkeit ab. Gelegentlich stößt man aber nur auf eine recht dünne Membran, den letzten Ausläufer des Blutsacks, und hier muß genau untersucht werden. Nur eine normale Hirnrinde, von gewöhnlicher grau-weißlicher Farbe, die der nicht verdickten und verfärbten Dura ohne größeren Zwischenraum anliegt, stellt einen negativen Befund dar. In einem solchen Fall ist zu ventrikulographieren, falls man nicht, bei starkem klinischen Verdacht auf ein Hämatom, nochmals temporal trepanieren will.

Ist es möglich, die Diagnose eines Hämatoms durch die Probebohrung zu stellen, so kann man dem Patienten die Ventrikulographie ersparen, gewiß ein Vorteil, den die Hämatomkranken vor den Geschwulstkranken besitzen. Oft ist das Ergebnis der Bohrung ein überraschendes und sehr erfreuliches: bei solchen Fällen, die klinisch mit großer Wahrscheinlichkeit ein Gliom vermuten ließen.

Handelt es sich um die Feststellung einer *akuten Subduralblutung*, so ist die Probebohrung in der oberen Schläfengegend das Gegebene. Man wird an dieser Stelle auch das Vorliegen einer etwaigen Epiduralblutung erkennen können. Es empfiehlt sich, am vorderen *und* hinteren KRÖNLEINschen Punkt zu bohren. Bei Anlage nur eines Loches kann man an einem epiduralen Hämatom vorbeigehen (JAEGER und KESSEL). Immer, bei chronischen wie akuten Blutungen, *beidseitige Bohrung!*

d) Untersuchungsgang.

Zum Abschluß unserer diagnostischen Erwägungen möge ein kurzer Abriß des *Untersuchungsganges* im allgemeinen gegeben werden.

Bei einer Kategorie von Kranken läßt sich die Diagnose eines Subduralhämatoms erst bei der eigentlichen Operation stellen. Es sind das solche Fälle, die klinisch ein ganz unklares, vielleicht auf Tumor hindeutendes Bild darbieten, auf Grund fehlender Stauungspapillen und sonstiger Zeichen gesteigerten Hirndrucks encephalographiert und daher nicht probetrepaniert wurden. Immer ist anzuraten, bei positivem Hämatombefund dann noch auf der entgegengesetzten Seite probezubohren, um nicht ein beidseitiges Hämatom zu übersehen.

Eine andere Gruppe von Fällen, mit ebenfalls unklarem klinischen Befund, aber mit den Zeichen deutlich gesteigerten Hirndrucks, kann bei der zur Ventrikulographie vorgenommenen Bohrung über den Hinter- (oder Vorder-)hörnern erkannt werden. Die Ventrikulographie kann dann unterbleiben. Auch hier ist immer beidseitig zu trepanieren.

Nun die Gruppe mit möglicherweise vorhandenem Hämatom, klinisch aber unsicherer Vorgeschichte (kein Trauma) und unsicherem Befund. Hier ist ebenfalls über beiden Hinterhörnern zu bohren und genau nachzuforschen. Bei wirklich negativem autoptischen Befund kann unter Umständen noch die Ventrikulographie auf ein Hämatom sehr hinweisende Zeichen liefern. In solchen Ausnahmefällen wäre an eine weitere Probebohrung mehr vorn zu denken. Meist wird es sich aber dann um einen raumverdrängenden Prozeß anderer Art handeln, für dessen Angriff das ventrikulographische Bild entsprechende lokalisatorische Hinweise liefert.

Bei einer letzten Gruppe wird die Diagnose eines Subduralhämatoms sehr wahrscheinlich oder aber sicher sein (klare Vorgeschichte, recht typischer klinischer Befund, evtl. durch Arteriographie gesicherte Diagnose). Hier fehlt nur noch die letzte Bestätigung. Sie ist durch eine Bohrung am Orte der Wahl, also in der Temporal- oder Parietalgegend, zu erhalten, an die die Ausräumung gleich angeschlossen werden kann. Wie immer, so auch hier beidseitige Bohrung! In diese letzte Gruppe fallen außer wahrscheinlichen chronischen Hämatomen auch die Fälle mit Verdacht auf *akute* Subduralblutung.

Ganz allgemein aber ist es in der OLIVECRONAschen Klinik Vorschrift, *bei jeder zwecks Ventrikulographie vorgenommenen Bohrung an die Möglichkeit eines Subduralhämatoms zu denken, d. h. also einen genauen autoptischen Befund zu erheben.* Führt man diesen Grundsatz durch, der auch schon für die rein klinische Untersuchung Gültigkeit hat, so wird manche Ventrikulographie und manche große Operation unterbleiben können. Die Probebohrung ist eine solch einfache und so gut wie ungefährliche Methode, daß es unverzeihlich ist, sie in irgendwelchen Zweifelsfällen nicht angewendet zu haben.

Daß es von größter Wichtigkeit ist, eine *kausale* Diagnose zu stellen (traumatische Blutung ?, nichttraumatische Blutung, und in diesem Fall, wodurch bedingt ?), und daß man zu diesem Zweck unter Umständen alle Hilfsmittel der rein klinischen und Laboratoriumsuntersuchungstechnik anwenden muß, dürfte auf der Hand liegen.

XII. Das subdurale Hämatom im Kindesalter.

Wir haben bisher hauptsächlich die subduralen Blutungen behandelt, die bei Erwachsenen auftreten, an verschiedenen Stellen jedoch schon auf die besonderen Verhältnisse des Kindesalters hingewiesen. Es ist nun keineswegs so, als ob eine grundsätzliche Verschiedenheit zwischen dem Subduralhämatom des Erwachsenen- und dem des Kindesalters bestände. Dem Wesen nach ist es der gleiche Prozeß. In unserem Stockholmer Krankengut waren z. B. drei von den vier kindlichen Fällen auf ein von außen kommendes Trauma zurückzuführen; und die Genese, Symptomatologie, Diagnose und Behandlung derartiger Fälle unterscheidet sich in keiner Weise von der bei Erwachsenen. Jedoch, es gibt daneben *besondere* Formen subduraler Hämatome im Kindesalter. Wir denken hier besonders an die Blutungen bei Neugeborenen und Kindern des frühen Lebensalters. Ihre Entstehung, mehr noch ihre Diagnose und Behandlung weicht von derjenigen der Erwachsenen ab, leicht verständlich, wenn man an die besonderen Verhältnisse denkt, die im frühen Kindesalter ganz allgemein vorliegen.

Mit gewissem Recht sind darum im Schrifttum die Subduralblutungen im Kindesalter oft gesondert behandelt worden. Von Pädiatern, Pathologen und auch Geburtshelfern sind zahlreiche Einzelbeiträge und Übersichtsdarstellungen erschienen. Die Chirurgen haben sich nur vereinzelt mit diesen kindlichen Hämatomen beschäftigt; es sei hier besonders auf die wertvolle Darstellung HENSCHENs hingewiesen. Wir werden im folgenden das Wesentlichste aus diesem besonderen Gebiet zu beleuchten versuchen, vor allem auch auf offene Fragen hinweisen. Eine derartige Betrachtung im Rahmen eines Überblicks über die Subduralblutungen im ganzen mag dazu beitragen, *die dem Wesen nach allgemeinen Bedingungen bei beiden Gruppen, Kindern wie Erwachsenen, stärker zu erkennen.*

1. Häufigkeit des subduralen Hämatoms im Kindesalter.

Ganz zweifellos ist das subdurale Hämatom bei Kindern und insbesondere bei Neugeborenen und Kindern des frühen Lebensalters keine Seltenheit. Wenn man auf die oft zitierten Angaben Doehles und seiner Schüler Hartmann und Weyhe aus den Jahren 1889/1890 zurückgreifen will, so ist die „Pachymeningitis" im Kindesalter „eine häufige, ja eine häufigere Erkrankung als im späteren Leben" (Doehle).

Doehle berichtete über 597 Sektionen aus dem Jahr 1889 (Kieler Pathologisches Institut). Bis zu einem Jahr alt waren 269, 1 bis 10 Jahre alt waren 126 Kinder. 27,2% aller im 1. Jahr Gestorbener waren mit „Pachymeningitis" behaftet, von den anderen Altersklassen waren es nur 7,9% (im Alter *bis* zu 10 Jahren waren es 17,8%). — Doehle hat unter diese Fälle allerdings auch die geringsten Grade der Erkrankung gerechnet. Als Ursache sah er für die Mehrzahl eine bei der Geburt erfolgte Blutung an. Seiner Ansicht nach war der letale Ausgang zumeist durch anläßlich des Geburtstraumas gleichzeitig erfolgte Läsionen des Gehirns bedingt.

1914 berichtete Kowitz über die Häufigkeit kindlicher intrakranieller Blutungen und die der Pachymeningitis haemorrhagica chronica interna auf Grund des Sektionsmaterials des Kieler Pathologischen Instituts aus den Jahren 1889—1911.

Von 5998 unter 2 Jahren sezierten Kindern zeigten 1014, also *16,9%, intrakranielle Blutungen oder deren Spuren. 55,2% gingen von der Dura aus.*

Von den Kinderärzten hat, viel später, 1911, Finkelstein zuerst auf die große Häufigkeit der Erkrankung hingewiesen. Rosenberg hat dann 1913 auf Grund von Erfahrungen an 38 kindlichen Fällen über die „Pachymeningitis haemorrhagica interna" im Kindesalter berichtet; 1921 erschien eine ausführliche zusammenfassende Darstellung. Auch sein Material gehörte zum weitaus größten Teil dem Säuglingsalter an, nach dieser Zeit sei die Erkrankung wesentlich seltener. Es sei das darin begründet, daß im ersten Lebensjahr fast ausschließlich diejenigen pathologischen Vorgänge aufträten, denen bei der Entstehung der „Pachymeningitis haemorrhagica interna" die Bedeutung der krankheitsbedingenden Faktoren zukomme. — Doch stellt sich Rosenberg auf einen Doehle entgegengesetzten Standpunkt. Nach seinen Erfahrungen setze die „idiopathische Pachymeningitis haemorrhagica interna" erst in einem Zeitpunkt ein, in dem die Resorption der bei der Geburt entstandenen subduralen Hämorrhagie abgeschlossen sei. — Seine Gegenüberstellung „Pachymeningitis interna" und „Subdurales Hämatom" dürfte auch für das Kindesalter nicht mehr zu Recht bestehen. Wir verweisen hierzu auf unsere früheren Ausführungen.

Eine recht wertvolle Statistik über die Häufigkeit kindlicher Blutungen in die *weichen* Hirnhäute liegt von Bennholdt-Thomsen aus dem Jahr 1930 vor. Sie übersieht 9630 Sektionen des Allgemeinen Krankenhauses Hamburg-Eppendorf (Jahre 1924—1929). Es fanden sich unter diesem Material 191 Fälle von Hirnhautblutungen. 115 betrafen Erwachsene und 76 Kinder. Die Tatsache, daß 61 von diesen 76 Fällen auf Geburtstraumen und weitere 7 auf Fontanellenpunktionen bezogen wurden, zeigt, daß die intrakraniellen (auch die subduralen) Blutungen des Kindesalters *überwiegend solche des frühesten Lebensalters* sind.

2. Pathologie des kindlichen Subduralhämatoms.

Das *pathologisch-anatomische Bild kindlicher subduraler Blutungen* weicht dem *Wesen* nach von dem bei Erwachsenen nicht ab. Auch hier können wir große Blutsäcke finden, auch hier nur allerfeinste pigmentierte Verdickungen der Durainnenfläche als Restzustände früherer Hämorrhagien. Das makroskopische und mikroskopische Bild der Pseudomembranen, bei Blutsäcken also der äußeren und inneren Hämatommembran, ist dasselbe, wie wir es oben geschildert haben. *Häufiger* allerdings sind bei Kindern des frühesten Alters, besonders bei Neugeborenen, *gleichzeitige Verletzungen und Blutungen der übrigen Hirnhäute und des Gehirns selbst* vorhanden. Diese „akuten" Blutungen entsprechen, auch wenn sie bei den Neugeborenen auf eine besondere Art von Trauma, die Geburt, bezogen werden müssen, im Wesen den *akuten* subduralen Hämorrhagien bei von außen kommenden Traumen Erwachsener. Auch hier finden wir ja komplizierende Blutungen und Läsionen anderer Teile des Schädelinnern recht häufig.

GOEBEL hält die „Pachymeningitis haemorrhagica interna" des Kleinkindes „in einer einstweilen nicht zu bestimmenden Häufigkeit mit einer Leptomeningitis und einer Erkrankung des Gehirns verbunden"; er weist auf den oft gleichzeitig zu findenden Hydrocephalus *internus* hin. Dies erkläre auch die Tatsache, daß der größte Teil der überlebenden Kinder Gehirnkrüppel würden, obwohl die Pachymeningitis haemorrhagica interna selbst ganz ausheilen könne.

Hierzu wäre zu sagen, daß sich im pathologisch-anatomischen Schrifttum kaum Berichte über gleichzeitige Veränderungen der weichen Häute und des Gehirns finden. Es wäre auf diesen Punkt in Zukunft aber zu achten. Die vollständige, spontane Ausheilung einer wirklichen „Pachymeningitis haemorrhagica interna" dürfte sehr selten sein.

Unterschiedlicher zu den Blutungen Erwachsener ist die *Lokalisation* derselben bei Kindern und besonders bei Neugeborenen — soweit sie auf die *Geburt* zu beziehen sind.

DOEHLE fand die geringsten Veränderungen, seiner Ansicht nach die ersten Anfänge, meist an den abhängigen Stellen, an der Basis der hinteren und mittleren Schädelgrube, über dem Tentorium, dann über dem Hinterhauptslappen. Er meinte, daß bei der Geburt ergossenes Blut *an den abhängigen Stellen* gerinne und so den Anreiz zur entzündlichen Neubildung, zur chronischen Pachymeningitis, gebe. KOWITZ berichtete, daß kleine frische subdurale Blutungen bei Kindern vor allem über den Hemisphären unmittelbar neben dem Sinus longitudinalis sitzen, größere senkten sich, der Schwere folgend; sie seien vorwiegend an der *Schädelbasis,* besonders oberhalb und über *doppelt so oft unterhalb des Tentoriums* zu finden.

SEITZ unterschied *supratentorielle* von *infratentoriellen Blutungen.* — HENSCHEN übernahm diese Einteilung und sprach im ersten Fall von *Konvexitätshämatomen,* im zweiten von das Kleinhirn und die Oblongata umlagernden *peribulbären Hämatomen;* er fügte eine 3. Gruppe hinzu: die *diffusen,* das Großhirn und seinen Stiel umspülenden *Blutungen.* Die reinen Konvexitätshämatome säßen primär und mit ihrem größten Dickendurchmesser zum weitaus größten Teil einseitig, sie deckten besonders das Rindenfeld der unteren Extremität und füllten die SYLVISCHE Grube. Doch berichtete HENSCHEN selbst über ein doppelseitiges Hämatom über beiden Hemisphären.

ROSENBERG, der aus klinischen und anatomischen Gründen zwei Gruppen von „Pachymeningitis haemorrhagica interna" bei Kindern unterschied, nämlich 1. eine traumatische regressive, aus Blutungen hervorgegangene Form und 2. eine idiopathische progressive, aus einer Wucherung der subendothelialen Capillarschicht der Dura entstandene Form, trennte auch lokalisatorisch diese beiden Gruppen. Die Geburtsblutungen beträfen nach KUNDRAT, SEITZ, BENEKE vorwiegend das Gebiet des *Tentorium cerebelli,* viel seltener die Basis cranii und das Duragewölbe. Die idiopathische Pachymeningitis haemorrhagica interna ließe im Gegensatz dazu die hintere Schädelgrube frei, sie befalle symmetrisch die Konvexität des Schädeldaches sowie die vordere und mittlere Schädelgrube. Außerdem sei sie immer an entsprechenden Stellen *beider* Schädelhälften ausgebreitet. Gelegentlich fänden sich beide Formen bei demselben Fall: eine ausgebildete Pachymeningitis haemorrhagica interna mit typischem Sitz und unabhängig von ihr eine Anzahl frischer Petechien in der hinteren Schädelgrube und auf der Pia mater.

Die ROSENBERGsche Einteilung in regressive traumatische und progressive „idiopathische" Blutungen knüpft an JORESsche Ausführungen an. Wir haben

schon oben dargelegt, daß sie nicht mehr zutreffen kann. Auch die Angabe
ROSENBERGs, daß der anatomische Heilungsprozeß der Pachymeningitis haemorrhagica interna im Kindesalter ein endgültiger und vollständiger zu sein scheine,
deckt sich nicht mit den Erfahrungen anderer Autoren. Es widerspricht das
auch den Befunden bei Erwachsenen. Man kann die Blutungen bei Kindern
und bei Erwachsenen keinesfalls grundsätzlich voneinander trennen. Ebenso
wie beim Subduralhämatom Erwachsener gibt es beim Hämatom des Kindes
fortschreitende Prozesse, mit Bildung großer Blutsäcke, und — bei nur geringen
primären Blutergüssen — *Rückbildungen* dieser.

Daß *neben den traumatischen auch nichttraumatische Blutungen bei Kindern,*
solche, die auf hämorrhagischer Diathese, z. B. Skorbut, beruhen, *sehr oft beidseitig* über den Hemisphären ausgebreitet sind, zeigte schon SUTHERLAND (s.
Abb. 17). In dem 1. seiner Fälle erstreckte sich der Bluterguß auch zwischen
die Hemisphären; im 2. war auch unter der *spinalen* Dura mater die Blutung
vorhanden.

Das Aussehen des *Inhaltes des Blutsackes* soll nach NAFFZIGER und BROWN
bei Kindern verschieden von dem bei Erwachsenen sein. Der Sack enthalte
wechselnde Grade von blutig tingierter Flüssigkeit mit etwas Xanthochromie,
und *sein Aussehen spreche deutlich mehr für eine fortgesetzte frische Blutung als
bei Fällen von Erwachsenen,* bei denen man altes lackfarbiges Blut mit kleinen
Gerinnseln finde.

Die Autoren konnten 5 eigene Fälle chronischer subduraler Hämatome bei Kindern
beobachten. *Bei keinem* waren Anzeichen für eine *hämorrhagische Diathese* festzustellen,
auch nicht das Vorhandensein gleichzeitiger infektiöser Prozesse.

Unter unseren 4 kindlichen Hämatomfällen, die allerdings Kinder über
2 Jahren betrafen, konnten wir keine besonderen Unterschiede hinsichtlich des
Aussehens und des pathologisch-anatomischen Verhaltens zu den Verhältnissen
bei Erwachsenen feststellen; 2 von ihnen (Fall 14 und 24) stellten *beidseitige*
Hämatome dar.

Zusammenfassend ist zu sagen, daß das pathologische Bild bei kindlichen
subduralen Hämatomen im wesentlichen nicht von demjenigen abweicht, wie
wir es bei Erwachsenen sehen. Unterschiede sind festzustellen hinsichtlich des
Sitzes und der Art der Blutungen, doch betreffen sie mehr die durch ein
Geburtstrauma bedingten Hämorrhagien. Diese sind häufig im Gebiet des
Tentoriums lokalisiert und wohl mehr infra- als supratentoriell belegen, auch
scheinen sie öfter die Schädelbasis zu betreffen. Es sind dies mehr *akute*
Blutungen. Die Entwicklung geburtstraumatisch bedingter Blutungen zu echten
chronischen Hämatomen wird wohl meist durch die begleitende Hirn- und Hirn-
hautverletzung verhindert. Die *übrigen Blutungen* sind gleich zu betrachten und
zu bewerten wie die korrespondierenden bei Erwachsenen. Es besteht kein
triftiger Grund, sie voneinander zu trennen, Verschiedenheiten ergeben sich
höchstens durch die verschiedene Reaktionsweise eines in der Entwicklung
begriffenen Organismus im Vergleich zu einem erwachsenen. Solche Verschiedenheiten wirken sich weit mehr klinisch als pathologisch-anatomisch aus. Auch
für die kindlichen Blutungen muß das gelten, was hinsichtlich derjenigen des
Erwachsenenalters inzwischen erwiesen, aber noch nicht überall durchgeführt
ist: *der Begriff einer „Pachymeningitis haemorrhagica interna" kann nur auf
diejenigen Fälle subduraler Blutansammlungen angewandt werden, deren echt*

entzündlicher Ursprung erwiesen ist bzw. angenommen werden muß. Im übrigen müssen wir von subduralen Blutungen sprechen, die traumatisch oder aber, in der Minderzahl, nichttraumatisch bedingt sein können.

3. Ätiologie des kindlichen Subduralhämatoms.

a) Traumatische Blutungen.

1. Blutungen infolge eines von außen kommenden Traumas. *Ätiologisch* können wir bei den *traumatischen* subduralen Blutungen des Kindesalters die *durch von außen kommende Gewalteinwirkungen* und die *durch ein Geburtstrauma zustandegekommenen* unterscheiden. Die erste Gruppe bietet hinsichtlich ihrer Entstehung, der Quellen der Blutung usw. nichts Unterschiedliches zu den traumatischen Hämatomen bei Erwachsenen. Wir verweisen auf frühere Ausführungen.

Ob die Annahme von NAFFZIGER und BROWN, daß das frische Aussehen des Blutes und die größere Neigung kindlicher Hämatome, nach Punktion wiederzukehren, mehr für eine fortgesetzte Blutung spricht, als für ein Wachsen des Blutsacks im Sinne GARDNERs, wirklich zutrifft, muß Gegenstand weiterer Untersuchungen sein.

2. Geburtshämatome. Über die durch ein *Geburtstrauma* ausgelösten Subduralhämatome ist viel geschrieben worden.

Schon VIRCHOW beschrieb die *„Apoplexia neonatorum"*, die seiner Ansicht nach durch intrameningeale Extravasate kleineren Umfangs gekennzeichnet sei. Infolge Pressung des Kopfes in den Geburtswegen komme es zu Ekchymosen und Sugillationen zwischen den Lamellen und Faserzügen der harten Hirnhaut, meist gleichzeitig mit einem freien Bluterguß, jedoch zuweilen auch ohne diesen.

Ohne weiteres einleuchtend ist, daß bei erschwertem Durchtritt des kindlichen Kopfes durch den Geburtskanal, bei starker Deformierung des Schädels infolge verengten Beckens, und bei der Anwendung der Zange und anderer Hilfsmittel (Wendung, Extraktion) die Gefahr intrakranieller und damit auch subduraler Blutungen eine größere ist als bei spontan und glatt erfolgenden Entbindungen. Doch *auch bei ganz spontanen Geburten ohne sonderlich lange Dauer kommen meningeale Blutungen vor* (KUNDRAT u. a.). OLSHAUSEN und WEYHE berichteten über ausgedehnte subdurale Blutungen aus dem Sinus longitudinalis bei ganz leichten Geburten ohne Kunsthilfe. HENSCHEN weist auf Beobachtungen von ELSÄSSER, HUTINEL und SEITZ hin, die auch bei dem weiten Geburtskanal Vielgebärender letale Subduralblutungen sahen. Allzu plötzlicher Blasensprung und überraschender Geburtsverlauf spielten ursächlich hier mit.

HENSCHENs eigene Zusammenstellung betraf 11 Kinder Erst-, 18 Kinder Mehrgebärender. Nur 7 wurden spontan entbunden, 8 mit Zange, 5 durch Wendung, 4 durch Extraktion, 2 mit Expression und 3 durch künstliche Frühgeburt.

Ja sogar *nach Kaiserschnittentbindungen* kommen subdurale Blutungen vor. DEMELIN und O. KÜSTNER sahen solche unmittelbar oder wenige Stunden nach der Sectio. HENSCHEN glaubt für derartige Fälle und die bei Sturzgeburten letzten Endes die *plötzliche Druckentlastung* ursächlich anschuldigen zu können. Der überstürzte Ablauf der Austreibung bewirke (bei Sturzgeburten) ein so heftiges Hinausfedern der zusammengedrückten Schädelknochen, daß die bei Frühgeborenen besonders feinen und leicht zerreißlichen Venenbrücken nahe dem Längsblutleiter entzweigerissen würden. Bei dem plötzlichen Nachlassen der hohen Druckspannung schieße das Blut in die durch die allzu rasche Druckentlastung erschlaffenden Gefäße, was neben dem Herausschnellen und Herausfedern der Knochen ihre Zerreißung herbeiführe. Er vergleicht solche subdurale Extravasate mit Hirnhautblutungen, wie sie bei Caissonarbeitern beobachtet werden können.

Als das Zustandekommen einer Konfiguration des Schädels und sekundär damit der *Blutung begünstigend* glaubten einige Autoren (ESCH, KRETZ und KUNDRAT) harte Schädelknochen annehmen zu müssen, andere (ABELS, FINKELSTEIN, SEITZ und GABRIEL) im Gegensatz dazu *weiche* (bei BENNHOLDT-THOMSEN). Auch HENSCHEN sprach den weichen, leicht modellierbaren Köpfen Frühgeborener eine „ganz auffällige Disposition zur Entstehung dieser Blutungen" zu. Die letztere Ansicht ist wohl die richtigere; denn wir finden *in einem auffallend hohen Prozentsatz Frühgeburten* unter diesen Fällen.

Unter 61 Sektionsbeobachtungen BENNHOLDT-THOMSENs von Blutungen in die weichen Hirnhäute (aber auch die harten), die auf Geburtstraumen zurückzuführen waren, fanden sich 30 Frühgeburten, darunter 17 lebende und 13 totgeborene. Die übrigen 31 betrafen ausgetragene Kinder, von denen 19 lebend und 12 tot zur Welt kamen. — YLPPÖ sagte hinsichtlich der Frühgeborenen: „je kleiner das Kind bei der Geburt, um so leichter treten Blutungen im allgemeinen auf" (bei BENNHOLDT-THOMSEN).

Disponiert zu intrakraniellen und damit auch subduralen Blutungen sind aber nicht nur schwächliche und frühreife Kinder, sondern (nach HENSCHEN) auch Zwillinge, Träger von Schädel-, Wirbelsäulen-, Hirn- und Rückenmarksanomalien oder von Entwicklungshemmungen des Ventrikelseptums. Ferner sind Momente intrakranieller Blutrückstauung wie angeborene Struma, Nabelschnurumschlingung des Halses oder Druck durch einen übergroßen Thymus in Betracht zu ziehen. HENSCHEN sieht für eine Schwäche der Gefäßwand und ihre ganz besondere Gefährdung auch durch den natürlichen Geburtsinsult oder infolge allzu plötzlicher Dekompression eine faßbare pathologische Unterlage in Fällen von Alkoholismus, Bleivergiftung, besonders aber syphilitischer Erkrankung der Mutter, Krankheiten der Leber, Nieren und Nebennieren, akuten Infektionen wie Typhus der Schwangeren, eklamptischen oder tetanischen Zuständen der Gebärenden. Auch hereditär luische Kinder sind infolge ihrer hämorrhagischen Diathese besonders gefährdet; allerdings kann es bei ihnen auch ohne das Geburtstrauma infolge dieser Diathese zu subduralen Blutungen kommen.

Als derartige Blutungen *begünstigend* anzusehen sind also einmal ein *mangelnder Reifezustand des Kindes*, des weiteren *Erkrankungen des Kindes oder der Mutter*, sodann ein *ungünstiger Zustand der mütterlichen Geburtswege* und schließlich eine *lange und verwickelte Geburt*. Diese Faktoren können auch in beliebiger Kombination vorhanden sein, und andererseits, *sie können sämtlich fehlen*.

Die Analogie zu den traumatischen Blutungen Erwachsener wird besonders augenscheinlich, wenn man die *Blutungsquellen* betrachtet. Sie können hier wie dort dieselben sein: fast immer handelt es sich um *Hämorrhagien* aus Venen, nicht selten *aus den frei durch den Subduralraum verlaufenden pialen Venenstrecken*. Hierauf hat bereits HENSCHEN, noch vor TROTTER, hingewiesen; wir verweisen auf unsere früheren Ausführungen.

Vor allem gefährdet sind die Überbrückungsstellen zum Sinus longitudinalis superior und zum Sinus rectus (Vena magna Galeni), die beim Neugeborenen noch nicht wie beim Erwachsenen durch straffere, vom Sinus ausgehende Gewebsstränge geschützt sind

(HENSCHEN); unter den Blutleitern selbst diejenigen, die bei der Übereinanderschiebung der Schädelknochen besonders gezerrt werden: der Sinus longitudinalis superior (OLSHAUSEN, HAUCH, MEYER) und der Sinus transversus (HAUCH, bei HENSCHEN).

Doch ist besonders durch BENEKE, dann aber auch durch SEITZ und andere Geburtshelfer die Häufigkeit der *Tentoriumrisse* betont werden. Nach SEITZ sollen 50% aller intrakranieller Blutungen von Neugeborenen durch Tentoriumrisse hervorgerufen werden. BENNHOLDT-THOMSEN kommt zu etwas anderen Zahlen. Bei seinen 61 Sektionen konnten nur 11 mal Tentoriumrisse nachgewiesen werden. In 46 Fällen war im Sektionsprotokoll von einem Tentoriumriß, nach dem im Eppendorfer Institut seit altersher besonders gefahndet wurde, nichts erwähnt. Für diese Fälle sei eine Blutung aus den Pialvenen oder den Sinus anzunehmen.

Bei den Tentoriumrissen führen in erster Linie Querrisse des oberen Blattes des Kleinhirnzeltes infolge Mitanriß von Venenlacunen oder anderer Gefäße größeren Kalibers zur Blutung (BAUEREISEN, L. MEIER, BENTHIN, bei HENSCHEN). — Die Tentoriumrisse scheinen doch öfter neben Subduralblutungen auch Blutungen in den Subarachnoidalraum zu bewirken, wie BENNHOLDT-THOMSEN gegenüber BENEKE, SEITZ, POTT, BENTHIN und BAUEREISEN hervorhebt: er konnte bei den von ihm überblickten 11 Fällen von Tentoriumrissen 11mal Blut im Subarachnoidalraum nachweisen.

Oft wird es sich um eine *fortgesetzte Blutung* handeln, bei den Geburtsblutungen jedenfalls häufiger als bei denen des späteren Kindesalters. HENSCHEN hielt mit anderen Autoren als „agents provocateurs" für ein weiteres verhängnisvolles Nachsickern des Blutes, namentlich aus durchrissenen Venenbrücken, die zur Wiederlebung scheintoter, asphyktischer Kinder angewandten SCHULTZEschen Schwingungen. Ihre Gefährlichkeit ist inzwischen wohl überall erkannt worden.

Die subduralen Blutungen infolge des Geburtsaktes stellen nun, falls die Kinder sterben, *zweifellos nicht stets die unmittelbare Todesursache* dar. Das hat schon DOEHLE hervorgehoben, der gleichzeitig erfolgende Läsionen des Gehirns für entscheidend hielt. Oft wird es so sein, daß die schlecht entwickelten oder kranken bzw. anderswie geschädigten Kinder infolge Summation solcher schädigender Faktoren zum Exitus kommen. BENTHIN berechnete die auf die Zahl der sezierten Kinder berechnete Mortalität an Tentoriumzerreißungen auf 10% (HENSCHEN). — Viele Kinder gehen erst in späterer Zeit, meist aber doch in den ersten Lebensmonaten bzw. im 1. Lebensjahr zugrunde. Aus dem großen Sektionsmaterial von KOWITZ geht das deutlich hervor. — Bekannt ist die verhängnisvolle Rolle derartiger intrakranieller Geburtsblutungen für die *Entwicklung späterer Hemmungen der Gehirnentwicklung,* Sklerosen, der LITTLEschen Krankheit usw. Allerdings sind die Meinungen über den Grad der Häufigkeit solcher Spätschädigungen noch immer umstritten. — Manche Fälle können sicherlich zur *Ausheilung* kommen, sofern es sich nur um geringe Blutungen und um sonst kräftige, lebensfähige Kinder handelt. Es verbleibt dann nur eine pigmentierte Verdickung der Durainnenfläche. Die Kinder weichen weder in ihrer somatischen noch psychischen Entwicklung von anderen, normalen Kindern ab.

Wir haben schon oben den ROSENBERGschen Standpunkt kurz erwähnt. Er trennte subdurale Hämorrhagien von der „idiopathischen Pachymeningitis haemorrhagica interna" und wies darauf hin, daß bei seinen Fällen die höchste Erkrankungsziffer im Alter von 6—8 Monaten lag, entgegen der Beobachtungsreihe DOEHLEs, bei dem die meisten Fälle im 1.—3. Monat zur Sektion kamen.

Rosenberg lehnte die Theorie Doehles ab und glaubte in der „Pachymeningitis haemorrhagica interna nichts anderes als eine Folgeerscheinung einer Thrombose des Sinus cavernosus" sehen zu müssen.

In 80% seiner Fälle sei dem Ausbruch der Erkrankung eine hämorrhagische Rhinitis vorausgegangen. Diese aber wurde regelmäßig auf eine Diphtherieinfektion bezogen; die blutigen Sekrete der Nase stellten eine spezifische Wirkung der heftigen Gefäßschädigung dar, die nach Heubner besonders bezeichnend für die diphtherische Erkrankung der Schleimhäute sei. Diese diphtherische Erkrankung der Gefäßwände verursache Thrombenbildung in der Vena ethmoidalis und eine fortgeleitete Thrombose des Sinus cavernosus.

Zu den Rosenbergschen Ausführungen ist einmal zu wiederholen, was wir bereits sagten: der Begriff der „Pachymeningitis" ist viel zu weit gefaßt. Eine Unterscheidung zwischen regressiven traumatischen Blutungen und progressiven „idiopathischen" Pachymeningitiden ist nach unseren jetzigen Kenntnissen abzulehnen (s. oben). Es ist durchaus möglich, daß manche der Rosenbergschen Beobachtungen mit einem Geburtstrauma nichts zu tun haben, sondern auf andere Ursachen bezogen werden müssen, darunter auch auf die Diphtherie. Am meisten steht aber der Hypothese Rosenbergs entgegen, daß, wie er selbst zugab, es trotz eifrigen Bemühens und trotz histologischer Untersuchungen in größerer Zahl niemals gelang, die vermutete Thrombose des Sinus cavernosus bei Obduktionen nachzuweisen. Die Bezeichnung der Doehleschen Ansicht, daß viele subdurale Blutungen bei Kindern Folge eines Geburtstraumas sind, als „Theorie" dürfte ungerechtfertigt sein. Es müßten dann all die vielen gesicherten, von einer großen Anzahl namhafter Pathologen und Geburtshelfer beobachteten Fälle von infolge Geburt entstandenen Blutungen Täuschungen darstellen. Diese Beobachtungen zeigen vielmehr, daß *das durch ein Geburtstrauma bedingte Subduralhämatom keine so seltene Affektion* sein kann. Wenn sich in manchen Fällen klinische Erscheinungen erst nach Monaten manifestieren, so stimmt das mit den Erfahrungen beim chronisch-traumatischen Hämatom des Erwachsenen durchaus überein. Meist allerdings kommt es gar nicht zu der Bildung echter *chronischer* Blutsäcke; die Geburtsblutungen sind zum überwiegenden Teil akute.

b) Nicht notwendig traumatisch bedingte Blutungen.

Die *nichttraumatischen Subduralblutungen des Kindesalters* sind mit eben derselben Reserve hinsichtlich ihres „nicht"-traumatischen Charakters anzusehen, wie das bei den Hämatomen der Erwachsenen der Fall ist, ja, wohl mit noch stärkerer. Denn wenn wir betreffs dieser sagten, daß *eine negative Traumaanamnese nie eine traumatische Bedingung des „pachymeningitischen" Prozesses ausschließt,* so gilt das für Kinder mit ihren so häufigen und oft nicht bemerkten leichten Kopftraumen fast mehr noch als für Erwachsene. Kinder sind in dieser Beziehung, wie das Ingalls mit vollem Recht betonte, in gleiche Linie zu stellen wie erwachsene Alkoholiker und Geisteskranke, bei denen auch so manches Trauma unbemerkt bleibt.

Des weiteren ist zu sagen, daß auch bei den meisten der wirklich *nicht*-traumatischen Blutungen des Kindesalters die frühere Bezeichnung „Pachymeningitis" nicht zu Recht bestehen dürfte. Ein großer Teil der nicht-traumatischen Blutungen verdankt seine Entstehung einer irgendwie bedingten hämorrhagischen Diathese, keiner Entzündung; und das, was pathologisch-anatomisch als Entzündung imponiert, ist in Wahrheit ein reparativer Vorgang.

Diese Verhältnisse sind ja bei den echten traumatischen Hämatomen jetzt eindeutig geklärt; die *nicht*traumatischen sind *nur dann* anders zu bewerten und als *Pachymeningitis* zu bezeichnen, *wenn sie mit lokalen oder entfernten Entzündungen ursächlich zusammenhängen.* Daß auch hier den eindeutigen Beweis für die wirklich „pachymeningitische" Natur der Auflagerungen und Blutungen der Durainnenfläche der Nachweis der Krankheitserreger in den Krankheitsprodukten der Dura selbst darstellt, haben wir in unseren früheren Ausführungen betont: für Erwachsene und Kinder gilt das in eben demselben Umfang.

Bezüglich der Unterteilung der nichttraumatischen subduralen Blutungen und derjenigen der entzündlich bedingten (Pachymeningitis haemorrhagica interna) können wir auf unsere früheren Darlegungen im Kapitel „Ätiologie" verweisen. Hier haben wir nur einige Besonderheiten nachzutragen, die das Kindesalter kennzeichnen.

Subdurale Blutungen auf der Grundlage abnormer Gefäßverbindungen zwischen Dura und Pia bzw. Hirnrinde kommen auch im Kindesalter vor. Wir berichteten bereits oben über einen eigenen Fall eines 8jährigen Mädchens.

Dasselbe gilt für den weiten Kreis der *Erkrankungen mit hämorrhagischer Diathese,* in erster Linie die eigentlichen *primären Diathesen* (Hämophilie, Thrombopenie, perniziöse Anämie und Leukämie mit all ihren Unterformen), sodann aber, kaum minder, für die dem Kindesalter besonders eigenen mit *akuten Exanthemen* verbundenen *Infektionskrankheiten* (Masern, Scharlach, Varicellen usw.). Nur selten wird man bei diesen eine wirklich entzündliche, „pachymeningitische" Unterlage finden. Hinsichtlich der Kasuistik verweisen wir auf die zusammenfassenden Darstellungen ROSENBERGs u. a.

Daß manche Infektionen und Erkrankungen durch Ausschwemmung von *Toxinen* eine hämorrhagische Diathese, dazu Gefäßwandschädigung und außerdem Blutstauungen bewirken und dadurch zur Bildung subduraler Blutungen Anlaß geben können, führten wir bereits oben aus; es gilt das in gleichem Umfang auch für das Kindesalter. Exogene Toxine kommen für dieses weniger in Betracht.

Auch *Erkrankungen des Herzens,* ganz allgemein Zustände, die mit *Blutstauung* einhergehen, unter ihnen besonders solche, die mit heftigem Husten verbunden sind, können die Grundlage subduraler Hämorrhagien bilden. Beim Kindesalter mit seinen häufigen *Bronchitiden* und *Keuchhustenerkrankungen* wird diese Gruppe relativ stärker in Erscheinung treten, als das bei Erwachsenen der Fall ist.

Nach HADA muß man bei Keuchhusten auch an eine bakterielle Ätiologie denken. Seiner Meinung nach kann ein und dieselbe Noxe die verschiedensten Entzündungen im Schädelinnern hervorrufen, eine Pachymeningitis ebenso wie eine Leptomeningitis, Meningoencephalitis und Encephalitis. — Es dürfte nicht wertlos sein, dieser Frage der entzündlichen Ätiologie doch noch weiter nachzugehen, auch wenn ihre Lösung nicht einfach ist. Der Ansicht ROSENBERGs, daß alle entzündlichen und Bakterienbefunde sekundäre Aufpfropfungen auf eine bereits vorher bestehende Pachymeningitis haemorrhagica interna darstellten, kann man sich wohl kaum in dieser Ausschließlichkeit anschließen.

Schon früher beachtet (KREMIANSKY, HUGUENIN, DOEHLE, SUTHERLAND u. a.) und in den letzten Jahren wieder stärker diskutiert ist der Zusammenhang von subduralen Blutungen mit *Avitaminosen und Hypovitaminosen.* Die hämorrhagische Diathese, die Vitaminmangelkrankheiten bedingen, führt bekanntermaßen an vielen Stellen des Körpers zu Hämorrhagien, so auch im

Schädelinnern. Wir haben bereits oben auf diese recht wichtigen Beziehungen hingewiesen.

DOEHLE beobachtete bei seinen Fällen, daß eine große Anzahl der „pachymeningitischen" Kinder *atrophisch* zugrunde ging. Bei wenigstens 13 von 57 Fällen war *Rachitis* vorhanden. — Der Engländer HERTER konnte 1898 über dieselbe Tatsache berichten: die Mehrheit der Kinder, bei denen die Läsion gefunden wurde, war schlecht ernährt oder kachektisch und rachitisch.

ROSENBERG fand (1921) bei seinem Beobachtungsgut von „pachymeningitischen" Kindern, daß diese schon von den ersten Lebenstagen an *künstlich ernährt* waren. Er bezeichnete die Pachymeningitis als „eine besonders traurige Spielart des Hospitalismus der Säuglinge". Außerhalb der Krankenanstalten scheine die Krankheit nur sehr selten vorzukommen. Und wenn einmal, so handele es sich gewöhnlich um *debile, ernährungsgestörte* oder *luische Kinder* bzw. solche mit *minderwertiger Konstituion*.

Von 9 kindlichen Fällen SHERWOODs mit chronischen subduralen Hämatomen (1930) waren 5 in Anstalten oder von Pflegemüttern aufgezogen. Auch die Fälle PEET und KAHNs (1932) weisen auf einen tiefstehenden sozialen und hygienischen Hintergrund hin.

PEET und KAHN beobachteten 9 kindliche subdurale Hämatome. Sie bezeichnen das Trauma als den wichtigsten ätiologischen Faktor, schlechte Ernährung möge jedoch zu der Erkrankung disponieren. Nur einer ihrer Patienten war für längere Zeit an der Brust ernährt worden, 5 der Kranken waren uneheliche Kinder, die in Anstalten versorgt waren.

Zu derselben Zeit berichteten GILMAN und TANZER über insgesamt 14 Fälle von intrakranieller Blutung bei *Skorbut* (13 Literaturfälle und 1 eigener Fall); 8 waren subdurale Hämorrhagien, 3 extradurale und 3 nicht weiter klassifizierte. 6 der 8 Fälle mit subduraler Blutung betrafen Kinder.

Der eigene Fall GILMAN und TANZERs ist dadurch bemerkenswert, daß er der erste war, bei dem die *Operation* die Diagnose bestätigte. Wir kommen noch später auf ihn zurück. Auch hier war dem (zu früh geborenen) Kind nur für 2 Monate Brustmilch gegeben worden.

Auf die Ende 1936 erschienene Arbeit von INGALLS über die Rolle des *Skorbuts* bei der Ätiologie des chronischen subduralen Hämatoms sind wir oben bereits ausführlich eingegangen, wir dürfen darauf verweisen.

Es ist durchaus möglich, daß gerade dem kindlichen Skorbut (ebenso wie bei Erwachsenen einer entsprechenden C-Hypovitaminose) eine bedeutungsvolle prädisponierende und — dies allerdings seltener — auch primäre Rolle bei der Entstehung subduraler (und anderer intrakranieller) Blutungen zukommt.

c) Entzündlich bedingte Blutungen
(„Pachymeningitis haemorrhagica interna").

Daß ganz allgemein der *hämorrhagischen Diathese bei den verschiedensten Erkrankungen* eine große Bedeutung hinsichtlich der Genese subduraler Hämatome zugemessen werden muß, betonten wir schon mehrmals. Auch für *Infektionskrankheiten* gilt das, nicht nur für diejenigen, bei denen hämorrhagische und exanthematische Manifestationen im Vordergrund stehen. *Toxisch* bedingte Blutungen sind so gut wie bei allen infektiösen Erkrankungen möglich. Derartig zustande gekommene subdurale Hämorrhagien sind streng genommen *keine entzündlichen*. Wir führten aber schon aus, daß hier die Grenzen zu den echt entzündlich bedingten Blutungen keine scharfen sind. Es gibt *Übergänge,* und es ist für die Mehrzahl der wirklich entzündlichen Blutungen nicht möglich, den theoretisch zu fordernden Nachweis der Krankheitserreger auch in den sekundären Manifestationen unter der harten Hirnhaut zu führen. Man wird die Berechtigung, in solchen Fällen von einer wirklichen Pachymeningitis haemorrhagica interna zu sprechen, nicht ableugnen können. Doch ist dieser Begriff mehr ein pathologisch-anatomischer, und es dürfte ebensosehr *aus klinischen Gründen* berechtigt sein, auch hier von *subduralen Blutungen* zu sprechen.

Ein Prototyp wirklich entzündlicher oder pachymeningitischer Veränderungen sind bei Kindern, ebenso wie bei Erwachsenen, *Blutungen auf eindeutig infektiöser Grundlage bei infektiösen Prozessen der Nachbarschaft,* solche, die vom Gehirn, den weichen Hirnhäuten, dem Ohr, der Nase und ihren Nebenhöhlen ausgehen. Die Verhältnisse liegen hier meist recht klar, wir besprachen schon im Kapitel „Ätiologie" derartige von ROTH mitgeteilte Autopsiefälle. Sein 2. Fall von Pachymeningitis haemorrhagica interna betraf einen 9 Monate alten Säugling mit Otitis media.

Betreffs der echten Pachymeningitis haemorrhagica interna bei *Infektionskrankheiten* und bei der *Tuberkulose* verweisen wir auf unsere Ausführungen im Kapitel „Ätiologie".

GOEBEL denkt hinsichtlich mancher Fälle, die im Verlauf der Erkrankung ein akutes encephalitisches oder meningitisches Bild zeigen, an eine infektiöse Ursache, vielleicht eine Viruskrankheit (falls nicht Lues vorliege).

Besondere Verhältnisse haben wir im Kindesalter bei der letzten Form einer „Pachymeningitis" vor uns, der *luischen.* Die verschiedenen Manifestationen einer *angeborenen Syphilis* an der harten Hirnhaut erwähnten wir oben. HEUBNER hat als einer der ersten 1881 auf die „Pachymeningitis bei hereditärer Syphilis" hingewiesen. Er hatte beobachtet, daß hereditär syphilitische Kinder zuweilen nach Abheilung der äußeren Krankheitszeichen, der Exantheme, Schleimhautplaques usw., unter Hirnerscheinungen zugrunde gingen. Bei der Autopsie fand man an verschiedenen Stellen der Durainnenfläche (in einem eigenen Fall HEUBNERs an der Dura mater der Konvexität, der Falx, auch an einem Teil der Basis) Auflagerungen und Blutungen im Sinn der Pachymeningitis haemorrhagica interna. Schon HEUBNER aber hat klar erkannt, daß derartige Blutungen bei hereditärer Lues *auch durch eine allgemeine hämorrhagische Diathese* bedingt sein können. Die schwere angeborene Syphilis gebe sich oft nur durch diese zu erkennen, besonders die während des Fetallebens. — Weitere Fälle von Pachymeningitis haemorrhagica interna sind dann von DOEHLE, WEYHE, OPPOLZER, D'ASTROS, CASTENS, SCHMINCKE und ROSENBERG mitgeteilt worden. ROSENBERG betont, daß weder klinisch noch pathologisch-anatomisch die Pachymeningitis haemorrhagica interna bei der Lues congenita sich von den sonstigen Formen unterscheide. Ob dies anatomisch *immer* der Fall ist, dürfte aber wohl nicht ganz sichergestellt sein. — Daß neben subduralen Blutungen schwerste sonstige Schädigungen des Gehirns (Hydrocephalus usw.) durch Lues verursacht werden können, ist ja bekannt.

Fassen wir unsere Ausführungen über *die Ätiologie der subduralen Blutungen im Kindesalter zusammen,* so können wir keine grundsätzlichen Unterschiede zu den Verhältnissen bei Erwachsenen erblicken. Im einzelnen allerdings haben wir zweifellos mit besonderen ätiologischen Formen und mit Unterschieden zu rechnen. *Die traumatische Ätiologie ist wohl sicher die häufigste,* bei ganz jungen Kindern diejenige auf Grund des Geburtstraumas, bei älteren die durch von außen kommende Traumen. Eine weitere sehr wichtige Gruppe stellen die Blutungen *infolge hämorrhagischer Diathese dar.* Eine solche Diathese kann sich bei den verschiedensten Erkrankungen, besonders *Infektionskrankheiten,* finden; oft wird sie auf einer *C-Avitaminose oder C-Hypovitaminose* beruhen. Bei letzterer sind die Blutungen allerdings seltener *primär* auf den Vitaminmangel zurückzuführen, dieser wirkt mehr *prädisponierend.* Eine 3. Gruppe stellen *wirklich entzündlich bedingte Blutungen* dar. Wir rechnen unter diese auch die Blutungen bei der hereditären Syphilis, die jedoch ebenso gut oder wohl noch häufiger lediglich durch eine hämorrhagische Diathese verursacht sein können.

4. Symptomatologie und Diagnostik des kindlichen Subduralhämatoms.

a) Bei älteren Kindern. Die *Symptomatologie und Diagnostik des subduralen Hämatoms im Kindesalter* bietet gegenüber den Verhältnissen beim Erwachsenen besonders bei Neugeborenen und Kindern des frühen Lebensalters Besonderheiten. *Bei älteren Kindern sind die Unterschiede nur gering;* doch fiel uns auf, daß bei den drei kindlichen Fällen unseres Stockholmer Krankengutes, die traumatisch bedingt waren, kein eigentliches *freies Intervall* bestand. Die Symptome schlossen sich hier unmittelbar an den Unfall an, jedoch zeigte der Verlauf ebendieselbe eigenartige *Inkonstanz* und dieselben *Remissionen,* wie wir das vom chronisch-traumatischen Subduralhämatom des Erwachsenen her kennen. Die Unregelmäßigkeit und *Diskrepanz der einzelnen zu findenden Krankheitszeichen* gilt auch für die kindlichen Blutungen.

Aus dem Schrifttum geht nicht klar hervor, *ob das freie Intervall nach Kopftraumen bei Kindern wirklich weniger häufig* vorhanden ist als bei Erwachsenen. *Sehr oft,* weit häufiger als bei Erwachsenen, *kann man bei Kindern allerdings gar keine Traumaanamnese erheben.* Sollte ein freies Intervall bei Kindern in der Tat selten sein, so würde dies vielleicht doch im Sinn eines bei Kindern verschiedenen Mechanismus der Entstehung des Hämatoms sprechen. Wir erwähnten bereits die Ansicht NAFFZIGER und BROWNs, die für das Wachsen des kindlichen Subduralhämatoms eine fortgesetzte frische Blutung annehmen. Diese Verhältnisse bedürfen weiterer Untersuchung.

b) Bei Neugeborenen. Wie ist die Symptomatologie und die Diagnostik des *Geburtshämatoms?* Sicher ist wohl, daß manche Fälle ein asphyktisches Bild darbieten, oft mit Krämpfen nach der gelungenen Wiederbelebung. HENSCHEN bezeichnet die Zeichen der auf der *Konvexität,* über den motorischen Rindenfeldern liegenden Hämatome des Neugeborenen als noch „leidlich deutlich". Oft sei auch ein freies Intervall von mehreren Stunden bis zu 11—12 Tagen zu beobachten. Im übrigen ist es aber verständlich, daß die neurologischen und allgemein klinischen Zeichen auch umschriebener und größerer Hämatome bei dem unfertigen Nervenleben des Neugeborenen „oft wenig scharfe" (HENSCHEN) sind.

In das wechselvolle *Symptomenbild der Konvexitätshämatome* gehören: motorische Unruhe oder ein mehr apathischer, von plötzlichem Schreien abgelöster Zustand, Pulslosigkeit, primäre Spannung und Vorwölbung der großen Fontanelle, die bei einseitigem Hämatom in ihren beiden Hälften einen deutlichen *Spannungsunterschied* darbieten kann; Pupillendifferenz bei einseitigem Hämatom; Steigerung der Reflexerregbarkeit, positiver Babinski; Verlangsamung von Puls und Atmung; konjugierte Deviationen des Kopfes und der Augen; Stöße, Zittern und Rigidität der Extremitäten, epileptiforme lokalisierte oder allgemeine Krämpfe; subnormale, normale oder, bei mehrtägiger Dauer, auch leicht gesteigerte Temperatur (HENSCHEN).

Viel unbestimmter sind die Erscheinungen *infratentorieller Hämatome.* Nach SEITZ können ausschließlich um die Medulla sitzende Extravasate, falls sie wenig umfangreich sind, tagelang ohne Symptome bestehen, bis unvermutet Erscheinungen plötzlicher und anfallsweiser *Cyanose* und *Atmungskrämpfe* einsetzten und wenige solcher Anfälle rasch zum Tode führten.

HENSCHEN bezeichnet als kennzeichnend für peribulbäre Extravasate: eine primär weiche und pulsierende Fontanelle bei apathisch somnolentem Zustand und auf Gesicht, Schädel und Hände begrenzte Cyanose, fehlendes Schreien trotz sonstiger Zeichen gelungener Wiederbelebung, Nackensteifigkeit, unregelmäßiger, von anfallsweiser Apnoe unterbrochener Atmungsrhythmus.

Es ist das Verdienst HENSCHENs, die Möglichkeit des *diagnostischen und therapeutischen Vorgehens* bei solchen Geburtshämatomen schon vor 25 Jahren betont zu haben. Da auch bei diesen Hämatomen die Lumbalpunktion einen klaren, nicht blutigen Liquor ergeben kann, so schlug er die *ein- oder beidseitige Probepunktion des kranialen Subduralraums mit dicker Hohlnadel im äußersten Seitenwinkel der großen Fontanelle* unter und parallel dem Scheitel- oder Stirnbein vor. Ermögliche die Punktion, die auch von der kleinen Fontanelle ausgeführt werden kann, die Diagnose eines Konvexitätshämatoms, so könne dieses durch die gleich angeschlossene *Aspiration,* falls es flüssig sei, oft beseitigt werden. Sei aber das Hämatom geronnen oder bessere sich der Zustand nicht bald, so dürfe man mit der *operativen Ausräumung des Hämatoms* nicht lange zögern. Wir werden auf diese therapeutischen Gesichtspunkte noch nachher eingehen.

Ob, wie das unter anderen HENSCHEN vorschlug, bei *infratentoriellen oder peribulbären Hämatomen* die Lumbalpunktion oder die cervicale Spinalpunktion zwischen 2. und 3. Halswirbel ein der Fontanellenpunktion bei Konvexitätshämatomen gleichwertiges *diagnostisches* Verfahren darstellt, ist wohl nicht ganz sichergestellt. — Die von ihm wiedergegebenen „ausgezeichneten Erfolge" französischer Autoren mit wiederholten *therapeutischen* Lumbalpunktionen (im 4. Lumbalspalt) sind anscheinend von dem späteren Schrifttum nicht recht bestätigt worden.

c) **Im Säuglingsalter.** Klarer als bei Neugeborenen ist das klinische Bild subduraler Hämatome im *Säuglingsalter* und überhaupt bei Kindern des 1. und 2. Lebensjahres. Es ist im Gegensatz zu dem des Geburtshämatoms, das meistens Geburtshelfer beobachten, von vielen Pädiatern ausführlich beschrieben worden; wir verweisen besonders auf die Darstellung ROSENBERGs (1921). In den letzten Jahren sind gehäuft auch von chirurgischer, insbesondere neurochirurgischer Seite Abhandlungen über das chronische Subduralhämatom des Kindesalters erschienen. Das, was in den ersten Lebensmonaten und -jahren am stärksten auffällt, ist ein *Wachstum des Kopfes.* Schon HEUBNER hat vor über 50 Jahren klar erkannt, daß dieser „Hydrocephalus" nicht mit dem allgemeinen kongenitalen oder auch erworbenen Hydrocephalus verwechselt werden darf. Meist folge ein solches *hydrocephalisches Stadium* einem *akuten,* das sich durch plötzlichen Beginn mit Konvulsionen und oftmaligen Wiederholungen derselben bei Fehlen von Lähmungen kundtue. ROSENBERG bezeichnete die Veränderung des Schädels als *Haupt- und erstes Symptom,* das allen Spielarten der Krankheit eigen sei und während des Säuglingsalters niemals vermißt werde.

Mitunter sei die auffallende Größe des Schädels mehr für das Auge als für das Metermaß faßbar. Der gemessene Umfangszuwachs scheine selbst auf der Höhe der

Erkrankung 5—6 cm nur sehr selten zu übersteigen. ROSENBERG fand in einigen Fällen ein sprunghaftes Wachstum des Schädels. Die rapideste Vergrößerung, um 4 cm in 8 Tagen, fand er gelegentlich eines Rezidives. Das dem pachymeningitischen Schädelwachstum *eigentümliche schubartige Wachstum* sei ein getreues Abbild der intrakraniellen, oft stillstehenden und dann sich wieder ausdehnenden intrakraniellen Flüssigkeitsansammlung. Die *Haut* nehme auch in den größten Umfängen niemals das glänzende Aussehen der Oberfläche an wie bei den großen Formen des Hydrocephalus internus.

Das Wachstum des Schädels wird deutlich auch ohne Messung durch das *Größerwerden der Fontanelle.* Gleichzeitig kommt es zu *Nahtdiastasen* aller Nähte des Hirnschädels. Die Fontanellen und auch die Suturen sind oft *gespannt* und können *pulsieren.*

Wird die Spannung infolge der starken Ausdehnung des Schädels zu groß, so kann in sehr seltenen Fällen nach GRAEFE und ROSENBERG der „pachymeningitische Erguß" durch die Kopfhaut hindurch sichtbar werden. In 2 Fällen des letzteren Autors trat zu beiden Seiten der Mittellinie der großen Fontanelle eine bläulichgraue, transparente, ovale, flächenhafte Verfärbung in Erscheinung (s. Abb. 36). Das Symptom sei nach einigen Wochen wieder verschwunden.

PEET und KAHN, NAFFZIGER und BROWN und andere Autoren der letzten Jahre heben in gleicher Weise das kennzeichnende Wachstum des Kopfes hervor. Nach den ersteren Autoren werde es selten vor dem Alter von 4 Monaten beobachtet.

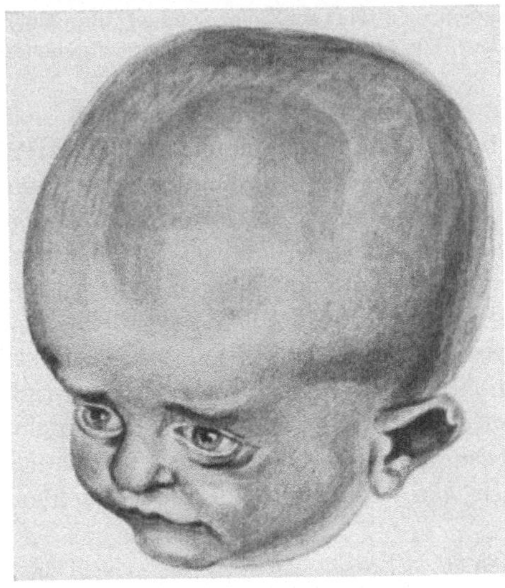

Abb. 36. Subdurales (transparentes) Hämatom bei einem Säugling. Gleichzeitig beachte man den „Hydrocephalus externus". (Nach ROSENBERG.)

Obwohl die Gestalt des Kopfes der bei echtem Hydrocephalus ähnele, sei *der Ausdruck des Gesichtes verschieden.* An Stelle eines apathischen Gesichtsausdrucks sei ein heller und munterer Ausdruck vorhanden; in den weit vorgeschrittenen Stadien könne er jedoch fehlen.

Bei *Perkussion* über der Scheitelgegend hört man einen dumpfen Ton, während beim Hydrocephalus der Schall ein tympanitischer ist (MCEWENs Zeichen). Der Schall unterscheide sich deutlich von dem mehr höheren über einem subduralen Hämatom eines Erwachsenen (PEET und KAHN).

Nach ROSENBERG soll sich, wenn die Krankheit ihren Höhepunkt überschritten habe und eine (angenommene) Resorption der Flüssigkeitsbildung im Schädel beginne, d. h. nach 2—5 Monaten, der Schädelumfang wieder verringern, jedoch sehr selten um mehr als 2 cm. Es scheint das aber, wie aus einer Kurve der ROSENBERGschen Arbeit hervorgeht, mehr im Anschluß an eine Fontanellenpunktion der Fall zu sein.

Außer dem Schädelwachstum sind bei kindlichen Subduralhämatomen *Konvulsionen sehr häufig.* Motorische Unruhe, automatische und Zwangsbewegungen der Extremitäten, Grimassieren, choreatiforme Bewegungen sind ebenfalls nicht selten zu beobachten.

Mit solchen Hirndruckerscheinungen geht *oft cerebrales Erbrechen* einher. Es soll sich am längsten von allen Erscheinungen halten und sich anläßlich eines Rezidives wieder einstellen. Ferner finden wir auch beim Säugling *Kopfschmerzen,* die Kinder greifen weinend nach ihrem Kopf (ROSENBERG). *Verstärkte Reizbarkeit,* weinerliches Wesen soll in mehr als der Hälfte aller Fälle vorkommen, *Somnolenz, Sopor und Koma* finden sich wie bei Erwachsenen.

Betreffs der objektiven neurologischen Krankheitszeichen verweisen wir auf unsere früheren Ausführungen. Hier erwähnen wir kurz nur einige Besonderheiten, die das Krankheitsbild bei Säuglingen und Kindern des frühen Lebensalters aufweist.

Nach ROSENBERG leitet in mehr als der Hälfte der Fälle ein *Krampfanfall* das „akute Stadium" ein. Die Krämpfe sind klonisch, tonisch oder gemischten Charakters und sind meist allgemeine. Sie sollen ganz den tetanischen gleichen. *Reflexsteigerung, Hypertonien und Spasmen der Extremitäten,* besonders der unteren, sodann Fuß- und Patellarklonus, KERNIGsches Zeichen sind daneben festzustellen.

Häufig sind beim Kind Nystagmusbewegungen der Augen, entweder als isolierte und einzige Augenmuskelveränderung oder kombiniert mit Strabismus. Als sehr wichtig müssen die krankhaften Veränderungen des Augenhintergrundes gelten. *Netzhautblutungen* sollen nach FINKELSTEIN, GÖPPERT, ROSENBERG u. a. *bei gleichzeitiger Anwesenheit einer Schädelvergrößerung pathognomonisch* für die „Pachymeningitis haemorrhagica interna" sein; ROSENBERG fand sie bei einem Drittel seiner Fälle. Ihr Sitz könne alle Teile der Netzhaut betreffen; die Blutungen können in Form von Punkten, Streifen oder größeren Flächen erscheinen. Sie können auch direkt an den erweiterten Venen liegen. Hier liegen ganz ähnliche Verhältnisse wie bei Erwachsenen vor (s. oben). — Daß sich auch *Stauungspapillen* oder eine Neuritis optica bzw. Opticusatrophie feststellen lassen, ist nicht verwunderlich.

Der *Verlauf der kindlichen Erkrankung* kann, ähnlich wie beim Erwachsenen, ein sehr schneller sein; er kann aber auch Monate andauern und erst nach längerer Zeit zum tödlichen Ende führen, falls nicht vorher erfolgreich therapeutisch eingegriffen wird. Ob es, wenn einmal *schwere* Erscheinungen vorhanden sind, zu *spontanen* Heilungen kommt, scheint uns nicht sicher gestellt zu sein. Es ist das ja auch schwer objektiv festzustellen. Im Gegensatz zu ROSENBERG sind andere Autoren, besonders amerikanische Neurochirurgen, die sich gerade mit dem *kindlichen* Hämatom näher befaßten, sehr skeptisch.

Die **Diagnose** *einer Subduralblutung bei Kindern* folgt rein klinisch ähnlichen Linien wie bei Erwachsenen. Eine Traumaanamnese fehlt bei Säuglingen meist. Die oben angeführten subjektiven Krankheitszeichen legen aber im Verein mit den objektiven Befunden den *Verdacht* auf eine Subduralblutung recht oft nahe. Besonders wichtig, ja wohl pathognomonisch, ist das auffallende, fast hydrocephalusähnliche *Wachstum des Kopfes* (mit erweiterten und prominenten Fontanellen). Es wird gewöhnlich begleitet von *Krampfanfällen, verstärkter Reizbarkeit, Erbrechen* und, falls vorhanden, sehr kennzeichnenden *Netzhautblutungen.* Sonstige neurologische krankhafte Zeichen können die Verdachtsdiagnose eines Hämatoms weiter stärken.

Um sie zu sichern, ist, ebenso wie bei den Subduralblutungen Neugeborener, die *Punktion der großen Fontanelle das beste diagnostische Verfahren.* ROSENBERG sagt von dieser Methode, daß sie „hervorragend geeignet sei, uns in fast jedem zweifelhaften Fall ein eindeutiges Resultat zu liefern". Wie bei meningealen

Erkrankungen die Lumbalpunktion, so sei bei „Pachymeningitis" die Fontanellenpunktion auszuführen. Auch von anderen Autoren wird der große Wert der Fontanellenpunktion betont. PEET und KAHN geben an, daß man bei subduralem Hämatom gerade nach dem Durchstoßen der membranösen Fontanelle auf das Extravasat stoße, im Gegensatz zum wahren Hydrocephalus, bei dem der Ventrikel gewöhnlich in einer Tiefe von 1—2 cm getroffen und farblose Ventrikelflüssigkeit abgesogen wird. Die Flüssigkeit eines Subduralhämatoms variiert von leicht strohgefärbtem Aussehen bis zu reinem Blut und strömt mit jedem Schrei des Kindes aus der Nadel. NAFFZIGER und BROWN empfehlen die *Vornahme der Punktion am lateralen Rand* der vergrößerten vorderen Fontanelle; unter beständigem Saugen wird der Hämatominhalt, falls er vorhanden ist, aspiriert.

Bei richtiger Technik dürfte die Punktion gefahrlos sein. Ganz harmlos ist sie aber wohl nicht. Es sind doch Todesfälle nach Fontanellenpunktion bekannt (Blutungen bei Punktion allerdings des *Sinus* longitudinalis, siehe die Statistik über 7 eigene derartige Fälle von BENNHOLDT-THOMSEN).

ROSENBERG konnte nie eine Schädigung der punktierten Kinder feststellen, auch nicht bei Nachsickern von Liquor, das bisweilen bei negativen Fällen vorkommt und zu zeitweiligem Ödem der Kopfhaut führen kann.

Die Fontanellenpunktion kann auch in ausgezeichneter Weise zur *röntgenologischen (Luft-)Darstellung* des Hämatomsackes verwandt werden. Die Beidseitigkeit und die Ausdehnung eines Prozesses sind durch sie exakt festzustellen. Eine Ventrikulographie ist ebenfalls möglich.

Daß auch bei den Hämatomen der Säuglinge und Kleinkinder die *Lumbalpunktion* nicht imstande ist, diagnostische Sicherheiten zu liefern, braucht nicht mehr besonders betont zu werden. Auch hier kann man gelegentlich auf einen xanthochromen Liquor treffen.

Ebenso wichtig wie bei Erwachsenen ist bei Kindern die Untersuchung auf das etwaige Vorliegen einer *hämorrhagischen Diathese,* um bei Blutungen, die *nicht eindeutig·traumatisch* bedingt sind, nach Möglichkeit auch eine kausale Diagnose stellen zu können.

5. Behandlung des kindlichen Subduralhämatoms.

Bei der Besprechung der Diagnostik des Subduralhämatoms der Neugeborenen erwähnten wir bereits die *Aspirationsbehandlung* derartiger Blutungen. Sie kommt ebenso für die Hämatome von Säuglingen und etwas älteren Kindern in Frage. Die Geschichte dieser Behandlungsmethode ist alt: LEGENDRE, BÉRARD, v. GRAEFE (bei ROSENBERG) haben sie schon angewandt. ROSENBERG selbst spricht ihr allerdings keinen besonderen Wert zu, nur in einem Falle sei durch ausgiebige Punktion eine schnelle Resorption des Ergusses angebahnt worden, im übrigen stelle sich fast regelmäßig der punktierte Erguß innerhalb weniger Stunden wieder her; auch Wiederholungen der Punktionen änderten hier nichts. An die Gefahr der Infektion, trotz Wahrung sorgfältigster Asepsis, sei ebenfalls zu denken. Da ROSENBERG auch die andere Methode der *operativen Inangriffnahme* des Hämatoms in Gestalt seiner Eröffnung und Drainage versagte (er hat anscheinend aber nur zwei *infizierte* „pachymeningitische Cysten" auf diese Weise behandelt), so äußerte er sich abschließend über den Wert einer Behandlung sehr pessimistisch: man stehe vor einem Nichts, und es biete sich auch kein Ausblick auf eine Therapie, die die Krankheit an ihrer Wurzel erfasse.

Nachuntersuchungen von 11 Kindern Rosenbergs, die im Säuglingsalter bzw. frühen Kindesalter eine „Pachymeningitis haemorrhagica interna" durchgemacht hatten, ergaben: 2 Idioten, 3 Imbezille, 1 schwerer Neuropath, 1 Stotterer, 2 Bettnässer (davon 1 Opticusatrophie) und nur 2 normale Kinder!

Ganz so negativ braucht man jetzt wohl nicht mehr eingestellt zu sein. Es finden sich in der letzten Zeit doch mehrere hoffnungsvolle Berichte über erfolgreiche Behandlungen subduraler Hämatome bei Kleinkindern. Daß die Behandlung bei ihnen, im Gegensatz zu älteren Kindern und zu Erwachsenen, mit ungleich größeren Gefahren und Mißerfolgen belastet ist, darf nicht verwundern und wird auch überall betont. Es berechtigt das aber nicht zu allzu pessimistischen Ansichten.

Peet und Kahn, die 1930 über 9 Subduralhämatome bei Kindern berichteten, glauben, daß sich nur solche Fälle spontan oder nach wiederholten Punktionen der Fontanellen erholen können, bei denen die äußere Hämatommembran sehr dünn ist, so dünn, daß sie kaum auf der inneren Oberfläche der Dura sichtbar ist, selbst wenn viel Hämatomflüssigkeit vorhanden sei. Bei dickeren Membranen (Bestimmung durch ein Bohrloch) sei operativ vorzugehen. Sie legen einen mäßig großen *osteoplastischen Lappen* über der Frontoparietalgegend an, inzidieren die Dura, versorgen die mittleren Meningealgefäße mit Clips und entfernen dann die äußere, blauschwärzliche gelatinöse Membran, ohne dabei zu weit zu gehen. Auch die innere Membran, die milchigweiß oder von transparenter Beschaffenheit ist, wird von der Arachnoidea soweit wie möglich entfernt, die Dura dann geschlossen und der Knochenlappen ohne Dekompression zurückgeschlagen. Unter Umständen anschließend Transfusion.

Handelt es sich um ein *beidseitiges Hämatom,* so wird der Subduralraum gegenüber der zu operierenden Seite zuerst *punktiert,* dies, um eine Verschiebung des Gehirns mit Druck auf den Hirnstamm durch die Flüssigkeit auf der unoperierten Seite zu verhindern. Die Autoren meinen, daß sie 3 Kranke infolge eines solchen Mechanismus verloren haben. Wenn man mit der Punktion der anderen Seite warte, bis die Operation auf der einen Seite beendet ist, so könne der Druck dann so niedrig sein, daß man nur wenig Flüssigkeit erhalte. Die eigentliche Operation wird auf der 2. Seite erst einige bis 10 Tage nach dem 1. Eingriff vorgenommen.

Die operative Mortalität war bei dem Krankengut Peet und Kahns eine sehr hohe.

Bemerkenswert ist, daß sich bei 8 von ihren 9 Fällen ein beidseitiges Hämatom fand. In einem Fall kommunizierten die Hämatome unter der Falx.

Sherwood (1930) behandelte seine Fälle mit wiederholten Aspirationen, ohne Operation. Die Mortalität war niedrig, aber der Prozentsatz zurückbleibender geistiger Störungen anscheinend ein recht hoher.

Naffziger und Brown (1934) nahmen mehr einen Zwischenstandpunkt ein. Sie wandten bei einigen Fällen die Aspiration an, bei anderen drainierten sie die Säcke durch kleine Öffnungen, kombinierten auch beide Methoden, benutzten aber nicht den osteoplastischen Lappen. Von ihren 5 Kranken starben 2 (1 an Pneumonie), 1 wurde nur gebessert, 1 war anscheinend gesund, 1 noch in Behandlung. — Die Zahlen sind zu klein, um sichere Richtlinien aus ihnen ableiten zu können.

Die Behandlung des Subduralhämatoms des Neugeborenen und des Kleinkindes ist noch in der Schwebe. Fast mehr noch als beim Erwachsenen ist jeder Fall individuell zu behandeln. *Größte Rücksicht muß auf den Allgemein-zustand des Kindes genommen werden,* er bestimmt oft die Art des Vorgehens. Reine *osteoplastische Methoden* scheinen mit einer sehr hohen operativen Mortalität belastet zu sein, wenn sie wohl auch bei erfolgreicher Durchführung gute Dauerresultate ergeben. Die bloße *Aspirationsbehandlung,* auch die wiederholte, führt nur bei einem kleinen Bruchteil von Fällen zum gewünschten Erfolg, die Endergebnisse scheinen nicht immer befriedigende zu sein. *Vorläufig dürfte ein kombiniertes Verfahren als das günstigste anzusprechen sein: Aspiration, und wenn diese nicht bald zu Besserung führt, Entleerung des Hämatoms und Entfernung der sichtbaren Membranen* durch eine kleine Trepanationsöffnung in der Scheitel- oder Schläfengegend.

Die Entfernung der Membranen, neben der äußeren auch der inneren, halten wir für besonders wichtig. *Das Gehirn muß sich wieder ausdehnen können* (s. die Ausführungen im nächsten Kapitel). Sodann wies KAHN mit Recht darauf hin, daß ohne die Entfernung der Membranen sich wieder Flüssigkeit in dem Sack ansammeln kann. Sie kommt als Dialysat durch die dünnwandigen Gefäße der Membran.

Oft wird es zu empfehlen sein, am Schluß des Eingriffes ein *Durafenster* anzulegen, mit Hilfe dessen die endgültige Resorption des Ergusses und die Wiederausdehnung des Gehirns schneller vonstatten gehen kann.

Wichtig ist es, den Hämatominhalt nicht allzu plötzlich abzusaugen oder abzulassen; eine akute intrakranielle Druckänderung wirkt sich gerade bei Kindern verhängnisvoll aus. NAFFZIGER und BROWN sahen bei solchen Fällen akutes Ödem des Gehirns. Am sichersten wird es sein, eine oder mehrere Punktionen der darauf folgenden chirurgischen Entleerung vorangehen zu lassen.

NAFFZIGER und BROWN nahmen die Entleerung des Hämatomsacks mittels querer Incisionen über den vorderen Fontanellen vor. Bei einigen ihrer Fälle war es notwendig, später wieder zu aspirieren, dort, wo sich Flüssigkeit von neuem ansammelte. Nach solchen Punktionen blieben die Fontanellen, die ja ein recht zuverlässiges Manometer dar-stellen, weich.

Zwei interessante operative Einzelbeobachtungen mögen abschließend erwähnt werden. Die eine betrifft den schon oben erwähnten Fall von GILMAN und TANZER, einen 16 Monate alten Knaben mit *Skorbut* und linksseitigem Subduralhämatom. Dieses wurde von einem Bohrloch in der Scheitelgegend aus entleert und drainiert. Baldige und vollständige Er-holung. — Der 2. Fall stammt ebenfalls aus der Mayoklinik, von LOVE: bei einem 21 Tage alten neugeborenen Knaben (*eineiiger Zwilling,* gesunder Bruder), der mittels VEIT-SMELLIE-schen Handgriffes entbunden war, entwickelte sich ein intrakranieller raumbeengender Prozeß im Anschluß an die Geburt. Das Vorderhorn des rechten Seitenventrikels wurde durch die vordere Fontanelle punktiert, man erhielt leicht hämorrhagische Flüssigkeit, Luft wurde injiziert, das *Ventrikulogramm* zeigte einen erweiterten rechten Ventrikel und einen schief stehenden und nach rechts verdrängten 3. Ventrikel. Das linksseitige Hämatom wurde von einem Vertikalschnitt vor dem linken Ohr und einer mittels Messer und Schere angelegten Knochenöffnung aus mit der sichtbaren Membran entleert bzw. entfernt, Spülung der Höhle mit physiologischer Kochsalzlösung, Drainage für 2 Stunden. Baldige völlige Heilung.

So hoch noch die Mortalität bei der Behandlung der Subduralhämatome des Neugeborenen und Kleinkindes im ganzen genommen sein mag, so darf man doch von weiteren Erfahrungen Günstiges erwarten. Bei der so sehr ungünstigen Prognose der Erkrankung sind wir verpflichtet, therapeutisch alle Möglichkeiten auszunützen. Im Gegensatz zu den allermeisten Hydro-cephalusfällen ist *das oft mit Hydrocephalus verwechselte und oft übersehene subdurale Hämatom des Kleinkindes der chirurgischen Behandlung zugänglich.* Es muß ihr daher weit mehr als früher auch *zugeführt* werden.

XIII. Die Behandlung des subduralen Hämatoms.

Während die Behandlung des subduralen Hämatoms im frühen Kindesalter, die wir im letzten Kapitel schilderten, noch nicht ganz stabilisiert ist, folgt diejenige des Hämatoms Erwachsener, auf die im Folgenden einzugehen ist, doch schon recht weitgehend einheitlichen Richtlinien. Zwar sind auch hier über die beste Art des Vorgehens noch verschiedene Ansichten vorhanden, und selbstverständlich muß auch beim Hämatom des Erwachsenen und des älteren Kindes ein jeder Fall individuell behandelt werden, aber über das Prinzipielle besteht absolute Einheitlichkeit: *ist ein Subduralhämatom vorhanden, so muß es operiert werden.* Auch wenn wir wissen, daß ganz geringfügige *akute* Blutungen spontan resorbiert werden können, und auf der anderen Seite, daß die vorhandene Subduralblutung nur einen kleinen Teil der gesamten schweren Hirnverletzung darstellen kann, so wird man dennoch in beiden Fällen probebohren müssen, um den Umfang der Blutung festzustellen und alles zu tun, wenigstens diesen Schaden zu eliminieren. Wir müssen also bei ernsteren klinischen Erscheinungen infolge akuter Kopftraumen, bei denen sich der Verdacht auf das Vorliegen einer stärkeren Subduralhämorrhagie ergibt, diesen Verdacht in eine positive oder negative Gewißheit verwandeln und danach handeln. Bei Symptomen infolge *chronischer* Hämatome ist die Operation in jedem Fall unerläßlich.

1. Die operativen Methoden.

Bereits im Kapitel „Diagnose" wurde auf die für die Erkennung subduraler Hämatome notwendigen Schritte eingegangen. Wir können es mit *verschiedenen Situationen* zu tun haben.

Ergibt sich bei einer osteoplastisch angelegten Operation der Überraschungsbefund eines Hämatoms, nachdem man etwa wegen Tumorverdachts die Operation begonnen hatte, so ist der Eingriff mit der Entleerung des Hämatoms und der Entfernung der Membranen, soweit letztere möglich ist, zu beenden und der Knochenlappen wieder einzufügen. Nur bei in der Temporalgegend angelegten Lappen empfiehlt sich ein subtemporales Ventil.

Wie aber gestaltet sich das Vorgehen, wenn auf Grund des klinischen Bildes oder aber, bei unsicherem klinischen Befund, auf Grund der Probebohrung das Vorhandensein eines Hämatoms anzunehmen oder sichergestellt ist? Soll man hier *osteoplastisch* vorgehen oder kann man sich mit der Ablassung des Hämatominhaltes von der *Probetrepanationsöffnung* aus begnügen? Es gibt noch eine 3. Möglichkeit, die *Entleerung des Hämatoms am Orte der Wahl,* von einer kleineren Trepanation aus, ähnlich durchgeführt wie bei der subtemporalen Entlastung.

Je nach dem vorliegenden Befund und natürlich mitbedingt durch gewonnene Erfahrungen sind bei den in der OLIVECRONAschen Klinik behandelten Hämatomkranken die verschiedenen eben erwähnten operativen Methoden zur Anwendung gekommen. Auf Einzelheiten gehen wir noch ein; schon hier sei aber gesagt, daß wir als *das Normalverfahren* — bei sicheren Fällen — *das kombinierte Verfahren* ansehen: die in der Scheitel-Schläfenbeingegend vorzunehmende Trepanation ohne osteoplastischen Lappen, die eine Entleerung des Hämatoms und eine teilweise Entfernung der Membranen gestattet. Ob man zwecks ganz gesicherter Diagnose vorher noch eine Probebohrung über den Hinterhörnern (mit unter Umständen Ventrikulographie) vornehmen will, hängt von dem Grad der Wahrscheinlichkeit der klinischen Diagnose ab und ist daher keine therapeutische Maßnahme.

Im Schrifttum ist eine recht große Unterschiedlichkeit hinsichtlich des Vorgehens *im einzelnen* vorhanden. Während viele Operateure die osteoplastische Operation als das beste und sicherste, weil radikalste Vorgehen ansehen, sind andere mehr für die Anlage kleiner Knochenöffnungen. Wieder andere begnügen sich mit einfachen Bohrlöchern und einer von hier aus durchzuführenden Drainage des Blutsackes.

a) Die einfache oder mit Spülung kombinierte Entleerung durch Bohrlöcher.

Die letzterwähnte Methode, die *Anlage eines Bohrloches und darauffolgende Drainage,* kann in verschiedenen *Modifikationen* durchgeführt werden.

Es ist möglich, lediglich ein *kleines Bohrloch* über einer Hemisphäre anzulegen und die *Hämatomflüssigkeit zu entleeren,* die *Kapsel aber unberührt* zu lassen.

Ausnahmsweise wurde bei 2 Fällen unseres Stockholmer Krankengutes so vorgegangen. Der Grund war, daß es sich bei diesen (Fall 14 und 24) um zwei recht junge Kinder, im Alter von 2 Jahren, handelte. Beide hatten ein von außen kommendes Trauma erlitten. Bei beiden lag ein beidseitiges Hämatom vor. — Das Bohrloch wurde bei beiden Fällen etwa wie zur Ventrikulographie über den *Hinterhörnern* angelegt; bei Fall 14 wurde es auf einer Seite etwas erweitert, beide Fälle wurden drainiert. Der eine, Fall 14, gesundete, der andere, Fall 24, starb 1 Woche nach der Operation an akuter Bronchitis. Bei der Sektion fand sich von dem Hämatom nur noch die Membran.

Ein weiterer Fall (6, 17jähr.), der ebenso behandelt wurde, mußte später osteoplastisch operiert werden, da die Druckerscheinungen wiederkehrten.

Diese einfache Drainage durch ein *einzelnes* Bohrloch wird von manchen Operateuren benutzt. GARDNER behandelte auf solche Weise 8 von seinen 20 operierten Kranken. Er legte das Bohrloch etwa *in der Mitte zwischen Sutura sagittalis und Ohr* an. Bei keinem dieser Fälle war der Versuch der Entfernung irgendeines Teiles der Wandung gemacht worden außer dem unmittelbar unter der Craniotomieöffnung liegenden. 6 Kranke genasen völlig und ebenso schnell wie die mit Kraniotomie und völliger Hämatomentleerung behandelten. 2 Kranke starben, doch nicht infolge der Art des operativen Vorgehens; bei ihnen lagen beidseitige Hämatome vor.

Nicht sehr verschieden gingen McKENZIE (1932), KEEGAN (1933), HORRAX und POPPEN (1935) vor. Letztere legen beidseitig ein Bohrloch an, entleeren das Hämatom und saugen dann noch mit einem in die Höhle eingeführten Katheter ab. Wundschluß *ohne* Drainage, doch oft postoperativ wiederholte Punktion der Höhle mittels Ventrikelnadel.

Die einfache beidseitige Exploration durch Bohrlöcher mit anschließender Entleerung des Hämatoms empfehlen auch KENNEDY und WORTIS für die *akuten Subduralblutungen.* Allerdings empfiehlt es sich dann, auf jeder Seite am vorderen und hinteren KRÖNLEINschen Punkt zu bohren, um nicht ein epidurales Hämatom zu übersehen.

Eine schon etwas weitergehende Modifikation, bei der *größere Teile des Hämatoms und der Membranen entfernt werden,* wurde in weiteren 2 Fällen unseres Krankenguts benutzt. Wir erwähnen sie an dieser Stelle, da als

Kraniotomieöffnung das Bohrloch über den *Hinterhörnern* diente, das dann mit der Knochenzange noch etwas erweitert wurde.

Fall 17 und 18, beides Erwachsene, wurden so operiert. Durch die einkronenstückgroße Öffnung konnte man mittels des Saugers einen großen Teil des flüssigen, zum Teil aber in Organisation befindlichen Hämatoms mitsamt der äußeren Hämatommembran entfernen. Dies ist möglich, da man infolge der oft vorliegenden Schrumpfung des Hirns in einem weiteren Bezirk als lediglich dem der Craniotomieöffnung arbeiten kann. Beide Fälle wurden für 24 Stunden drainiert. Ob der etwas komplizierte postoperative Verlauf des

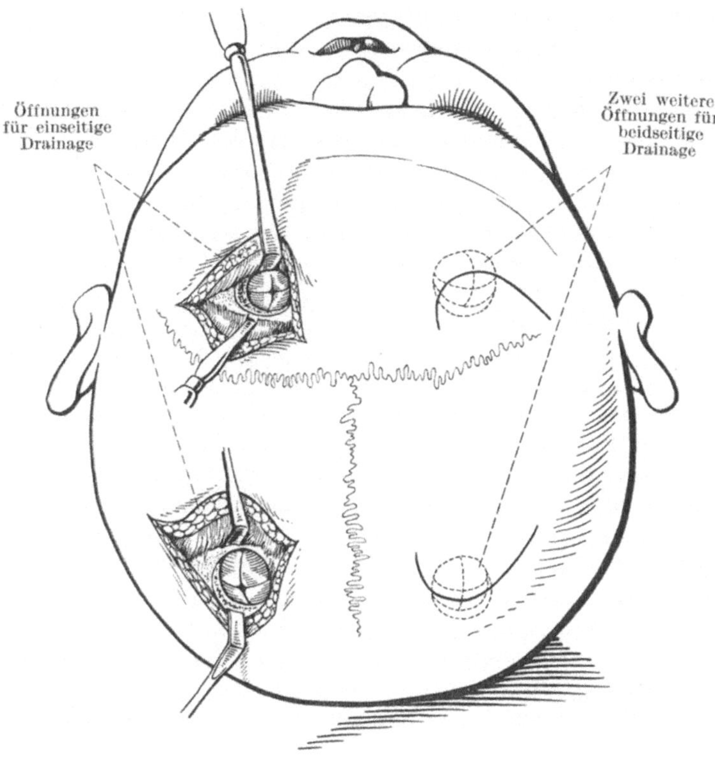

Abb. 37. Operatives Vorgehen von FLEMING und JONES: Anlage von 4 Bohrlöchern zur Entleerung und Spülung des Hämatoms. Die gebogenen Linien rechts zeigen den Typ der Incision.

Falles 18 (klonische Zuckungen in beiden Armen, halbkomatöser Zustand für einige Tage) mit diesem Operationstyp in Beziehung zu bringen ist, möchten wir dahingestellt sein lassen. Das Hämatom reichte auf der einen Seite (es war ein *beidseitiges*) immerhin, wie die postoperative Röntgenaufnahme ergab, vom Occipital- bis zum vorderen Teil des Frontallappens. — Beide Fälle genasen völlig.

Mit *zwei* einfachen *Bohrlöchern auf einer Seite und Drainage* eines jeden wurde nur einer unserer Fälle behandelt, Fall 5. Hier lag ein sehr schwerer Zustand, mit beginnendem Lähmungsstadium, vor. Der Kranke starb 2 Tage nach dem Eingriff in Hyperthermie. Ähnlich, nur noch *mit zusätzlicher Spülung,* wurden 8 Fälle von FLEMING und JONES behandelt (1932). Von diesen starb nur einer, der sich ebenso wie der eben erwähnte Fall aus unserer Serie in extremis befand; im übrigen waren die Resultate sehr befriedigend.

FLEMING und JONES gingen so vor, daß sie in der Frontoparietal- und der Parietooccipitalgegend beider Seiten je 2 Bohrlöcher anlegten (s. Abb. 37). Nach Anlage kleiner

Öffnungen in der Dura zwecks Entleerung des Sacks wurde dieser mit RINGER-Lösung „durch und durch" gespült. Schluß der Weichteilschnitte *ohne* Drainage.

Die recht guten Ergebnisse, die FLEMING und JONES mit dieser Methode hatten, sind beachtlich. Allem Anschein nach wurde von der Membran selbst nichts entfernt, lediglich die Koagel und die flüssigen Massen des Blutsackes wurden entleert. Das Verfahren unterscheidet sich von der einfachen Drainage durch ein Bohrloch, wie sie z. B. GARDNER anwandte, durch die Anlage zweier Bohrlöcher auf einer Seite, eines vorderen und eines hinteren, und die „durch und durch-Spülung". GARDNER selbst hält dieses zusätzliche Vorgehen für nicht notwendig, ihm hat sich die einfache Drainage durch eine einzige Öffnung als befriedigend erwiesen.

Die warme Empfehlung, die FRAZIER der Methode von FLEMING und JONES zukommen ließ, ist bemerkenswert. FRAZIER hielt sie für die *Methode der Wahl* bei der Behandlung aller Fälle von subduralen Hämatomen.

Auch er bohrte zwei kleine Löcher auf jeder Seite, das eine in der postfrontalen, das andere in der parietalen Gegend, beide 6—8 cm voneinander getrennt. Ebenso wie bei FLEMING und JONES wurden sie so angelegt, daß sie, falls notwendig, bei der Anlage eines osteoplastischen Lappens verwandt werden konnten. Durch die frontale Öffnung wurde gespült, durch die parietale abgesogen; und dieser Prozeß, Spülung und Absaugung, wurde bis zur Entleerung des Hämatoms fortgesetzt. Als Vorsichtsmaßregel bei etwaiger fortdauernder Blutung empfahl FRAZIER aber die Einführung eines kleinen Drains in jede Parietalöffnung. Nur wenn ein gut organisiertes Gerinnsel vorhanden sei, könnte es notwendig werden, einen osteoplastischen Lappen anzulegen, um es wirksam zu entfernen. Das war in der Serie FRAZIERS (6 Fälle) nur einmal der Fall.

Alle diese Autoren betonen den *gleichzeitig diagnostischen und therapeutischen Wert der Bohrlöcher*. Auch über die *Notwendigkeit einer beidseitigen Inspektion* besteht kein Meinungsunterschied. Als Ausnahme von der Regel der Anlage einfacher Bohrlöcher mit unter Umständen Spülung und Drainage wird, wie schon erwähnt, das Vorhandensein eines soliden Hämatoms angegeben. Doch weist McKENZIE darauf hin, daß bei seinen 9 bzw. 11 Fällen kein derartiges Hämatom vorkam. Und zweifellos ist ein *rein solides* Hämatom eine große Seltenheit. In unserem Material konnten wir eigentlich nur in einem Fall ein solches feststellen, bei Fall 4, der besondere Verhältnisse darbot.

b) Die osteoplastische Methode.

Diesen mehr konservativ-chirurgischen Maßnahmen steht besonders gegensätzlich die *osteoplastische Methode* gegenüber. Es liegt auf der Hand, daß bei ihrer Anwendung das ganze Vorgehen ein *radikaleres* ist; man bemüht sich, nicht nur den eigentlichen Hämatominhalt zu entfernen, sondern exstirpiert in möglichst großem Umfange auch die Membranen. Bei der großen Ausdehnung der meisten Hämatome ist es aber nicht verwunderlich, daß die Exstirpation der äußeren und inneren Hämatomkapsel in den allermeisten Fällen eine *nicht vollständige* sein wird. Trotzdem treten eine ganze Anzahl von Autoren für die Anlage kleinerer osteoplastischer Lappen ein, so unter anderen PUTNAM, DANDY, RAND, GRANT, JELSMA, FURLOW, DAVIS, ABBOTT, KAUMP und LOVE, wenn auch manche mit Einschränkungen, besonders hinsichtlich der Fälle, die sich in schlechtem Zustand befinden (Koma). Auch bei Beidseitigkeit des Hämatoms wird das osteoplastische Vorgehen lieber durch die einfache Bohrung mit Drainage ersetzt (GRANT). Im übrigen, also *bei einem einseitigen Hämatom und bei einem Kranken in gutem Zustand,* wird das osteplastische Vorgehen aber doch als das befriedigendste, weil sicherste, angesehen: das Gerinnsel und die Membran könnten dann vollständig entfernt werden, eine Wiederkehr des Hämatoms werde verhütet, und die Wiederausbreitung des geschrumpften Gehirns gehe leichter vor sich. Immer aber solle man in die Dura für 24 bis 48 Stunden ein Drain einlegen. Die vermehrte Blutung nach der Anlage eines osteoplastischen Lappens und Entfernung des Gerinnsels rühre (nach GRANT) meist von der Dura her. Schneide man diese ganz durch, drehe man sie um und nähe sie erst darauf wieder, so werde jedes Blutsickern von ihrer Oberfläche prompt aufhören.

Angelegt wird der Lappen über der (unter Umständen ventrikulographisch bestimmten) Mitte des Hämatoms, praktisch am meisten *in der Parietalgegend.* Schon nach der Freilegung der Dura erkennt man die Läsion an der dunkelgrünen Verfärbung der harten Hirnhaut. Die Dura wird weit eröffnet (vgl. Abb. 3) und darauf die äußere Hämatomkapsel gespalten. Meist strömen dann unter recht hohem Druck die flüssigen Massen des Hämatoms ab, restliche Teile, die Koagel und festeren Bestandteile werden mit dem Sauger und der Pinzette entfernt. Die äußere Hämatomkapsel wird soweit wie möglich von der Durainnenfläche abgelöst, wobei oft kleine Blutungen entstehen, die sorgfältig versorgt werden müssen; die Ränder der Membran läßt man am besten stehen. Man hüte sich vor einer Verletzung der an der Falx entlang durch die Membran ziehenden corticalen Venen! Nach Abziehen auch der inneren Kapsel von der Arachnoidea (auch hier Belassen der Ränder) wird die ganze Höhle mit warmer physiologischer Kochsalzlösung gespült und aufgefüllt. Nach der Naht der Dura wird der Knochenlappen zurückgeklappt und die Wunde in typischer Weise weiter vernäht.

In den meisten Fällen wird es sich empfehlen, den entleerten Sack durch ein *Drain* aus Gummigewebe für 24 Stunden zu drainieren. — Über die beste Art der *Duranaht* ist noch keine Einheitlichkeit vorhanden. Die erhöht vascularisierte Dura stellt verständlicherweise eine nicht geringe Gefahrenquelle hinsichtlich des Auftretens eines postoperativen Hämatoms dar. DANDY näht die Dura nicht, weil so postoperative Druckkomplikationen vielleicht vermieden würden. Wir erwähnten das Vorgehen GRANTs, der den Duralappen ganz durchtrennt, umwendet und so wieder vernäht. Es werden bei einem solchen Vorgehen aber recht starke Verwachsungen zwischen Dura und Pia erfolgen, da die Vascularisation eines vollkommenen (umgedrehten oder nicht umgedrehten) Duraautotransplantats von der Pia erfolgt. Wird das Risiko für das Auftreten eines postoperativen Hämatoms als zu groß angesehen, so empfiehlt sich das Vorgehen OLIVECRONAs, den ganzen Duralappen zu entfernen und die äußere Hämatomkapsel fest, mit fortlaufender Naht, an den Durarand zu nähen, um auf diese Weise jede Blutung von der Schnittfläche in den Sack zu verhüten. Zum Schluß werden die Duraränder auf gewöhnliche Weise an die Kanten des Knochendefektes genäht, um auch der Entstehung eines extraduralen Hämatoms vorzubeugen.

Bei unserem Stockholmer Krankengut von insgesamt 32 Fällen wurden 14 mittels eines osteoplastischen Lappens operiert (davon 9 zusätzlich drainiert, 5 nicht drainiert). Fast immer wurde osteoplastisch operiert, weil die anfängliche Diagnose auf Tumor gestellt war. Bei vier Fällen kam es postoperativ zu einem extraduralen Hämatom (Fall 6, 15 und 22 wiesen ein recht dickes, Fall 20 nur ein dünnes derartiges Hämatom auf). Bei Fall 22 wiederholte sich das extradurale Hämatom, dieser Kranke starb. In allen Fällen war sorgfältig auf jeden Blutpunkt geachtet worden. Wir kommen im einzelnen auf die Komplikationen noch zu sprechen.

c) Die kombinierte Methode (Dekompression).

Zwischen der mehr konservativen Drainage durch ein oder mehrere Bohrlöcher und der radikalen osteoplastischen Methode liegt nun das Verfahren, das wir schon anfangs als das der Wahl angesprochen haben: *die Entleerung des Hämatoms* und *die Exstirpation eines Teils der Membranen von einer* kleineren *Trepanationsöffnung aus,* einer größeren, als sie ein Bohrloch darstellt, aber einer kleineren als der eines osteoplastischen Lappens. Mit dieser Methode wurden 13 von unseren 32 Fällen behandelt (1 Todesfall, Fall 1), ferner auch unsere anhangsweise erwähnten Fälle 33 und 34.

Das Verfahren wird auch von manchen anderen Operateuren angewandt. Schon TROTTER (1914) trat für die Entleerung des Hämatoms durch eine Öffnung in der Fossa temporalis ein. Er betonte, daß es nicht notwendig sei, regelmäßig die ganze Cystenwandung zu entfernen. Jedenfalls erscheine es unnötig, zu diesem Zweck einen Knochenlappen zu bilden, besonders bei beidseitiger Exploration. — MUNRO (1934) hielt für das wirksamste Vorgehen das, welches auch am leichtesten und schnellsten sei und eine hinreichende Freilegung der Läsion ermögliche; auch während der postoperativen Methode müsse es von Nutzen sein. Diese Kriterien würden am besten erfüllt durch die gewöhnliche *subtemporale Dekompression,* jedoch müsse hierbei die Öffnung des Knochens und der Dura bis zu den Grenzen des squamösen Teils des Schläfenknochens ausgedehnt werden. Dieser Eingriff sei leicht und schnell auszuführen und habe seinen Mittelpunkt über dem gewöhnlichen Sitz dieser Hämatome. Der ganze subdurale Raum des Schädelinnern könne exploriert und so das Gerinnsel in seiner ganzen Ausdehnung entfernt werden, vorzugsweise durch Saugen. Die *Drainage* des subduralen Raumes sei auszuführen nicht wegen der Möglichkeit einer sekundären Blutung, sondern weil es unmöglich sei, den ganzen krankhaften Inhalt des Raumes zur Zeit der Operation zu entfernen. — Eine kleine Knochenöffnung auf beiden Seiten, in der oberen Schläfengegend, Entleerung und Spülung des Hämatoms, sowie Drainage der Höhle für 24 Stunden, wandte COLEMAN (1935) an. — Andere Autoren, wie JELSMA, die an sich für die Anlage eines Knochenlappens sind, betonen, daß man sich bei schlechtem Zustand des Kranken sehr wohl mit einer Dekompression begnügen könne.

Es ist nicht möglich, die Ansicht eines jeden einzelnen Operateurs hier wiederzugeben. Die meisten, wie auch wir, haben sich nach den jeweiligen Verhältnissen gerichtet, und das ist sicher das Richtige. Ein in gutem Zustande befindlicher Kranker, bei dem ein weitreichendes Hämatom festgestellt worden ist, kann an sich durchaus osteoplastisch operiert werden; ein Komatöser kann lediglich eine Dekompression oder gar nur ein einfaches Bohrloch vertragen. Bei beidseitigen Hämatomen sollte möglichst keine Lappenoperation vorgenommen werden. Unserer Erfahrung nach ist aber das beste Verfahren, das fast bei allen Fällen, komatösen und nicht komatösen sowie beidseitigen, angewandt werden kann, die *Dekompression.* In der OLIVECRONAschen Klinik geschah dies mit zunehmenden Erfahrungen und zunehmender diagnostischer Sicherheit immer häufiger.

Da unserer Erfahrung nach die Hämatome am stärksten in der Fissura Sylvii-Gegend entwickelt sind und diese meist auch das Zentrum der Affektion darstellt, legt man den Schnitt am zweckmäßigsten in diesem Bezirk an, unterhalb des Tuber parietale und bis oberhalb des Ohres reichend (s. Abb. 38).

Man kann ihn auch mehr temporal, wie bei einer typischen Dekompression, legen. Es genügt, wenn die Incision 5—6 cm lang ist. Nach Durchtrennung der Fascie und des M. temporalis und nach Abschieben des Periostes wird der Knochen angebohrt und das Bohrloch mittels der LUERschen Zange bis auf 2—3 cm Durchmesser erweitert. Die dunkel durchschimmernde Dura wird in der Ausdehnung des Defektes kreuz- oder sternförmig geöffnet, die äußere Hämatommembran daraufhin gespalten. Das Hämatom entleert sich unter meist hohem Druck, mit dem Sauger werden die restlichen Massen abgesogen, auch die Gerinnsel und festeren Bestandteile werden entfernt. Die äußere und auch die innere Membran werden im Umkreis der Trepanationsöffnung von der Dura bzw. Arachnoidea abgelöst; eine weitere Membranentfernung kann vorgenommen werden, ist aber unnötig (s. unten). Nach Spülung des jetzt leeren Sackes mit warmer physiologischer Kochsalzlösung und Auffüllung desselben sowie völliger Blutstillung kann die Dura entweder ganz offen gelassen werden, oder aber man reseziert sie und näht ihren Rand mit demjenigen der äußeren Hämatomkapsel zusammen; außerdem wird sie an den Knochenkanten hochgenäht. Der Hämatomsack wird durch ein Zigarettendrain aus Gummigewebe für 24 Stunden drainiert. Daraufhin Naht des M. temporalis mit Catgut, der Fascie mit feinem Silk und ebenfalls der Haut.

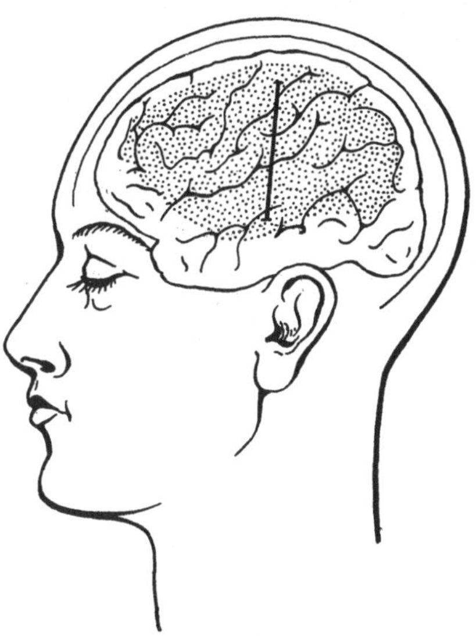

Abb. 38. Schnittführung zur Ausräumung eines subduralen Hämatoms mittels dekompressiver Öffnung in der Parietotemporalgegend.

Die Kranken, auch diejenigen, die sich in schlechtem Zustand befinden, reagieren auf diesen verhältnismäßig leichten und schnell durchführbaren Eingriff kaum nennenswert; im Gegenteil, sie erwachen meist aus ihrem komatösen Zustand noch während der Operation. Der postoperative Zustand ist zu allermeist ein komplikationsfreier. Wir haben kein postoperatives Hämatom erlebt.

Nur in Ausnahmefällen genügt dieses Vorgehen von einer kleinen Trepanationsöffnung nicht. So kann die Membran gelegentlich etwas uncharakteristisch aussehen und als die Kante eines Meningeoms imponieren. In solchen Fällen (z. B. Fall 22 unserer Serie) kann es notwendig werden, doch einen kleinen Knochenlappen anzulegen, der bessere Übersicht gibt und ein zweckentsprechendes Handeln ermöglicht.

Leider kam es trotz aller Vorsichtsmaßregeln gerade in diesem schon oben erwähnten Fall 22 zu einem sich wiederholenden extraduralen Hämatom mit letalem Ausgang.

Auch für die akuten Subduralblutungen ist dieses Vorgehen das geeignetste. Oft ist die Diagnose unklar. Die kleine Bohröffnung in der Parieto-Temporalgegend ermöglicht ihre sichere Stellung; nach Erweiterung der Knochenöffnung kann das Hämatom abgesogen werden. Auch eine womögliche extradurale, von einem Riß der A. meningea media herrührende Blutung wird man auf diese Weise nicht übersehen.

Die *Vorteile des dekompressiven Vorgehens* gegenüber der Anlage eines einfachen Bohrloches bestehen in der besseren Übersichtlichkeit und auch besseren Entfernbarkeit des Hämatoms und seiner Wandung. Es ist dabei kaum eingreifender. Gegenüber dem osteoplastischen Vorgehen besitzt das dekompressive den Vorteil der größeren Risikofreiheit. Nicht nur von der Dura, gerade auch vom Knochenlappen können die postoperativen extraduralen Hämatome herrühren. Bei beidseitigen Prozessen ist die dekompressive Methode gegenüber dem Knochenlappen die weitaus leichter zu ertragende. Sodann hat das Gehirn, *falls* ein postoperatives Ödem auftritt, bei einer Dekompression ganz andere Ausdehnungsmöglichkeit als bei der Anlage eines Knochenlappens oder der eines einfachen Bohrloches.

Wir haben noch auf einen Punkt einzugehen, und das ist die *Frage der Zweckmäßigkeit einer Entfernung der Membran*. Die Ansichten hierüber sind geteilt. Die Operateure, die einen osteoplastischen Lappen befürworten, weisen gerade auf die Notwendigkeit der Exstirpation der Hämatomkapsel hin; nicht alle: DANDY glaubt, daß die Entfernung der Membranen „vielleicht eine übertriebene Maßnahme" darstellt. Im Gegensatz dazu halten diejenigen Autoren, die sich nur mit einem Bohrloch begnügen, die Entfernung des ganzen Sacks, ja auch nur von Teilen seiner Wandung, für überflüssig. HORRAX legte bei einer Gelegenheit einen Lappen 3 Monate nach Aussaugung eines Hämatominhaltes an und fand, daß sowohl die äußere wie die innere Membran verschwunden waren. Man muß zu diesen verschiedenen Einwänden sagen, daß es auch bei einem osteoplastischen Vorgehen nur recht selten möglich sein wird, alle Reste der Membranen zu entfernen. Und wenn man das kann, so ist die postoperative Blutungsgefahr von der Innenfläche der Dura doch eine recht große. Andererseits kann die Aussagung des Hämatoms durch ein einfaches Bohrloch gewiß für viele Fälle ausreichen; die zahlreichen Beobachtungen haben das hinreichend erwiesen. Aber warum soll man nicht eine nur geringgradig größere Öffnung anlegen, die eine bessere Übersicht ermöglicht und dazu die Entfernung eines Teils der Membran? Ist an einer Stelle dieses Sackes mit seiner schlechten Resorptionsmöglichkeit einmal eine Bresche geschlagen, so geht die Resorption und Organisation der übrigen Teile sicherlich viel besser und schneller vor sich. Auch die oft und lange auf sich warten lassende Wiederausdehnung des komprimierten Gehirns, die zweifellos manche postoperativen Störungen mitbedingt, dürfte nach Beseitigung der Membran, besonders auch der inneren, schneller vor sich gehen.

Auf diesen Umstand hat McKENZIE hingewiesen. Nach ihm wirkt die innere, der Arachnoidea anliegende Cystenwand als ein festes Band, das die Rinde komprimiert. Erst nach seiner Spaltung beginne das Hirn nach außen zu pulsieren.

Und sollte, wie das einige Autoren annehmen, ein Gehirnödem der Entleerung des Hämatoms folgen, . so ist auch für dieses, wie bereits erwähnt, in einer Dekompressionsöffnung der beste Platz.

Wir betrachten daher die Methode der unter Umständen beidseitigen Anlage kleiner, dekompressiver Trepanationsöffnungen in der Temporoparietalgegend für alle Fälle subduraler Hämatome als die Methode der Wahl. Bei unsicherer Diagnose genügt natürlich vorerst ein *Bohrloch*, das gegebenenfalls erweitert wird. *Bei sehr soliden Hämatomen oder unsicheren Befunden* kann die Öffnung für die etwa notwendige *Anlage eines Knochenlappens* gut benutzt werden.

Bei atypisch, mehr frontal oder basal liegenden Hämatomen muß ebenfalls ein *Knochenlappen* angelegt werden. Doch sind das Ausnahmefälle, ebenso wie die sehr seltenen Hämatome in der hinteren Schädelgrube, für die eine suboccipitale Trepanation erforderlich ist.

2. Postoperative Komplikationen.

a) Hirnschrumpfung und Ödem.

In vielen Fällen ist nach dem Eingriff nicht mehr viel zu tun. Nach der Entleerung des Hämatoms kann (bei chronischem Hämatom) das lange komprimiert gewesene Gehirn seinen alten Raum wieder einnehmen. Doch treten gerade in dieser Hinsicht mitunter Störungen auf, die einen ausgedehnten, ja sogar recht stürmischen Verlauf der postoperativen Periode bedingen können. In einer ganzen Reihe von Fällen unseres Krankengutes dehnte sich das Gehirn nur sehr langsam aus, mitunter war noch nach 8—10 Tagen ein breiter Luftschatten über der Hemisphäre nachzuweisen (s. die Abb. 29—31). Dieselbe Beobachtung ist auch von anderen Autoren gemacht worden, und sehr eindrücklich verweist COLEMAN auf diese „wichtigste postoperative Komplikation". Auch unserer Erfahrung nach *kommt sie weit häufiger vor als ein Ödem des Gehirns,* das sicherlich zu Unrecht von vielen Autoren hervorgehoben wird. Das Vorkommen eines Ödems, einer Schwellung in dem und jenem Fall, soll nicht bestritten werden. Aber es ist im ganzen doch wohl selten; wir sahen bei unserem Krankengut jedenfalls überhaupt kein irgendwie ernsteres Ödem. Die *in etwa einem Drittel unserer Fälle vorhandenen postoperativen Komplikationen* waren mit großer Wahrscheinlichkeit bei mehreren auf die langsame Ausdehnung des Gehirns zurückzuführen. Sie bedingte ein *langsames, oft stufenweises Verschwinden der Symptome, auch länger dauernde Somnolenzzustände.* Sicher sind auch Todesfälle durch die starke und nach der Operation bestehenbleibende Schrumpfung des Gehirns bedingt (s. eine Beobachtung von DAVIS).

COLEMAN weist daraufhin, daß die manchmal zu beobachtende Vorwölbung des Dekompressionsbezirkes, die man einem Ödem zuschreiben würde, bedingt sein kann durch die Ansammlung von *Flüssigkeit* in dem enorm erweiterten Subduralraum, der nach Entfernung der Membranen und des Gerinnsels zurückbleibt. Die Flüssigkeit stelle das Produkt einer Transsudation aus dem Gewebe vor, zudem könne wohl auch Cerebrospinalflüssigkeit durch Einrisse der Arachnoidea in den gleichsam einen toten Raum bildenden Subduralraum passieren. Es handle sich dann also um ein „subdurales Hydrom" infolge Entfernung eines Hämatoms.

Es ist möglich, daß eine solche postoperative Ansammlung von Flüssigkeit für einen Teil von Fällen eine Erklärung dafür abgibt, daß sich das Gehirn nach Entleerung eines Hämatoms so schlecht und langsam wieder ausbreitet, im Gegensatz zu der meist doch sehr schnellen Niveauauffüllung, die wir nach Entfernung von Tumoren beobachten können. Für *alle* Fälle trifft sie wohl kaum zu. Wir konnten eine Ansammlung von Flüssigkeit im ganzen doch viel weniger beobachten als die Anwesenheit der mehrfach erwähnten Luftkappe. Sehr wahrscheinlich sind es *Bedingungen physikalisch-chemischer Art,* die es dem Gewebe so sehr erschweren, seinen früheren Zustand wieder zu gewinnen. Wir wissen hierüber noch sehr wenig Exaktes.

Therapeutisch bemühen wir uns, dieser Schrumpfung der Hirnsubstanz, die zweifelsohne eine „Entwässerungs- oder Entquellungsschrumpfung" (HENSCHEN) darstellt, durch *reichliche postoperative Zufuhr von Flüssigkeit,* rectal, subcutan oder auch intravenös zugeführt, zu begegnen. In schweren Fällen kann man sehr gut mehrere 100 ccm hpyotonischer, etwa 0,5%iger Kochsalzlösung intravenös geben, unter Umständen wiederholt. Auch lumbal ist die Flüssigkeit zugeführt worden.

Daß schon die 24 oder auch 48stündige *Drainage* des Subduralraumes in gewisser Beziehung mithilft, die Wiederausbreitung des Gehirns zu erleichtern, ist wahrscheinlich. Sie leitet sicher restliche oder neu zuströmende Flüssigkeit aus dem postoperativen Hydrom, wie es COLEMAN nennt, ab. Auch GRANT, der keine besondere Methode für die Behandlung der Situation bei fehlender Ausbreitung des Gehirns besitzt, hält anscheinend die Drainage für wirksam. Gewiß ist sie ein Faktor, doch genügt sie allein wohl kaum.

Wir erwähnten bereits kurz, daß HORRAX und POPPEN, die für die Entleerung des Hämatoms beidseitige Bohröffnungen anlegen, nach Ablassung des Hämatoms und Spülung der Höhle einen primären Schluß der kleinen Incision vornehmen, in den folgenden Tagen aber eine stumpfe Ventrikelnadel in die Hämatomhöhle einführen, um weitere Ansammlungen von Flüssigkeit zu entfernen; unter Umständen spülen sie auch durch die Nadel hindurch. In der Regel müsse man 2—6 Tage punktieren; der angesogene Betrag werde jeden Tag weniger.

Wir glauben, daß man auch hinsichtlich der Wiederausdehnung des Gehirns etwas schneller zum Ziel kommen wird, wenn man statt einfacher Bohrlöcher eine etwas größere Öffnung herstellt, die es gestattet, auch eine Bresche in den Hämatom*sack* (einschließlich seiner inneren Membran) zu schlagen.

CAIRNS meint, die Hirnschrumpfung als etwas schon vor der Blutung Vorhandenes betrachten zu können. Erst durch die bei Schrumpfung des Hirngewebes vorhandene Weite des Subduralraumes könne es zur Blutung kommen. Bei jüngeren Kranken dehne sich das Gehirn nach einer Blutung wieder aus; bei älteren nicht; diese Kranken genäsen langsam oder überhaupt nicht. — Wir glauben, daß für diese Hypothese kein hinreichender Beweis vorliegt. Auch bei jungen Kranken finden wir die postoperativ lang anhaltende Hirnschrumpfung (s. unseren Fall 28!), und es ist nach unserer Erfahrung durchaus nicht so, daß ältere Kranke besonders langsam oder schlecht genesen.

Mit einigen Worten möge auf die Behandlung eines *postoperativen Hirnödems* eingegangen werden. PUTNAM, JELSMA, KEEGAN, MUNRO u. a. weisen besonders auf sein Vorkommen hin. Sollte es einmal in stärkerer Form hervortreten, — sein Gegenteil, die Hirnschrumpfung, ist bei den *chronischen* Hämatomen, wie gesagt, viel gewöhnlicher, — so kommen die bekannten Maßnahmen in Betracht, die man bei einem Ödem anwendet: Lumbal- und Ventrikelpunktionen, sowie Beschränkung der Flüssigkeitszufuhr im allgemeinen, hypertonische Traubenzuckerlösung intravenös, Magn. sulfur. usw. Eine Reexploration soll, wie PUTNAM mit Recht sagt, die letzte Maßnahme darstellen. Auch hinsichlich eines Ödems dürfte die dekompressive Methode die zweckmäßigste sein.

Bei *akuten Subduralblutungen* kann, einhergehend mit den oft gleichzeitigen Läsionen der Hirnsubstanz selbst, ein Ödem viel häufiger vorkommen. Sowohl zur Bekämpfung des Shocks wie zur Dehydration dienen hier ebenfalls hypertonische Dextroselösungen (100 ccm 50%ige sterile Traubenzuckerlösung intravenös 3mal täglich); sodann kommen Lumbalpunktionen in Betracht.

Im übrigen ist gerade bei akuten Blutungen der oft vorhandene Kollaps mit Analeptica, wie Coffein- und Sympatolinjektionen, zu behandeln. Morphium ist bei Unruhezuständen zu meiden; hierfür kommen Barbitursäurepräparate in Betracht.

b) Postoperative Hämatome, insbesondere das extradurale Hämatom.

Wir kommen jetzt auf eine besonders schwere postoperative Komplikation zu sprechen, das *postoperative Hämatom*. Es ist nicht so sehr die Gefahr eines eigentlichen Hämatom*rezidivs*, das sich also in dem ursprünglichen Hämatombereich finden würde, sondern die des *extrad*uralen Hämatoms. *Das Rezidivrisiko selbst ist recht gering*; wir haben unter unserem Krankengut keinen derartigen Fall erlebt. Bei Anwendung der modernen neurochirurgischen Technik dürften Rezidivhämatome jetzt überall selten sein. Daß sie hin und wieder vorkommen können, ist aber möglich.

Es ist das extradurale Hämatom, das wir besonders befürchten müssen. Unter unseren 32 Stockholmer Fällen kam es 3mal, und wenn man ein recht kleines und eigentlich nur zufällig entdecktes (Fall 20), mitrechnet, 4mal vor, stets bei Anwendung der osteoplastischen Methode. Die Symptome, die es hervorruft, sind die bekannten: schnell zunehmende Benommenheit bis zum Koma, kontralaterale Hemiplegie, fokale Krämpfe. In allen Fällen (20, 6, 15 und 22) wurde reoperiert.

Die Fälle 6, 15 und 20 erholten sich nach der Ausräumung des extraduralen Hämatoms ziemlich bald, nicht aber Fall 22, von dem wir schon oben berichteten. Bei ihm kam es zu einer nochmaligen extraduralen Blutung, die zum zweiten Male ausgeräumt wurde, und bald danach zum Exitus letalis. Bei der Sektion fand sich keine extradurale Blutung mehr.

Ist auch der Prozentsatz des Vorkommens eines postoperativen extraduralen Hämatoms ein geringer (in unserem Material beträgt er bei 4 Fällen 12,5%) und ist die Mortalität infolge dieser Komplikationen eine noch weit geringere (1 Fall), so sind diese Ereignisse doch an sich unnötig, und wir müssen trachten, sie möglichst ganz auszuschalten. Es ist sicher, daß das Risiko der Entstehung einer postoperativen Blutung nach Ausräumung gerade eines Subduralhämatoms ein größeres ist als nach manchen anderen Craniotomien. Die erhöhte Vascularisation der Gewebe, insbesondere auch der Dura, bedingt ohne weiteres eine erhöhte Blutungsbereitschaft. GRANT meint, und das ist die Ansicht der meisten Autoren, daß die vermehrte Blutung nach Anlage eines osteoplastischen Lappens und Entfernung eines Gerinnsels meist von der Dura her stammt; nach DANDY sitzt die Blutungsquelle immer auf der Unterseite der Dura. Sicherlich ist auf sie besonders zu achten. Wir konnten aber in der OLIVECRONAschen Klinik die recht bemerkenswerte Erfahrung machen, daß für die 4 berichteten postoperativen Hämatome nur 2mal, in Fall 20 und 22, die Dura die Blutungsquelle zu sein *schien*, bei den 2 anderen Fällen kam die Blutung mit größter Sicherheit *aus dem Knochenlappen*, trotzdem dieser weitgehend abgelöst war!

Bei Fall 6 konnte beobachtet werden, daß es ziemlich lebhaft aus mehreren Stellen im Knochen blutete. Bei Fall 15 sah man das Blut von der dem Sinus sphenoparietalis entsprechenden Furche des Knochenlappens sickern.

Außer auf die Dura, von deren Versorgung wir oben bereits sprachen, muß man daher sein Augenmerk auch auf den Knochenlappen richten, d. h. bei osteoplastischem Vorgehen aus dem Knochenlappen ein Autotransplantat bilden. Die beste Sicherung ist auch hier die Verhütung einer derartigen Blutung. Dies geschieht am besten durch die so oft wie möglich anzuwendende dekompressive Methode mit nur kleiner Öffnung.

3. Postoperative Mortalität.

Außer dem erwähnten Fall des rezidivierenden extraduralen Hämatoms, der einen letalen Ausgang nahm (Fall 22), starben noch weitere drei Kranke unseres Beobachtungsgutes, so daß wir bei den 32 Stockholmer Fällen eine *postoperative Mortalität von 12,5%* hatten.

Bei Fall 1 ist die Todesursache nicht ganz geklärt. Die 56jährige Kranke war an sich in schlechtem Allgemeinzustand; bei der Sektion wurde eine Bronchopneumonie festgestellt. — Fall 5 starb in postoperativer Hyperthermie; er mußte im beginnenden Lähmungsstadium operiert werden, der Zustand war ein sehr schwerer. — Bei Fall 24 handelte es sich um ein fast 2jähriges Kind mit beidseitigem Hämatom, das durch Bohrlöcher entleert wurde. Nachdem in den dem Eingriff folgenden ersten Tagen der Zustand ein guter gewesen war, kam es später in einen kollapsartigen Zustand hinein und starb 1 Woche nach der Operation. Bei der Sektion fand sich eine akute Bronchitis, von dem Hämatom nur noch die Membran.

Von anderen Autoren erwähnen wir folgende Mortalitätsziffern:

Kennedy und Wortis	32 operierte Fälle der neurochirurgischen Abteilung	43,7% Mortalität	alles *akute* Hämatome
	9 operierte Fälle der allgemeinen chir. Abteilung	77,7% ,,	
	31 nicht operierte Fälle	100% ,,	
Munro	39 operierte Fälle	41,2% ,,	(viele *akute* Blutungen)
	22 nicht operierte Fälle	100% ,,	
Coleman	24 operierte Fälle	4 Todesfälle (2 nach osteoplastischer Operation, 2 nach Bohrlochanlage)	
Gardner	20 ,, ,,	2 Todesfälle	
Horrax und Poppen	18 ,, ,,	1 späterer Todesfall	
Grant	16 ,, ,,	5 Todesfälle, davon 4 postop.	
Sachs und Furlow	16 ,, ,,	6 ,, (5 nach Koma, 1 ohne Koma)	
Abbott	15 ,, ,,	4 ,,	
Tönnis	14 ,, ,,	1 Todesfall	
McKennzie	11 ,, ,,	1 ,,	
Davis	9 ,, ,,	2 Todesfälle	
Fleming und Jones	8 ,, ,,	1 Todesfall	
Frazier	6 ,, ,,	1 ,,	

Die *Mortalität* schwankt also zwischen fast 0—43,7%, hält sich meist jedoch zwischen *10 und 20%*. Die *fast absolut schlechte Prognose nicht operierter Fälle* wird von allen Autoren hervorgehoben (s. auch die oben erwähnten Angaben Munros).

Wir kommen am Schluß dieses Kapitels auf das eingangs Gesagte zurück: *das ernstere klinische Erscheinungen machende subdurale Hämatom und Hygrom bedarf unbedingt der operativen Behandlung.* Ohne Ausnahme gilt das für alle *traumatisch* bedingten Hämatome, *akute und chronische.* Oft wird man in chronischen Fällen keinerlei Beziehung zu einem Trauma erkennen oder nachweisen können. Jedoch auch hier ist zu operieren, gleichgültig, ob der Einzelfall dennoch traumatisch ausgelöst ist oder nicht. Ein größeres Hämatom des Subduralraumes, das klinische Erscheinungen bedingt, kann sich spontan so gut wie nie zurückbilden. Lediglich subdurale Blutungen bei Leukämie, perniciöser Anämie und bei sicheren Neoplasmametastasen der Dura sind von der operativen Behandlung auszuschließen bzw. zurückzustellen.

XIV. Endergebnisse der Behandlung und Schluß.

Betreffs der Endergebnisse der Behandlung von Hämatomen des Subduralraumes ist absolute Klarheit vorhanden. Blutungen größeren Umfanges, die *konservativ oder gar nicht behandelt* werden, führen meist zum Tode oder aber zu schweren pseudoparalytischen oder demenzähnlichen Zuständen. Es gilt das für die Blutungen der verschiedensten Ätiologie, gleicherweise auch für chronische wie akute, solche von Erwachsenen wie diejenigen der Kinder. Auf die traurigen Ergebnisse einer unzureichenden Behandlung gerade auch kindlicher Blutungen wiesen wir an Hand einer Statistik hin. Auf der anderen Seite ist auf die *sehr gute Prognose bei operativer Behandlung* zu verweisen. Gewiß ist auch hier eine gewisse, kleine Mortalitätsziffer vorhanden, die bei Kindern höher ist als bei Erwachsenen, — aber ist die postoperative Periode glücklich überstanden, so kann man mit sehr großer Sicherheit eine dauernde Heilung erwarten. Es geht das aus den Berichten aller Operateure, besonders denen der letzten 10—20 Jahre, hervor. Betreffs unseres eigenen Krankengutes können wir fast ohne Einschränkung von sehr guten Endergebnissen der Behandlung sprechen.

Unsere Kranken wurden über eine ganze Reihe von Jahren hin beobachtet. Die allermeisten haben wenige Wochen oder Monate nach der Klinikentlassung ihre gewohnte Arbeit wieder aufnehmen können; fast nie wurden Klagen über Störungen geistiger oder körperlicher Art geäußert. Die in wenigen Fällen vorhandenen, stets nur geringen Störungen hingen meist mit Nebenverletzungen (bei akuten Blutungen) oder aber mit anderen Erkrankungen des Schädelinnern (Arteriosklerose der Hirngefäße, Hypophysenadenom) zusammen.

So ist die leichte Spastizität, die bei unserem Fall 13 zurückblieb und ebenso wohl die Anosmie, auf die mit der Blutung verbundene Schädelfraktur und die Kontusion der Rinde, insbesondere der motorischen Region, zurückzuführen. Der Kranke kann dennoch seine (leichtere) Arbeit verrichten.

Bei Fall 15 entwickelten sich arteriosklerotische Beschwerden (der Kranke war bei der Operation 61 Jahre alt). Auch hier hatte eine akute Blutung vorgelegen, die mit einer Schädelfraktur vergesellschaftet war.

Ein weiterer Kranker, Fall 20, der 15 Tage nach einem akuten Trauma operiert wurde, hatte außer der Blutung ein Hypophysenadenom, auf das seine jetzigen Beschwerden zurückzuführen sind. Im übrigen guter Gesundheitszustand.

Schließlich ist noch über Fall 23 zu berichten. Der Kranke, ein 53 Jahre alter Händler, der früher einmal wegen Alkoholismus behandelt worden war, im übrigen aber sein Subduralhämatom nach einem eindeutigen Kopftrauma erhalten hatte, klagte im September 1938, $1\frac{1}{2}$ Jahre nach der Operation, über fehlenden Geruchssinn und schlechtes Gehör links, auch über sehr schlechtes Gedächtnis; das Arbeitsvermögen sei herabgesetzt. — Da eine Untersuchung nicht vorgenommen werden konnte, ist nicht zu entscheiden, wieviel von diesen Klagen wirklich begründet sind. Das Alter, die immerhin vorhandene Alkoholanamnese läßt auch an andere Ursachen denken; immer ist ferner die Möglichkeit gewisser Unfallrentenwünsche in Betracht zu ziehen.

Alle übrigen Kranken befanden sich bei guter Gesundheit, sie waren voll arbeitsfähig. Die Endergebnisse operativer Behandlung von Subduralhämatomen kann man daher ohne Übertreibung als hervorragende bezeichnen. Wenn gewisse Folgen zurückbleiben, so sind mehr die *akuten* Subduralblutungen betroffen. Die Folgen sind hier jedoch nicht auf die Blutung im Subduralraum, sondern auf weitere, gleichzeitig erfolgte Verletzungen im Schädelinnern, meist des Gehirns, zu beziehen.

Es wäre zu wünschen, gerade betreffs der Spätresultate der Behandlung *akuter* Blutungen weitere Erfahrungen zu sammeln. Dasselbe gilt von den *Blutungen des frühen Kindesalters,* über deren Entwicklung nach sachgemäßer chirurgischer Behandlung wir noch ungenügend unterrichtet sind, sodann von *eindeutig nichttraumatischen Blutungen.*

Kurz sei darauf hingewiesen, daß Subduralhämatome nach einem Schädeltrauma als in vollem Umfang *unfallversicherungspflichtig* anzusehen sind. Bei Blutungen, die *keine* eindeutige Traumanamnese aufweisen, ist nach dieser mit besonderer Sorgfalt zu fahnden. Nur ein kleiner Teil der zur Operation kommenden Subduralhämatome ist *mit Sicherheit* als *nicht* unfallbedingt anzusprechen. Auch in der Unfallversicherung muß den neuen Anschauungen über die Pathogenese der Subduralhämatome Rechnung getragen werden, auch hier hat die Lehre von der „Pachymeningitis" bisher verschleiernd gewirkt.

Wenn wir uns am Schluß all die vielen Einzeltatsachen und Erfahrungen, die betreffs des Subduralhämatoms gesammelt worden sind, vergegenwärtigen, so müssen wir den Anteil, den die Chirurgie an diesem Krankheitsbild hat, als einen besonders großen, ja wohl den wichtigsten bezeichnen, ganz im Gegensatz zu früher, wo die Chirurgie kaum in Betracht kam, auch sie selbst leider in weitem Umfange darauf verzichtete, wohl auch verzichten mußte. Es ist unbestreitbar das Werk und das Verdienst der neuzeitlichen Neurochirurgie, dieses praktisch so wichtige und so überaus dankbare Gebiet aus der „theoretischen Verzauberung", in der es Jahrzehnte lag, erweckt zu haben. Die Erkenntnisse, die in den letzten $1^1/_2$ Jahrzehnten gewonnen wurden, stehen fest, mögen sie auch noch lange nicht hinreichend in die Praxis eingedrungen sein. Trotzdem nun die Hauptlinien gezogen sind, in vielen Punkten sehen wir immer noch nicht genügend klar, betreffs anderer ist die Sammlung weiterer Erfahrungen zu wünschen. Daß auch hier die Chirurgie an erster Stelle Aufgaben hat, dürfte erwiesen sein; die Zusammenarbeit mit den anderen Fächern ist jedoch nicht weniger wichtig und erforderlich. Eine solche Arbeitsverbindung wird nicht allein dem Problem der Subduralblutungen zugute kommen, ihre Wirkung erstreckt sich weiter: durch die Lösung der noch offenstehenden pathologisch-physiologischen Fragen auf diesem Einzelgebiet sind wichtige Einblicke auch hinsichtlich anderer hirnphysiologischer, hirnpathologischer und hirnchirurgischer Fragen und Zusammenhänge zu erwarten.

Literatur.

ABBOTT, W. D.: Value of encephalography as diagnostic and therapeutic agent. Radiology **23**, 672—676 (1934).
— Traumatic subdural hematoma. Amer. J. Surg. **33**, 32—35 (1936).
ABERCROMBIE, J.: Pathologische und praktische Untersuchungen über die Krankheiten des Gehirns und Rückenmarks. Übers. von BUSCH. Bremen 1829.
ADAM: Zur Kasuistik der Pachymeningitis haemorrhagica im Anschluß an Trauma. Inaug.-Diss. Kiel 1903.
ALAJOUANINE, TH., TH. DE MARTEL, R. THUREL et J. GUILLAUME: Hématome sousdural posttraumatique à symptomatologie fruste et spontanément régressive. Revue neur. **65**, 787—791 (1936).
ALLEN, A. M., B. P. DALY and M. MOORE: Subdural hemorrhage in psychotic patients: A study of 245 cases found among 3100 consecutive autopsies. J. nerv. Dis. **82**, 193—196 (1935).
ANDRAL, G.: Clinique médicale, Tome 5. Paris 1834.
APELT: Zum Kapitel der Diagnose des extra- und intraduralen und des pachymeningitischen Hämatoms. Mitt. Grenzgeb. Med. u. Chir. **14**, 279 (1906).
D'ASTROS: Les Hydrocéphalies. Paris 1898.
AUBANEL: Des fausses membranes de l'arachnoide et principalement de leur mode de formation chez les aliénés. Ann. méd.-psychol. **1843**.
BAILEY, P.: Die Hirngeschwülste. Stuttgart: Ferdinand Enke 1936.
BAILLARGER: Du siège de quelques hémorrhagies méningées. Thèse de Paris **1837**.
— Arch. gén. Méd., II. s., **5**, 91 (1839).
BALLANCE: Some points in the surgery of the brain and its membranes. London 1908.
BARRATT, J. O. W.: On Pachymeningitis haëmorrhagica interna. Brain **25**, 181—225 (1902).
BARRÉ, J. A. et J. MASSON: Hématome non traumatique de la dure-mère. Encéphale **28**, 81—102 (1933).
BARTHEZ u. RILLIET: Handbuch der Kinderkrankheiten, übers. von HAGEN, Bd. 2. 1855.
BASS, BARRAT and BLACKBURN: Pachymeningitis interna. J. nerv. dis. **38**, 467 (1911).
BAUEREISEN: Über Tentoriumrisse beim Neugeborenen. Zbl. Gynäk. **35**, 1149—1153 (1911).
BAYLE, A. L. J.: Treité des maladies du cerveau et de ses mémbranes, p. 250. Paris 1826.
BENEKE: Über Tentoriumzerreißung bei der Geburt. Verh. dtsch. path. Ges., 14. Tagg, Erlangen **1910**, 128.
BENNHOLDT-THOMSEN, C.: Über Blutungen in die weichen Hirnhäute. Inaug.-Diss. Hamburg 1930.
BERGER: Zur Ätiologie und Pathogenese der Pachymeningitis haemorrhagica interna. Inaug.-Diss. Erlangen 1890.
BERTELSMANN: Über subdurale Hämatome. Med. Klin. **1913**, 907, 908.
BIRCH-HIRSCHFELD: Lehrbuch der pathologischen Anatomie, 1885.
BOECKMANN: Ein Beitrag zur Ätiologie der Pachymeningitis interna haemorrhagica. Virchows Arch. **214**, 380—388 (1913).
BONDURANT, E. D.: Pachymeningitis interna haemorrhagica, with report of eight cases. Alienist a. Neur. St. Louis **14**, 1—11 (1893).
BOUDET, E.: Mémoire sur l'hémorrhagie des méninges. J. Conaiss. méd.-chir. **1838** u. **1839**.
BOUILLON-LAGRANGE: Arch. gén. Méd. **14**, 313 (1847).
BOWEN, W. H.: Traumatic subdural haemorrhage. Guy's Hosp. Rep. **59**, 21—154 (1905).
BRÄUTIGAM: Über traumatische Pachymeningitis haemorrhagica interna. Inaug.-Diss. München 1904.
BRAMWELL, B.: Spontaneous meningeal hemorrhage. Edinburgh med. J. **32**, 101 (1886).
BRICHETEAU: Kystes hém. de la cavité arachn. Union méd. **1853**, No 90.
BRION, W.: Die operative Behandlung der intraduralen Blutungen traumatischen Ursprungs. Inaug.-Diss. Straßburg 1896.
BROCK, S.: Unusual case of subdural hematoma. Med. Clin. N. Amer. **13**, 669 (1929).
BRODIE, F.: Delayed subdural haemorrhage. Canad. med. Assoc. J. **20**, 273—277 (1929).
BUCHHOLZ: Beitrag zur Kenntnis der Pachymeningitis interna. Inaug.-Diss. Leipzig 1901.
BÜDINGER, K.: Die Ursachen der Spätsymptome nach duralen Blutungen. Med. Klin. **1921 I**, 584—588.

Burhans, C. W. and H. J. Gerstenberger: Internal hemorrhagic pachymeningitis in infancy. J. amer. med. Assoc. 80, 604 (1923).

Buss, O.: Zwei Fälle von Pachymeningitis interna haemorrhagica nach Trauma. Z. klin. Med. 38, 451—460 (1899).

Busse, O.: Über Haematoma duae matris und Schädeltrauma. Münch. med. Wschr. 1918 I, 863—867.

Bychowski: Z. Neur. 14, 340 (1913).
— Dtsch. Z. Nervenheilk. 49 (1913).

Cairns, H.: Störung der Sekretion und Resorption der Cerebrospinalflüssigkeit und ihre Behandlung. Dtsch. Z. Nervenheilk. 138, 180—205 (1935).

Charcot et Vulpian: Sur les néomembranes de la dure-mère. Gaz. Méd. Paris 7, 728, 789, 821 (1860).

Chiari, H.: Zur Kenntnis der Pachymeningitis tuberculosa interna bei Meningitis tuberculosa. Arch. f. exper. Path., Suppl. 1908, 110—118.

Ciarla, E.: Beitrag zum pathologisch-anatomischen und klinischen Studium der Pachymeningitis cerebralis haemorrhagica. Arch. f. Psychiatr. 52, 439—491 (1913).

Clavel, Ch. et M. Latarjet: Anatomie chirurgicale du crâne et de l'encéphale. Paris: Gaston Doin & Cie. 1938.

Clein, N. W.: Pachymeningitis haemorrhagica interna. Northwest. Med. 29, 153 (1930).

Coblentz, R. G.: Chronic subdural hematoma. Diagnosis and treatment. Surgery 4, 194—210 (1938).

Cohen, I.: Chronic subdural accummulations of cerebrospinal fluid after cranial trauma. Arch. of Neur. 18, 709—723 (1927).

Coleman, C. C.: Chronic subdural hematoma: diagnosis and treatment. Amer. J. Surg. 28, 341—363 (1935).

Count, E. R. le and Apfelbach C. W.: Pathologic anatomy of traumatic fractures of cranial bones. J. amer. med. Assoc. 74, 501 (1920).

Craig, W. McK.: Chronic subdural hematoma; condition that follows everyday accidents. Surgery 1, 761—769 (1937).
— and A. W. Adson: Spontaneous intracerebral hemorrhage. Etiology and surgical treatment, with a report of nine cases. Arch. of Neur. 35, 701—716 (1936).

Critchley, M. and S. P. Meadows: Calcified subdural hematoma. Proc. roy. Soc. Med. 26, 306 (1933).

Cruveilhier: Traité d'anat. path. gén. Paris, Tome 3, p. 514 (1856).

Dandy, W. E.: Hirnchirurgie. Leipzig: Johann Ambrosius Barth 1938.

Davis, L.: Neurological surgery. London: H. Kimpton 1936.

Dereux, J. et A. Hayem: Hématome sous-dural chronique posttraumatique: Aspect radiographique. Revue neur. 2, 839—843 (1933).

Dietrich, A.: Über Pachymeningitis haemorrhagica interna. Münch. med. Wschr. 1927.

Dickerson, D. G.: Intracranial hemorrhage. Northwest Med. 28, 535—543 (1929).

Divry, Christophe et Moreau: Hématome sous-dural chronique. J. belge Neur. 35, 629—639 (1935).

Doazan: Étiologie, symptomes et traitement chirurgical des hémorrhagies méningées du nouveau-né. Arch. gén. Chir. 1, 10 (1913).

Doehle: Über chronische Pachymeningitis bei Kindern und deren forensische Bedeutung. X. internat. Med. Kongreß 1890, Bd. V, S. 40—44. Berlin: August Hirschwald 1890.

Dohrs: Ein Fall von Pachymeningitis haemorrhagica interna mit doppelseitigem großem Hämatom. Inaug.-Diss. Göttingen 1890.

Dreyfus: Pachymeningitis cerebralis haemorrhagica. Münch. med. Wschr. 1914 I, 500.

Dumas, A. G. and L. E. Nolan: Carcinomatosis of meninges simulating pachymeningitis haemorrhagica interna: report of case. J. nerv. dis. 83, 547—556 (1936).

Dunn, A. D.: Pachymeningitis haemorrhagica interna: a study of five cases of nontraumatic hemorrhagic spinal fluid. Amer. J. med. Sci. 163, 819—825 (1922).

Durand-Fardel: Traité clin. et prat. des maladies des vieillards, p. 176. Paris 1854.

Dyke, C. G.: A pathognomonic encephalographic sign of subdural hematoma. Bull. neur. Inst. New York 5, 135—140 (1936).

Ehrenberg, Lennart: Die Subarachnoidalblutung. Bumke-Foerster: Handbuch der Neurologie, Bd. 10, S. 413—431 (1936).

Elsner, K.: Über Pachymeningitis ossificans. Inaug.-Diss. München 1896.

ELZE, K.: BRAUS' Anatomie des Menschen, Bd. 3: Zentral-Nervensystem. Berlin: Julius Springer 1932.

ENGEL: Über Apoplexia meningea. Österr. med. Wschr. 1842 I.

FAHR, TH.: Histologische Beiträge zur Frage der Pachymeningitis. Zbl. Path. 23, 977—981 (1912).

FEIGENBAUM, D.: Ein Beitrag zur Kenntnis der Rückenmarksblutungen beim Skorbut Wien. klin. Wschr. 1917 II, 1455.

FINKELSTEIN: Über Pachymeningitis haemorrhagica interna. Dtsch. med. Wschr. 1911 I, 713.
— Lehrbuch der Säuglingskrankheiten. Berlin 1913.

FISCHER, R. et G. DE MORSIER: Hématome sous-dural chronique post-traumatique. Opération-Guérison. Presse méd. 1933, 1517—1519.

FISH, G. H.: Pachymeningitis haemorrhagica interna; case. Canad. med. Assoc. J. 29, 412 (1933).

FLEMING, H. W. and O. W. JONES jr.: Chronic subdural haematoma. Simple drainage as a method of treatment; report of eight cases. Surg. etc. 54, 81—87 (1932).

FLOTHOW, P. G.: Chronic traumatic subdural hematoma. West. J. Surg. etc. 45, 657—662 (1937).

FRAZIER, C. H.: The surgical management of chronic subdural hematoma. Ann. Surg. 101, 671—689 (1935).

FREUND: Zur Therapie des Hydrocephalus, zugleich ein Beitrag zur Kenntnis der Pachymeningitis haemorrhagica im Säuglingsalter. Mschr. Kinderheilk. 7, 10 (1908).

FRIED, H.: Pachymeningitis haemorrhagica interna. Med. J. a. Rec. 119, 149—151 (1924).

FÜRSTNER, C.: Zur Genese und Symptomatologie der Pachymeningitis haemorrhagica. Arch. f. Psychiatr. 8, 1—30 (1878).

FURLOW, L. T.: Chronic subdural hematoma. Arch. Surg. 32, 688—708 (1936).

GARDNER, W. J.: Traumatic subdural hematoma. With particular reference to the latent interval. Arch. of Neur. 27, 847—858 (1932).
— Traumatic subdural hematoma: A report of 22 cases. Ohio State med. J. 31, 660—665 (1935).

GAYET: Le traitement chirurgical de la pachymeningitis hémorrh. Lyon méd. 6, 287 (1912).

GEHUCHTEN, P. VAN et J. MORELLE: A propos de deux cas d'hématome sous-dural. J. belge Neur. 35, 213—218 (1935).

GELDEREN, D. N. VAN: Traumatisches chronisches subdurales Hämatom. Nederl. Tijdschr. Geneesk. 75, 2973 (1931).

GILMAN, B. B. and R. C. TANZER: Subdural haematoma in infantile scurvy. J. amer. med. Assoc. 99, 989—991 (1932).

GLÄSER: Vereitertes Hämatom der Dura mater. Dtsch. med. Wschr. 1886 I, 815.

GOEBEL, F.: Idiopathische Pachymeningitis haemorrhagica des Säuglings mit Leptomeningitis chronica und Gehirnschädigung. Vol. di Scritti med. in onore di R. Jemma, Milano 1934, 553—561.

GÖPPERT: Drei Fälle von Pachymeningitis haemorrhagica mit Hydrocephalus externus. Jb. Kinderheilk. 61, 51 (1905).

GOLDHAHN: Verkalktes intrakranielles Hämatom. Dtsch. Z. Chir. 224, 323—331 (1930).

GORDON: Internal pachymeningite in young children. N. Y. med. J. 99, H. 15 (1914).

GRANT, F. C.: Chronic subdural haematoma. Ann. Surg. 86, 485—493 (1927).
— Chronic subdural haematoma. J. amer. med. Assoc. 105, 845—849 (1935).

GRIESINGER, W.: Fortgesetzte Beobachtungen über Hirnkrankheiten. Arch. Heilk. 3, 33 (1862).

GRISWOLD and F. JELSMA: Relationship of chronic subdural hematoma and pachymeningitis hemorrhagica interna. Arch. Surg. 15, 45 (1927).

GRULEE, C. G.: Hydrocephalus from pachymeningitis haemorrhagica. Nebraska med. J. 14, 181 (1929).

GULEKE, N.: Operative Schädeldachverkleinerung. Ein Beitrag zur Frage der Subduralblutungen. Bruns' Beitr. 118, 237—251 (1920).

GUTTMANN, L.: Röntgendiagnostik des Gehirns und Rückenmarks durch Kontrastverfahren. BUMKE-FOERSTERS Handbuch der Neurologie, Bd. VII, Teil 2. 1936.

HADA, B.: Über die Gehirnkomplikationen des Keuchhustens mit besonderer Berücksichtigung der „Pachymeningitis productiva interna". Virchows Arch. 214, 206—220 (1913).

172 Literatur.

HAHN: Klinische Beiträge zur Lehre von der Pachymeningitis interna haemorrhagica im frühen Kindesalter. Dtsch. med. Wschr. **1911 II**, 1882.

HAHN, R.: Ein Fall von Haematoma durae matris auf luetischer Basis. Dtsch. med. Wschr. **1895 I**, 91, 92.

HAMMES, E. M.: Delayed traumatic intracranial hemorrhage. Minnesota Med. **12**, 86 (1929).

HANKE, H.: Zur Operationsanzeige bei akuten Schädelverletzungen. Verh. dtsch. Ges. Chir. **1939**.

HANNAH, J. A.: The aetiology of subdural hematoma. (An anatomical and pathological study.) J. nerv. Dis. **84**, 169—186 (1936).

HARTMANN, R.: Beitrag zur Statistik der Pachymeningitis haemorrhagica. Inaug.-Diss. Kiel 1889.

HASSE: v. VIRCHOW: Handbuch der speziellen pathologischen Anatomie, Bd. 4, Abt. 2, S. 441..

HASSIN, G. B.: Histogenesis and pathology of subdural hemorrhages. Med. Rec. **44**, 669—673 (1918).

HAYEM, A. et J. DEREUX: Image radiographique d'un hématome chronique sous-dural. Écho méd. Nord **2**, 792—795 (1934).

HEIDRICH, L.: Der Hydrocephalus. Erg. Chir. **22**, 679—830 (1929).

HEILMANN, P.: Über die Rolle von Gefäßhamartien in der Pathogenese der Pachymeningitis haemorrhagica interna. Virchows Arch. **301**, 547—551 (1938).

HENSCHEN, C.: Diagnostik und Operation der traumatischen Subduralblutung. Arch. klin. Chir. **99**, 67—107 (1912).

— Die diagnostische und therapeutische Fortanellenaspiration des subduralen Geburtshämatoms der Neugeborenen. Zbl. Gynäk. **37**, Nr 25 (1913).

— Zur Pathologie, Diagnostik und Therapie der „blutenden Dura" (Pachymeningosis et Pachymeningitis haemorrhagica interna). Schweiz. med. Wschr. **1930 I**, 599.

HERTER, C. A.: Hemorrhagic internal Pachymeningitis in children. Amer. J. med. Sci. **116**, 202—209 (1898).

HESCHL, R.: Compend. der allgemeinen und speziellen pathologischen Anatomie. S. 289f. Wien 1855.

HEUBNER, O.: Pachymeningitis haemorrhagica bei hereditärer Syphilis. Virchows Arch. **84**, 267—274 (1881).

— Gehirnhäute. Realencyklopädie der gesamten Heilkunde, Bd. 8, S. 497. 1895.

HEUER, G. and W. E. DANDY: A study of 100 consecutive cases of brain tumor. Bull. Hopkins Hosp. **27**, 224—237 (1916).

HOFMANN, E.: Schlag mit der Hand ins Gesicht, Tod durch Pachymeningitis haemorrhagica. Wien. med. Presse **17**, 1437—1440 (1876).

HOLMES, W. H.: Chronic subdural hemorrhage. Subdural hemorrhagic cyst; traumatic pachymeningitis hemorrhagica interna. Compression tardive, with report of cases. Arch. of Neur. **20**, 162—167 (1928).

HOLT, W. L. jr. and G. B. PEARSON: Chronic bilateral subdural hematome. Encephalographic diagnosis, with report of three cases. Arch. of Neur. **37**, 1161—1167 (1937).

HOMBURGER, A.: Über Pachymeningitis haemorrhagica mit Korsakowpsychose und atypischer Hemiplegie nach Trauma. Münch. med. Wschr. **1905 II**, 2393.

HOPF, K. H.: Zur Pachymeningitis haemorrhagica interna. Inaug.-Diss. Halle 1937.

HORRAX, G. and J. L. POPPEN: The recognition and treatment of chronic subdural hematoma: a favorable intracranial condition frequently overlooked. Surg. Clin. N. Amer. **15**, 1489—1499 (1935).

— — The frequency, recognition and treatment of chronic subdural hematomas. New England J. Med. **216**, 381—385 (1937).

HOUSSARD, M.: Bibl. méd. **55**, 67 (1817).

HUGUENIN: Akute und chronische Entzündung des Gehirns und seiner Häute. v. ZIEMSSENS Handbuch der speziellen Pathologie, Bd. 11, H. 1. Leipzig 1876.

HUNT, F. C.: Internal hemorrhagic pachymeningitis in young children: 6 cases. Amer. J. Dis. Childr. **39**, 84 (1930).

HUSS, M.: Chronische Alkoholkrankheiten oder Alkoholismus chronicus. Stockholm 1852. Deutsch von G. VAN DEN BUSCH.

INGALLS, TH. H.: The role of scurvy in the etiology of chronic subdural hematoma. New England J. Med. **215**, 1279—1281 (1936).

INGVAR, SV. u. E. ASK-UPMARK: Contribution to the knowledge of subdural hematomas. Acta med. scand. (Stockh.) **94**, 225—240 (1938).

JABOULAY, M.: Hématome de la dure-mère. Arch. prov. de Chir. **2**, 61 (1893).

JAEGER u. KESSEL: Zur Diagnostik und Therapie von Schädeltraumen. Arch. klin. Chir. **193**, 138—142 (1938).

JAHRMÄRKER: Zur Pachymeningitis haemorrhagica interna. Münch. med. Wschr. **1907 II**, 1815.

JELSMA, F.: Chronic subdural hematoma. Arch. Surg. **21**, 128—144 (1930).

JENTZER, A.: Duraverdickungen traumatischer und nichttraumatischer Ätiologie usw. Chirurg **1934**, 364—370.

— Réflexions sur quelques cas de neurochirurgie. J. internat. de Chir. **2**, No 4 (1937).

JORES, L.: Über die Beziehungen primärer subduraler Blutungen zur Pachymeningitis haemorrhagica. Verh. dtsch. path. Ges. **1**, 49—62 (1898).

— u. H. LAURENT: Zur Histologie und Histogenese der Pachymeningitis haemorrhagica interna. Beitr. path. Anat. **29**, 486—506 (1901).

KAPLAN, A.: Chronic subdural hematoma: A study of eight cases with special reference to the state of pupil. Brain **54**, 430—459 (1931).

— Subdural hematome, acute and chronic, with some remarks about treatment. Surgery **4**, 211—248 (1938).

KAPPIS, M.: Über die tödlichen Kopfverletzungen beim Boxkampf. Zbl. Chir. **1938**, 934—939.

KASEMEYER, E.: Über posttraumatische Pachymeningitis unter dem Bilde der posttraumatischen Neurose und über deren unfallgerichtliche Bedeutung. Friedreichs Bl. **62**, 293 (1911).

— Posttraumatische Pachymeningitis, Tod 5 Jahre nach dem Unfall. Dtsch. med. Wschr. **1912 II**, 2020, 2021.

KAUFMANN, E.: Spezielle pathologische Anatomie. Berlin u. Leipzig: de Gruyter & Co. 1922.

KAUMP, D. H. and J. G. LOVE: „Subdural" hematoma. Surg etc. **67**, 87—93 (1938).

KEEGAN, J. J.: Chronic subdural hematoma. Etiology and treatment. Arch. Surg. **27**, 629—644 (1933).

KENNEDY, F. and H. WORTIS: „Acute" subdural hematoma and acute epidural hemorrhage. A study of 72 cases of hematoma and 17 cases of hemorrhage. Surg etc. **63**, 732—742 (1936).

KEY, A. u. G. RETZIUS: Studien in der Anatomie des Nervensystems und des Bindegewebes, H. 1. Stockholm: P. A. Norstedt & Söner 1875.

KIHN, B.: Zur pathologischen Anatomie der experimentellen Avitaminosen. STEPP-GYÖRGY: Avitaminosen. Berlin: Julius Springer 1927.

KLUCK: Ein Fall von vereitertem Hämatom der Dura mater. Inaug.-Diss. Greifswald 1891.

KÖHL, E.: Pachymeningitis haemorrhagica interna traumatica. Korresp.bl. Schweiz. Ärzte **23**, 783—787 (1893).

KÖNIG: Über Pachymeningitis haemorrhagica interna. Inaug.-Diss. Berlin 1882.

KÖPPEN, A.: Über Veränderungen der Hirnrinde unter dem subduralen Hämatom. Arch. f. Psychiatr. **33**, 596 (1900).

KOWITZ, H. L.: Intrakranielle Blutungen und Pachymeningitis haemorrhagica chronica interna bei Neugeborenen und Säuglingen. Virchows Arch. **215**, 233—246 (1914).

KREBS, E. et P. PUECH: Hématomes juxtaduraux post-traumatique. Bull. méd. **51**, 512—520 (1937).

KREMIANSKY, J.: Über die Pachymeningitis interna haemorrhagica bei Menschen und Hunden. Arch. path. Anat., Physiol. u. klin. Med. **42**, 129, 321 (1868).

KUNDRAT: Über die intrameningealen Blutungen Neugeborener. Wien. klin. Wschr. **1890 I**, 887.

LABORDE, J. V.: Über die Entstehung der Blutcysten in der Arachnoidea. Gaz. de Paris **28**, (1865). Ref. Schmidts Jb. **133** (1867).

LADE: Pachymeningitis haemorrhagica interna (Hygroma durae matris) kompliziert mit diffuser Sklerose. Mschr. Kinderheilk. **15**, 290 (1919).

LAFORA: Über umschriebene bindegewebige Verdickungen an der inneren Fläche der Dura mater bei Pachymeningitis haemorrhagica interna. Virchows Arch. **210**, H. 1 (1913).

LANCÉREAUX: Des hémorrhagies méningées etc. Arch. gén. Méd. **1862 II**, 526; **1863 I**, 38.

LANGERON, L. et H. MOLLARD: Hémorrhagie intradurale. Lyon méd. **138**, 595 (1926).

LAURENT, H.: Zur Histogenese der Pachymeningitis haemorrhagica interna. Inaug.-Diss. Bonn 1898.

LEAR, M. and S. C. HARVEY: The regeneration of the meninges: The Pia-Arachnoid. Ann. Surg. 80, 536 (1924).

LEARY, T.: Subdural hemorrhages. J. amer. med. Assoc. 103, 897—903 (1934).

— and E. A. EDWARDS: The subdural space and its linings. Arch. of Neur. 29, 691—701 (1933).

LECCORCHÉ, E.: Ramolissements multiples de la substance grise du cerveau. Gaz. Méd. Paris 1856, No 49.

LELUT: Gaz. Méd. 1836, No 1.

LEWIS, B.: Textbook of mental disease, p. 434. London 1889.

LINDENMULDER, F. G.: Subdural hematoma shown by encephalography. Amer. J. Roentgenol. 25, 512—514 (1931).

LIPPENS, A. et L. DEJARDIN: La valeur de l'encéphalographie dans le diagnostic, le prognostic et l'évaluation des reliquats des traumatismes cranio-cérébraux. Presse méd. 42, 455—457 (1934).

LOMBARD, P.: Hématomes intraduraux traumatiques; inutilité de leur évacuation systématique. Bull. Soc. Chir. Paris 47, 1332—1335 (1921).

LOVE, J. G.: Extracranial and intracranial hemorrhage. Surg. Clin. N. Amer. 15, 1343—1353 (1935).

— Bilateral chronic subdural hydroma. J. nerv. Dis. 85, 161—166 (1937).

— Chronic subdural hematoma in a newborn identical twin; operative removal, with recovery. Amer. J. Dis. Childr. 53, 1528—1530 (1937).

— and A. A. BAILEY: Multilocular chronic subdural hematoma, traumatic in origin with negative neurologic examination. Proc. staff. Meet. Mayo clin. 12, 600—604 (1937).

MADIGAN, P. S.: Encephalography in cerebral surgery and report of a case of pachymeningitis interna with cyst formation successfully removed. Mil. Surgeon 66, 390—397 (1930).

MAGNAN: De l'action prolongée de l'alcool chez un chien. C. r. Soc. Biol. Paris 1869, 159.

MALLORY, F. B.: The type cell of the so-called dural endothelioma. J. metabol. Res. 41, 349 (1920).

MARIE, P., G. ROUSSY et G. LAROCHE: Huit nouveaux cas de pachymeningitis hémorrhagique. Revue neur. 20, 207 (1912).

— — — Sur la reproduction expérimentale des pachymeningitis hémorrhagiques. C. r. Soc. Biol. Paris 74, 1303—1305 (1913).

— — — Les pachymeningitis hémorrhagiques. Essai de classification anatomique et histologique. Revue neur. 21 II, 126 (1913).

MARJASCH: Trauma und Pachymeningitis haemorrhagica interna. Inaug.-Diss. Zürich 1916.

MARTEL, T. DE et J. GUILLAUME: Les hématomes sousduraux posttraumatiques. J. Méd. et Chir. prat., Febr. 1933.

MARTIN, J. P.: Chronic subdural hematoma. Proc. roy Soc. Med. (sect. Neur.) 24, 585 (1930/31)

MATHOU, M. K.: Hématome sous-dural traumatique. Opération, guérison. Revue neur. 65, 866—868 (1936).

McCONNELL, A. A.: Subdural haemorrhage following a trivial accident. Ir. J. med. Sci. 80, 160 (1930).

McKENZIE, K. G.: A surgical and clinical study of nine cases of chronic subdural hematoma. Canad. med. Associat. J. 26, 534—544 (1932).

MELIAN: Parapoplexie. Österr. med. Wschr. 1844 II.

MELNIKOW-RASWEDENKOW, N.: Histologische Untersuchungen über den normalen Bau der Dura mater und über Pachymeningitis interna. Beitr. path. Anat. 28, 217—254 (1900).

MENDEL: Berl. klin. Wschr. 1885 II.

MEURMAN, Y.: Contribution to knowledge of traumatic subdural hematoma on convexity. Acta chir. scand. (Stockh.) 77, 1—18 (1935).

MEYER, A. W.: Über traumatische meningeale Spätblutungen. Mitt. Grenzgeb. Med. u. Chir. 23, 878—889 (1911).

MILLS, CH. K. and W. G. SPILLER: Case of external spinal pachymeningitis, implicating the entire ventral surface of the spinal dura. Brain 25, 318—325 (1902).

MISCH: Zwei Fälle von Pachymeningitis haem. int. Jb. Kinderheilk. 62, 229 (1905).

Mittenzweig: Subdurale Blutungen aus abnorm verlaufenden Gehirnvenen. Neur. Zbl. 8, 193—196 (1889).

Moore, Ch. H.: Amer. J. Surg. 30, 522 (1935).

Morgagni, J. B.: De sedibus et causis morborum, 2. Aufl 1765.

Morsier, G. de: Les hématomes de la dure-mère. Revue neur. 68, 665—700 (1937).

— Diagnostic et traitement des hématomes de la dure-mère. Paris méd. 1938 II, 224—228.

Mulder van de Graaf: Die Röntgenphotographie, ein Hilfsmittel bei der Diagnose des Haematoma durae matris. Nederl. Tijdschr. Geneesk. 59 II, 1857 (1915).

Munro, D.: The diagnosis and treatment of subdural hematomata. A report of 62 cases. New England J. Med. 210, 1145—1160 (1934). (Hier ausführliche Literaturangaben.)

— and H. H. Merritt: Surgical pathology of subdural hematoma. Based on a study of 105 cases. Arch. of Neur. 35, 64—78 (1936).

Naffziger, H. C.: Subdural fluid accumulations following head injuries. J. amer. med. Assoc. 82, 1751 (1927). .

— Diskussion zu Craig u. Adson: Arch. of Neur. 35, 701—716 (1936).

— and H. A. Brown: Chronic subdural hematoma in infants. Surg. Clin. N. Amer. 14, 1465—1483 (1934).

— and O. W. Jones: Late traumatic apoplexy. California Med. 29, 361 (1928).

Nash, C. C.: Chronic subdural hematoma. South. med. J. 28, 779—785 (1935).

Neisser, E. u. K. Pollack: Die Hirnpunktion. Mitt. Grenzgeb. Med. u. Chir. 13, 807—896 (1904).

Neumann: Über Pachymeningitis bei der chronischen Alkoholvergiftung. Inaug.-Diss. Königsberg 1869.

Nonne: 2 Fälle von Hämatom der Dura mater, mittelst Schädelbohrung diagnostiziert. Münch. med. Wschr. 1907, 909, 910.

Nose, S.: Zur Struktur der Dura mater cerebri des Menschen. Arb. neur. Inst. Wien 8, 67—87 (1902).

Obernier, F.: Geschwülste des Gehirns und seiner Häute. v. Ziemssens Handbuch der speziellen Pathologie und Therapie, Bd. 11, S. 1. 1876.

Odasso e Volante: Arch. ital. Chir. 1933, 34.

Oesterlen, F.: Jb. prakt. Heilk. 1845.

Oestreich: Über die Beziehungen von Kopfverletzungen zur Entstehung der Pachymeningitis haemorrhagica interna. Berl. klin. Wschr. 1914 I, 572.

Ogle, J.: Arch. of Med. 1, 277; 2, 85. Ref. Schmidts Jb. 112 (1861).

Oppenheim: Lehrbuch der Nervenkrankheiten, 6. Aufl., Bd. 2, S. 973. Berlin: S. Karger 1913.

Paulus: Verkalkung und Verknöcherung des Durahämatoms. Inaug.-Diss. Erlangen 1875.

Pedersen, O.: Über das traumatische subdurale Hämatom. Dtsch. Z. Nervenheilk. 138, 229—242 (1935).

Peet, M. M.: Diskussion zu Grant: Chronic subdural hematoma. J. amer. med. Assoc. 105, 849 (1935).

— and E. A. Kahn: Subdural hematoma in infants. J. amer. med. Assoc. 98, 1851—1856 (1932).

Penfield, W. G.: Subdural effusion and internal hydrocephalus. Amer. J. Dis Childr. 26, 383—390 (1923).

— The cranial subdural space (A method of study). Anat. Rec. 28, 173—175 (1924).

— Epilepsy and surgical therapy. Arch. of Neur. 36, 449 (1936).

Pette, H.: Erkrankungen der Hüllen des Zentralnervensystems. Bumke-Foersters Handbuch der Neurologie, Bd. 10, S. 277—293 (1936).

Pfeifer, R. A.: Die Angioarchitektonik der Großhirnrinde. Berlin: Julius Springer 1928.

— Grundlegende Untersuchungen für die Angioarchitektonik des menschlichen Gehirns. Berlin: Julius Springer 1930.

Picken, C. R.: Subdural haematoma-case. Guy's Hosp. Rep. 78, 368 (1928).

Pott: Über Tentoriumzerreißung bei der Geburt. Z. Geburtsh. 69, 674 (1911).

Prescott, Hewitt: On extravasations of blood into the cavity of the arachnoid. Lond. med.-chir. Trans. 28 (1845).

PROBST, M.: Über Pachymeningitis cervicalis hypertrophica und über Pachymeningitis interna haemorrhagica bei chronisch fortschreitenden Verblödungsprozessen in der Jugend. Arch. f. Psychiatr. **36**, 114—143 (1902).

PRUS: Mém. sur les deux malad., connues sous le nom d'apoplex. mén. Mém. Acad. Méd. **11**, 18 (1845).

PUTNAM, T. J. and H. CUSHING: Chronic subdural hematoma. Its pathology, its relation to pachymeningitis hemorrhagica and its surgical treatment. Arch. Surg. **11**, 329—393 (1925).

— and I. K. PUTNAM: The experimental study of pachymeningitis hemorrhagica. J. nerv. Dis. **65**, 260—271 (1927).

RAMAER: Bemerkung zur Abhandlung über das Hämatom der Dura mater von Dr. G. WEBER. Virchows Arch. **24**, 223, 224 (1862).

RAND, C. W.: Chronic subdural hematoma. Report of 7 cases. Arch. Surg. **14**, 1136—1165 (1927).

— The significance of a dilated pupil on the homolateral hemiplegic side in cases of intracranial hemorrhage following head injuries. Arch. Surg. **18**, 1176—1189 (1929).

RICHTER: Das Hygrom der Dura mater. Inaug.-Diss. Gießen 1899.

RIEGEL: Pachymeningitis haemorrhagica interna. Münch. med. Wschr. **1902 I**, 732.

RIETSCHEL: Demonstration eines Falles von Pachymeningitis haemorrhagica interna Dtsch. med. Wschr. **1912**, 1012.

RINDFLEISCH: Lehrbuch der pathologischen Gewebelehre usw., 5. Aufl. Leipzig 1878.

ROBERTSON, F.: Researches upon the pathology of subdural membrane formation, Pl. XII a. XIII, p. 119—154. — J. of Path. **4** (1897).

— Pathology of mental disease, p. 81. Edinburgh 1900.

ROBERTSON, G. M.: The formation of subdural membranes or pachymeningitis haemorrhagica. J. ment. Sci. **39**, 203, 368 (1893).

RÖSSLE, R.: Zur Systematik der Pachymeningitiden. Zbl. Path. **20**, 1043—1045 (1909).

ROKITANSKY: Spezielle pathologische Anatomie, Bd. 1, S. 716. 1844.

ROSENBAUM, H. A.: Internal hemorrhagic pachymeningitis. Arch. of Pediatr. **46**, 56 (1929).

ROSENBERG, O.: Die Pachymeningitis haemorrhagica interna im Kindesalter. Berl. klin. Wschr. **1913 II**, 2272—2274.

— Die Pachymeningitis haemorrhagica interna im Kindesalter. Erg. inn. Med. **20**, 549 —638 (1921). (Hier ausführliche Literaturangaben.)

ROSENTHAL, R.: Pachymeningitis hemorrhagica interna — case with recovery. Minnesota Md. **14**, 547 (1931).

ROSTAN, L.: Recherches sur le ramolissement du cerveau, übers. v. FECHNER, S. 425. Leipzig 1824.

ROTH, W.: Zur Genese und Ätiologie der Pachymeningitis haemorrhagica interna. Berl. klin. Wschr. **1920 I**, 175—178.

ROWE, ST.: An unusual case of chronic subdural hematoma. Arch. of Neur. **32**, 1110—1111 (1934).

RUBESCH: Über Pachymeningitis interna exsudativa chronica congenita mit hochgradiger Hemmung der Großhirnentwicklung. Verh. dtsch. path. Ges. Jena **1904**.

RUGE: Wirkung des Alkohols auf den tierischen Organismus. Virchows Arch. **49**, 252 (1870).

RUSSELL and CAIRNS: Brain **57** (1934).

RUTISHAUSER, E.: Contribution à la pathologie de la dure-mère spinale. (Hématome et pachyméningite hémorrhagique interne spinaux.) Ann. d'Anat path. **12**, 51—68 (1935).

SAAR, V. u. HERSCHMANN: Zur Symptomatologie und Therapie der Pachymeningitis haemorrhagica interna. Dtsch. Z. Chir. **145**, 398—414 (1918).

SACHS, B. and C. ELSBERG: Extensive subdural hemorrhage after trauma. N. Y. med. J. **104**, 633—635 (1916).

SALOMON: Über den Zusammenhang zwischen Pachymeningitis int. chron. und Atrophie bei Säuglingen. Inaug.-Diss. Kiel 1897.

SALTYKOW, S.: Experimentelle Forschung über die pathologische Anatomie des Alcoholismus chronicus. Zbl. Path. **22**, 849—880 (1911).

Sayad, W. Y. and S. C. Harvey: The regeneration of the meninges: the dura mater. Ann. Surg. 77, 129 (1923).

Scheer, W. M. van der: Zur Klinik des Haematoma subdurale nebst Bemerkungen über das Verhalten des Babinskischen Zehenphänomens usw. Z. Neur. 23, 66—87 (1914).

Scherer: Über Skorbut in Deutsch-Südwestafrika. Arch. Schiffs- u. Tropenhyg. 17, 191 (1913).

Schindler: Meningocele spuria traumatica kombiniert mit Pachymeningitis haemorrhagica interna. Inaug.-Diss. Berlin 1912.

Schleifferth: Über die Entzündung der serösen Organbedeckungen und der Gehirnhaut. Virchows Arch. 129 (1892).

Schmid, H.: Über Pachymeningitis haemorrhagica interna traumatica. Inaug.-Diss. München 1902.

Schmincke: Beitrag zur Kenntnis der Pachymeningitis haemorrhagica interna bei Lues congenita. Z. Kinderheilk. 19 (1919).

Schneider, David: Beitrag zum Hämatom der Dura mater. Inaug.-Diss. Zürich 1874.

Schörcher, F.: Über die Ursachen der einseitigen Pupillenerweiterung beim epi- und subduralen Hämatom. Dtsch. Z. Chir. 248, 420—451 (1937).

Schottmüller, H.: Pachymeningitis interna infectiosa acuta und Meningismus. Münch. med. Wschr. 1910 II, 1984—1986.

Schuberg, W.: Das Haematoma durae matris bei Erwachsenen. Arch. path. Anat., Physiol. u. klin. Med. 16, 464—512 (1859).

Schüller: Haematoma durae matris ossificans. Röntgenfortschr. 51, 119—124 (1935).

Schultze, Friedr.: Pachymeningitis haemorrhagica interna. Nothnagels Spezielle Pathologie und Therapie, Bd. 9, Teil 3, Abt. 3. 1901.

Schwartz, A. B.: The etiology of pachymeningitis haemorrhagica interna in infants. Amer. J. Dis. Childr. 11, 23—32 (1916).

Scott, Carmichael: Plea for operative interference in intracranial haemorrhages in the new-born. Scott. med. a. surg. J. 18, 524 (1906).

Seitz: Über die Bedeutung interkranieller Blutung bei Neugeborenen. Münch. med. Wschr. 1910 II, 2442.

— Über die Genese intrakranieller Blutungen bei Neugeborenen. Zbl. Gynäk. 36, 1 (1912).

Serres, A.: Nouvelle division des apoplexies. Annuaire méd.-chir. Hôp. Paris 1, 246 (1819).

Sheldon, J. H.: Serous meningitis of allergic nature. Lancet 1933 I, 798—800.

Sheldon, W. P. H.: Intracranial hemorrhage in infancy and chilshood. Quart. J. Med. 20, 353 (1927).

Sherwood, D.: Chronic subdural hematoma in infants. Amer. J. Dis. Childr. 39, 980 (1930).

Sjöqvist u. Kessel: Über das subdurale Hämatom. Arch. klin. Chir. 189, 482—485 (1937).

Smidt, H.: Pachymeningitis haemorrhagica interna. Neue deutsche Chirurgie, 48, S. 565—594. 1930.

— Das subdurale Hämatom. Neue deutsche Chirurgie, 48, S. 610—612 (1930).

Smith, E. H.: External hydrocephalus due to stenosis of longitud. sinus and internal hemorrh. pachymeningitis. Amer. J. Dis. Childr. 49, 147—152 (1935).

Sonnenfeld, A.: Zur Ätiologie der Pachymeningitis haemorrhagica interna. Med. Klin. 1926 I, 656, 657.

Sperling, H. J. R.: Über Pachymeningitis haemorrhagica. Inaug.-Diss. Königsberg 1872.

Spiller, W. G. and D. J. McCarthy: A case of internal hemorrhagic pachymeningitis in a child of nine years, with changes in the nerve cells. J. nerv. Dis. 26, 677—696 (1899).

Starck, v.: Pachymeningitis haemorrhagica interna. Münch. med. Wschr. 1910 II, 1809.

Stieda, A.: Pachymeningitis haemorrhagica interna. Münch. med. Wschr. 1933 II, 1527.

— Zur Behandlung der Pachymeningitis haemorrhagica interna beim Erwachsenen. Zbl. Neurochir. 1, 58—62 (1936).

— Aussprache über das subdurale Hämatom. Arch. klin. Chir. 189, 23, 24 (1937).

Stoll, E.: Zur Pachymeningitis haemorrhagica interna. Königsberg 1911.

Strauss, I., J. H. Globus and S. W. Ginsberg: Spontaneous subarachnoid hemorrhage. Its relation to aneurysms of cerebral blood vessels. Arch. of Neur. 27, 1080—1132 (1932).

STROH, H.: Halbseitige Mikrencephalie durch degenerative Atrophie infolge Pachymeningitis haemorrhagica interna bei MÖLLER-BARLOWscher Krankheit. Z. Neur. **99**, 1—17 (1925).

SUDECK, P.: Pachymeningitis fibrosa. Dtsch. Z. Chir. **106**, 618 (1910).

SÜSSENGUTH: Pachymeningitis haemorrhagica interna cystica und Hygrom der Dura mater. Trepanation. Münch. med. Wschr. **1914 I**, 620.

SUTHERLAND, G. A.: On haematoma of the dura mater associated with scurvy in children. Brain **17**, 27—36 (1894).

TÖNNIS, W.: Erkennung und Behandlung des intraduralen Hämatoms. Zbl. Chir. **1934**, 2548—2550.

TROTTER, W.: Chronic subdural haemorrhage of traumatic origin, and its relation to pachymeningitis haemorrhagica interna. Brit. J. Surg. **2**, 271—291 (1914).

VANCE, B. M.: Fractures of the shull. Arch. Surg. **14**, 1023 (1927).

VINCENT, C.: Sur le diagnostic et le traitement des traumatismes cérébraux, des hématomes intra-duraux en particulier. Ann. Méd. **42**, 37—49 (1937).

VIRCHOW, R.: Das Hämatom der Dura mater. Verh. physik.-med. Ges. Würzburg **7**, 134—142 (1856).

— Handbuch der speziellen Pathologie und Therapie, Bd. 1, S. 255.

— Die krankhaften Geschwülste. Bd. 1, S. 140. Berlin 1863.

VISCHER, A. L.: Über traumatische subdurale Blutungen mit langem Intervall. Arch. klin. Chir. **104**, 455 (1914).

VLEUTEN, C. F. VAN: Über Pachymeningitis haemorrhagica interna traumatica. Inaug.-Diss. Bonn 1898.

VOSS, O.: Beitrag zur Hirnblutung an der Schädelbasis. Intrakranielle basale Blutungen. Dtsch. Z. Chir. **250**, 727—735 (1938).

WAGNER, B.: Über das Hämatom der Dura mater. Jb. Kinderheilk. **1868** (N. F. 1), H. 1.

WANKE, R.: Zur Erkennung der chronischen subduralen Blutung. Zbl. Chir. **1938**, 958—963 (1938).

WEBER, G.: Über das Hämatom der Dura mater. Nederl. Tijdschr. Geneesk. **5**, 38 (1861).

WEGELIN, C.: Über die traumatische Entstehung der Pachymeningitis haemorrhagica interna. Schweiz. med. Wschr. **1938 I**, 515.

WELLS, F. L.: An interesting case of subdural intracranial hemorrhage (without fracture); Leptomeningitis; Trephining; Recovery. Med. Rec. **41**, 541, 542 (1892).

WEPFER, J. J.: Observationes anatomicae ex cadaveribus corum, quos sustulit apoplexia, p. 5. Amsterdam 1681.

WERKGARTNER: Gezeltriß durch Boxhieb. Dtsch. Z. gerichtl. Med. **25**, 41 (1935).

WEST, E. M. B.: Subdural haemorrhage, 1 case. Guy's Hosp. Rep. **78**, 474 (1928).

WEYHE, E.: Über die Häufigkeit von Hämorrhagien im Schädel und Schädelinhalt bei Säuglingen. Inaug.-Diss. Kiel 1889.

WIGLESWORTH, J.: Remarks on the pathology of so-celled pachymeningitis interna haemorrhagica. Brain **15**, 431—436 (1892).

WILKE: Tentoriumrisse. Münch. med. Wschr. **1912 II**, 1880.

WOHLWILL, F.: Über Pachymeningitis haemorrhagica interna. Virchows Arch. **214**, 388—408 (1913).

— Über Pachymeningitis haemorrhagica interna. Berl. klin. Wschr. **1913 II**.

WOLDMAN, H. W.: Chronic subdural hematoma. Proc. Staff. Meet. Mayo Clin. **2**, 154 (1927).

WOLFF, W.: Beiträge zur Frage der Pachymeningitis haemorrhagica. Virchows Arch. **230**, 215 (1921).

ZEHLER, H. J.: Beitrag zur Pathologie der Pachymeningitis haemorrhagica interna. Inaug.-Diss. Erlangen 1936.

ZEHNDER, M.: Über subdurale Hämatome. Arch. klin. Chir. **189**, 477, 478 (1937).

— Die subduralen Hämatome. Zbl. Neurochir. **2**, 339—353 (1937).

ZOLLINGER, R. and R. E. GROSS: Traumatic subdural hematoma. An explanation of the late onset of pressure symptoms. J. amer. med. Assoc. **103**, 245—249 (1934).

Sachverzeichnis.